MANUEL DE CLINIQUE MÉDICALE.

OUVRAGES DU MÊME AUTEUR,

qui se trouvent chez les mêmes libraires.

Recherches sur l'Inflammation de l'Arachnoïde cérébrale et spinale, etc.; précédées du Rapport fait à l'Institut sur cet ouvrage, par MM. Portal, Pelletan, Hallé et Duméril. Paris, 1821. Un fort volume in-8°. . . . . 7 fr. 50 c.

Mémoire sur l'Emploi de l'huile de térébenthine dans la sciatique et quelques autres névralgies. Paris, 1823. In-8°. . . . . 2 fr.

Mémoire sur l'inflammation des nerfs. Paris, 1824. In-8°. . . . . 1 fr. 50 c.

Manuel de Thérapeutique et de Matière Médicale, avec un formulaire pratique. (*Sous presse.*)

Manuel de Clinique Chirurgicale, contenant la manière d'observer en chirurgie; un Exposé des signes diagnostics et des caractères anatomiques des maladies chirurgicales, et un Sommaire des indications curatives. Par A. Tavernier, docteur en médecine. Paris, 1826. Un fort vol. in-18. 6 fr.

Manuel de Thérapeutique Chirurgicale, contenant un exposé succinct du traitement des maladies chirurgicales, la description des procédés opératoires, des bandages et des appareils, et l'anatomie des régions sur lesquelles se pratiquent les principales opérations. Par A. Tavernier, D. M. In-18. (*Sous presse.*)

MANUEL
DE CLINIQUE
MÉDICALE,

Contenant la manière d'observer en médecine; les diverses méthodes d'exploration appliquée aux maladies de la tête, de la poitrine, de l'abdomen et des tissus, ainsi qu'à l'investigation cadavérique et à l'étude du diagnostic;

SUIVI D'UN EXPOSÉ

DES SIGNES DES MALADIES

ET DE LEUR

ANATOMIE PATHOLOGIQUE.

PAR L. MARTINET,

CHEF DE CLINIQUE DE LA FACULTÉ, A L'HÔTEL-DIEU DE PARIS.

Seconde édition, revue, corrigée et augmentée.

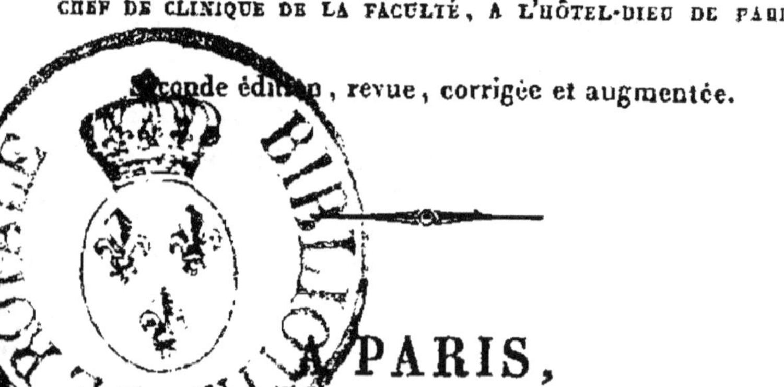

A PARIS,

CHEZ GABON ET CIE., LIBRAIRES,

RUE DE L'ÉCOLE DE MÉDECINE;

ET A MONTPELLIER, CHEZ LES MÊMES, GRAND'RUE.

1826.

AVANT-PROPOS.

Dans la première partie de cet ouvrage, destinée à faciliter l'étude de l'observation clinique, nous nous sommes attaché à développer les qualités indispensables à l'observateur, et à faire connaître les améliorations dont est susceptible l'exploration des différens organes.

Dans la seconde partie, nous avons réuni dans un cadre étroit, mais complet, tout ce qu'il est nécessaire de savoir pour distinguer chaque maladie et en tracer convenablement l'histoire particulière ; nous avons fait suivre cet exposé des signes diagnostiques, et de la description des altérations organiques que ces maladies entraînent à leur suite. La place que nous occupons à l'Hôtel-Dieu depuis plusieurs années nous a mis à même de vérifier au lit des malades l'exactitude de ces tableaux.

Nous nous sommes aidé, pour la confection de ce Manuel, de tous les travaux qui ont jeté quelque jour sur le diagnostic et sur l'anatomie pathologique, ou qui ont contribué à perfectionner l'art d'explorer les organes; c'est ainsi que nous avons eu fréquemment recours aux ouvrages de MM. Broussais, Laennec, Bertin, Lallemand, Cayol, Deslandes, Parent-Duchatelet, Rostan, Andral, Serres, Louis, Goupil, Billard, etc., etc., et que nous avons consulté avec avantage, pour la séméiologie et la pathologie générale, les excellens traités de MM. Landré-Beauvais, Double et Chomel.

Nous avons emprunté à M. Récamier sa classification des constitutions et sa méthode d'examiner les malades; souvent aussi nous avons puisé dans les leçons de ce professeur des considérations pratiques dont nous lui rapportons tout le mérite.

Dans cette seconde édition, nous avons donné plus d'extension à l'exploration des principaux viscères du bas-ventre; nous avons indiqué en même temps les moyens d'étudier les maladies des divers tissus, et la manière de pratiquer les ouvertures de cadavres; enfin, nous y avons ajouté quelques notions sur le diagnostic.

MANUEL DE CLINIQUE MÉDICALE.

PREMIÈRE PARTIE.

EXPOSITION DES DIVERSES MÉTHODES D'EXPLORATION EN MÉDECINE.

1. C'est de l'observation de la Nature que la Médecine, qui n'est qu'une science de faits, a pris naissance; c'est d'elle qu'elle attend ses progrès; seule elle peut donner ce tact médical qui ne s'acquiert que par une longue expérience. Le médecin lui doit ses connaissances les plus exactes; pour lui, elle est tout à la fois la base du diagnostic, du pronostic et du traitement. L'observation est la garantie la plus solide du perfectionne-

ment de l'art, comme elle est le guide le plus sûr de celui qui l'exerce ; aussi ce dernier doit-il constamment s'appliquer à son étude s'il veut obtenir de véritables succès.

2. C'est au lit du malade que l'observateur doit venir pour consulter la nature ; c'est là qu'il la verra telle qu'elle est, et non revêtue de ces faux ornemens qui, dans tant de livres, la rendent méconnaissable. C'est là, que loin des hypothèses et des illusions des systèmes, l'élève peut, comme à une source pure, puiser une instruction solide et se former dans l'art difficile d'observer. En effet, si les médecins s'étaient toujours renfermés dans les limites d'une saine observation; s'ils s'étaient bornés aux simples résultats qui dérivent naturellement des faits, la science n'eût point été surchargée de tant d'hypothèses, et l'on eût possédé plus tôt les matériaux à l'aide desquels seulement on pourra fonder une bonne théorie.

3. Quelque longs et quelque pénibles que soient les travaux nécessités par l'étude de la clinique, ils ne doivent nullement rebuter l'observateur ; ils le dédommageront bien

amplement de ses peines. Mais que serait-ce de voir pour le médecin, s'il ne faisait qu'entasser des faits dans sa mémoire? que serait l'observation, si elle n'était dirigée par la réflexion? Il ne suffit pas d'observer la nature, il faut la savoir interroger, si l'on veut lui arracher ses secrets et se mettre à même de communiquer aux autres le résultat de son observation.

4. Les méthodes d'exploration rendues de plus en plus rigoureuses par la perfection des moyens d'investigation, sont devenues, depuis vingt ans, et particulièrement depuis ces dernières années, une des causes les plus actives des progrès de l'art. L'anatomie pathologique avait placé la Médecine, considérée sous le rapport des altérations de nos organes, au niveau des sciences descriptives; l'auscultation l'a mise au rang des sciences physiques, pour ce qui a rapport au diagnostic des maladies de la poitrine. La découverte de M. Laënnec a constitué la certitude médicale, comme les travaux des J. L. Petit, des Desault, etc., avaient établi la certitude chirurgicale. Et si le cathéter introduit dans la vessie nous donne la conscience physique

de la présence d'un corps étranger dans cette cavité, la pectoriloquie n'est pas une preuve moins évidente de l'existence d'une excavation contre nature dans la portion de poumon où elle se fait entendre.

5. Cependant, malgré les nombreux services rendus à la science par les ouvrages publiés dans ces derniers temps sur les principales parties de la médecine pratique, et spécialement sur les maladies du cerveau et de ses enveloppes, sur celles de la poitrine et du tube digestif; malgré ces immenses progrès, auxquels ont tant contribué les savantes recherches de MM. Laënnec et Broussais, et les leçons orales de M. le professeur Récamier, nous ne pouvons nous dissimuler que beaucoup de points restent plongés dans l'obscurité, et que plusieurs questions sont encore indécises. La science réclame de l'observation de nouvelles lumières; elle attend, de la précision et de l'exactitude des faits particuliers, les moyens de soulever le voile dont plusieurs maladies sont encore couvertes. Si donc c'est à l'observation qu'il appartient de lever de semblables difficultés, voyons quelles sont les qualités que l'on doit

exiger de celui qui veut se livrer à cet art difficile.

DE L'OBSERVATEUR.

6. Outre la connaissance parfaite des langues anciennes, base commune de toute bonne éducation, il faut que celui qui veut étendre les limites de la science, possède à fond les langues vivantes, et particulièrement l'anglais, l'italien et l'allemand. C'est seulement ainsi qu'il pourra profiter des excellens ouvrages publiés chez nos voisins, suivre avec fruit, s'il voyage, les cliniques de leurs hôpitaux, prendre connaissance par lui-même de leur manière d'exercer la médecine, et enrichir son pays de la description de maladies qui lui sont étrangères.

7. L'observateur doit avoir des notions exactes sur les sciences accessoires, car, sans leur secours, beaucoup de phénomènes physiologiques et pathologiques lui seraient absolument inintelligibles. C'est ainsi qu'il ne doit pas être étranger à l'histoire naturelle, à la physique et à la chimie, connaissances dont il peut souvent faire d'utiles et d'heureuses applications.

8. Les sciences médicales proprement dites qui lui sont le plus nécessaires, sont la pathologie générale, la physiologie et l'anatomie; mais surtout l'anatomie des tissus et des viscères dans l'état sain, partie tout-à-fait indispensable, trop négligée jusqu'ici, et qui ne commence à fixer les regards que depuis que la pathologie des organes est elle-même mieux approfondie. En effet, comment reconnaître un tissu malade, si l'on ignore ce qu'il est dans l'état de santé? Comment distinguer les effets de la maladie, des phénomènes cadavériques, si l'on n'a pas une juste idée de l'un et de l'autre, et si l'on ne connaît pas d'avance les caractères anatomiques qui leur sont propres (1)? Tant que, sous ce rapport, l'anatomie n'aura pas été étudiée d'une manière convenable, les discussions d'amphithéâtre se perpétueront indéfiniment, et la médecine ne pourra faire de solides progrès. Ce que nous disons ici est également applicable à l'anatomie pathologique, sans laquelle il est impossible de

(1) Voyez le chapitre relatif à la Méthode d'investigation cadavérique.

ne pas confondre les diverses espèces de dégénérescences organiques, et de donner une description exacte et sagement détaillée des nombreuses altérations dont les tissus et les viscères sont susceptibles.

9. Mais ce ne sont point encore là les seules connaissances qu'il faut exiger de celui qui veut se livrer à l'étude de l'observation : il doit savoir la matière médicale, l'hygiène, la chirurgie, et même l'art vétérinaire ; il doit avoir fait une étude approfondie de la pathologie, sans laquelle il ne peut exister de véritable observateur ; et cependant l'on vient observer pour apprendre la pathologie! Aussi, pour parer à cet inconvénient, ferons-nous connaître, dans la seconde partie de cet ouvrage, les caractères diagnostiques des maladies, seul moyen de faciliter à l'observateur l'étude de la clinique.

10. Personne ne peut nier que pour tracer convenablement une observation, il ne faille être profondément versé dans la science des maladies. En effet, quelle est la première condition pour décrire un fait, n'est-ce pas de voir, et de bien voir les divers phénomènes

sous lesquels il se présente ? Mais, pour les voir, il faut des sens exercés ; il faut une aptitude impossible à trouver dans celui qui interroge un malade pour la première fois. Il faut avoir appris, dès long-temps, à lire dans le livre de la nature, lequel n'est réellement ouvert que pour celui qui est doué de l'esprit d'observation.

11. Dans la description d'une maladie il s'agit beaucoup moins d'énumérer des symptômes confusément réunis sans ordre comme sans liaison, et tels que le hasard les a fait apercevoir, que d'en embrasser tous les rapports, les analyser avec discernement, les rapprocher avec sagacité, afin d'en former des signes diagnostiques. C'est ainsi qu'on peut, en les ralliant au trouble d'un organe ou d'une fonction, dont ils sont les effets, s'élever à la connaissance de la nature et du siége de l'affection qu'ils représentent.

12. Quel sera donc l'embarras de celui qui n'a point encore approché le lit du malade ; qui, ignorant complètement ce qui convient d'observer, regarde tout et ne voit rien? Comment pourra-t-il apprécier les différences infinies qu'offrent les maladies ? Com-

ment son œil novice distinguera-t-il l'épiphénomène accidentel, des signes diagnostiques; les effets sympathiques, des symptômes directs; et les phénomènes de peu de valeur, de ceux qui doivent fournir la base des indications? S'il ne peut saisir toutes ces nuances, à plus forte raison comment pourra-t-il retirer quelque fruit des faits qu'il recueille, et comment ses observations elles-mêmes deviendront-elles jamais un tableau fidèle des maladies observées? Cependant ce ne peut être que par sa parfaite ressemblance avec la nature, qu'une histoire particulière peut devenir utile à celui qui l'écrit, comme profitable à la science qui doit un jour s'en servir. Les faits exacts forment les jugemens sains; ils établissent la science exacte. Les faits inexacts faussent le jugement du médecin, et n'enfantent que l'erreur : aussi ont-ils toujours été l'écueil le plus dangereux de la médecine.

13. Si la position de celui qui aborde l'étude de l'observation avec des connaissances insuffisantes est telle que nous venons de le démontrer, combien ne doit pas être périlleuse celle de l'observateur qui n'en possède

que de fausses ou d'inexactes ! Au lieu d'écrire l'histoire des maladies qu'il aura sou les yeux, il n'en présentera qu'une copie incomplète et méconnaissable, et de ses observations défigurées il ne sortira jamais que des théories erronées, véritables romans pathologiques, qui ont tant infecté et infectent encore aujourd'hui la science. Dans l'hypothèse la plus favorable, l'observateur ne parviendra qu'à force de temps, de peines et de tâtonnemens, à se créer une méthode qui variera toujours selon la différence des localités où il aura été appelé à observer, et selon la disposition particulière de son esprit; mais qui cependant sera d'autant moins imparfaite, qu'il posséde ra plus de connaissances précises en pathologie, qu'il aura davantage vu par lui-même ou médité les faits recueillis par les autres, et qu'en conséquence il lui sera plus facile d'établir de points de comparaison; aussi peut-on aisément prononcer, à la lecture d'une observation particulière, sur le degré de savoir de celui qui l'a tracée.

14. Mais ce n'est point là le seul écueil

qu'ait à éviter l'observateur. Si, doué d'un jugement sain et d'une louable défiance de lui-même, il déchire avec courage les histoires fausses et incomplètes qu'il aura prises pendant le cours de ses premières années d'étude, comment fera-t-il pour se défendre des impressions qu'elles auront produites sur son esprit, et que souvent elles y auront laissées? et comment pourra-t-il se soustraire plus tard à leurs inspirations, instinct nouveau qui influera plus qu'on ne pense sur le reste de sa carrière médicale, ainsi que malheureusement en font preuve plusieurs hommes de différentes époques?

15. De toutes les qualités dont le médecin doit être doué, il n'en est pas de plus essentielles, et qui puissent donner plus de prix à ses observations, que des sens fidèles et délicats. C'est en les exerçant, en les cultivant avec soin, qu'il leur donnera ce degré de finesse et de perfection indispensables dans plusieurs circonstances; qu'il découvrira des phénomènes échappés à d'autres observateurs; qu'il se familiarisera avec l'étude de l'observation, et qu'il pourra saisir avec rapidité tout cet ensemble de symptômes

qui composent une maladie. Mais ce n'est point assez d'avoir des sens bien exercés et à l'abri de toute illusion, il faut encore des sens observateurs ; il faut savoir qu'ils ont des bornes, et, lorsqu'ils sont impuissans, s'aider d'auxiliaires plus actifs. C'est ainsi que certains virus qui échappent à l'action de nos sens, et même de nos agens chimiques, sont reconnus au moyen de l'inoculation, et que plusieurs altérations de tissu, qui ne peuvent être constatées à l'œil nu, deviennent évidentes à l'aide de la loupe et du microscope.

16. Chacun des sens étant propre à des usages qui lui sont particuliers, tous sont appelés à rendre d'importans services à la médecine, et doivent en conséquence être employés concurremment à perfectionner son étude. La percussion, et naguère l'auscultation, nous ont assez montré de quelle ressource immense pouvait être à l'art d'explorer les maladies, un sens qui paraissait peu apte à ce genre d'investigation. En effet, la vue fait distinguer la variole de la varicelle ; l'ouïe, l'ascite, de la tympanite ; l'odorat, la gangrène du poumon, de la

phthisie ; le goût, le diabetes sucré, de la simple phthisurie ; le tact, l'anévrisme, des diverses autres espèces de tumeur.

17. L'observateur doit avoir de la pénétration dans l'esprit, sans trop de subtilité; de la sagacité, pour saisir facilement les rapports et suivre le fil d'un commémoratif souvent obscur; du discernement, pour écarter les obstacles que la mauvaise foi, ou même la honte, peuvent faire naître ; de la prudence, pour prévenir l'illusion des sens ; un jugement sain, pour ne se former que des idées exactes sur les objets de ses sensations ; une logique sévère, pour n'en déduire que des conséquences rigoureuses ; une modération sage, pour réprimer les élans et les spéculations hasardées d'une imagination trop active ; de la persévérance, pour ne pas se laisser décourager par les premières difficultés ; enfin, ce courage et cet amour de l'humanité qui font essayer sur soi-même des substances souvent délétères, ou braver le danger des épidémies comme les dégoûts et les périls des amphithéâtres.

18. L'observateur doit être scrupuleux dans ses recherches, s'attacher aux plus pe-

tites circonstances d'un fait, et ne rien laisser échapper de ce qui peut en éclairer la nature. Il doit surtout se dépouiller de tout préjugé, de toute idée préconçue, s'il ne veut donner à ses travaux le cachet de ses préventions ; il doit voir les objets tels qu'ils sont, et non tels qu'il voudrait qu'ils fussent. Le médecin doit toujours avoir présent à l'esprit, que la moindre erreur, la plus légère négligence, peuvent non-seulement lui devenir nuisible à lui-même, mais encore à ceux qui mettraient leur confiance dans ses observations. Le seul moyen d'en assurer l'exactitude, c'est d'y apporter une attention soutenue, réfléchie, et d'autant plus grande que les sens sont plus faibles et moins propres à l'observation. L'observateur ne doit jamais porter de jugement, son rôle est d'être historien ; il ne doit pas s'en écarter. Traduire avec des mots le résultat de ses sensations, voilà tout ce qu'on exige de lui ; son premier mérite est l'exactitude et la fidélité.

19. Mais si l'observateur consommé rencontre tant de difficultés dans l'étude de la médecine clinique, que de soins et que d'efforts ne faut-il pas de la part de celui qui

commence! Aussi, doit-il, avant de se livrer à l'observation, avoir long-temps médité sur le sujet dont il veut s'occuper; car plus il aura d'instruction, moins il sera susceptible de tâtonnemens et d'essais souvent pénibles, et moins il risquera de laisser échapper quelque phénomène important dans l'examen d'un fait. Une érudition choisie est le meilleur moyen de faciliter la route et d'aplanir les difficultés. La vie est courte et l'art immense, dit le Père de la médecine. En effet, il est impossible de tout voir par soi-même. Mais c'est à l'érudition qu'il appartient de faire partager à l'observateur les richesses d'une longue suite de siècles, et de le mettre à même de devenir l'homme de tous les temps; d'une autre part, la prudence lui fait un devoir impérieux de la lecture, qui peut lui fournir, dans quelques circonstances, des aperçus nouveaux, comme elle peut être pour lui l'occasion d'idées souvent heureuses.

20. L'exactitude dans les faits ne pouvant s'accorder qu'avec une extrême fidélité dans les descriptions, l'observateur doit être pénétré, par dessus tout, de cet ardent

amour de la vérité et de cette bonne foi sans laquelle il ne peut exister de vrai médecin. Les petites satisfactions de l'amour-propre doivent se taire devant des considérations d'une plus haute importance et qui touchent de si près aux intérêts de l'humanité.

21. Un des plus puissans moyens d'acquérir ces différentes qualités et de devenir promptement un praticien habile, c'est, lorsqu'on observe un fait, de lire avec attention les auteurs qui ont publié des histoires particulières sur ce sujet. L'étude de ces monographies deviendra d'autant plus profitable, qu'ayant l'objet sous les yeux, l'observateur pourra plus aisément s'en pénétrer. De cette manière, il se formera de bonne heure à l'art difficile d'observer; il se familiarisera avec les bonnes méthodes d'investigation; il acquerra cette pénétration et ce tact qui constituent les grands observateurs · l'expérience des maîtres de l'art viendra suppléer à celle dont il manque; en les imitant dans ce qu'ils ont de bon, il s'appropriera une partie de leur génie, car c'est en suivant les traces des grands hommes qu'on apprend à le devenir; son esprit

s'échauffera par l'étude de leurs œuvres ; en voyant leurs erreurs, il apprendra à rectifier ses défauts et à se méfier de ses propres inspirations ; la sphère des questions qu'il doit adresser aux malades s'agrandira, et il attachera une nouvelle importance à des phénomènes qu'il avait longtemps regardés comme insignifians. C'est ainsi que par de bonnes lectures on peut retirer un grand profit de la médecine des Anciens, qui prêtaient une attention d'autant plus grande aux symptômes et aux signes des maladies, qu'ils n'avaient pas, comme nous, pour s'éclairer, le flambeau de l'anatomie pathologique.

22. Terminons ce que nous avons à dire sur l'observateur par quelques conseils sur la manière de se comporter avec les malades afin de gagner leur confiance et se mettre à même d'en obtenir des renseignemens souvent indispensables, et sans lesquels nos observations resteraient incomplètes. Le médecin doit faire preuve d'une grande patience, écouter le rapport de ses malades avec intérêt, prêter une attention bienveillante à leurs plaintes, les interroger avec douceur, et dans toutes les circonstances leur don-

ner toutes les marques de la plus extrême complaisance.

DE L'OBSERVATION EN GÉNÉRAL.

23. La médecine est toute entière dans les observations, a dit Baglivi, *ars medica est tota in observationibus*. Il n'est donc pas indifférent que les faits soient recueillis avec plus ou moins de soin, de méthode et de clarté. Selon le but que se propose l'homme de l'art, l'observation devient générale ou particulière : générale, quand on la fait servir à constater l'existence de phénomènes généraux des maladies sporadiques, endémiques ou épidémiques; particulière, lorsqu'on ne s'occupe que des faits isolés, recueillis avec détail au lit du malade. Nous ne traiterons ici que de l'observation particulière, nous réservant de parler de l'autre en indiquant la manière de tracer les constitutions médicales.

24. Les observations particulières ont cet avantage, lorsqu'elles sont écrites avec sagacité, et lorsqu'elles exposent les moindres détails d'un fait, qu'elles apprennent à con-

naître les différens caractères d'une même maladie chez une foule d'individus, ce qui fera toujours donner aux monographies la préférence sur les traités généraux.

25. Le premier soin de celui qui veut tracer l'histoire d'un cas particulier, est de se bien pénétrer du but qu'il se propose, lequel consiste toujours à rappeler à sa mémoire le fait dont il a été le témoin, ou à le faire passer sous les yeux des autres. Pour parvenir à un semblable résultat, il faut qu'il conserve à la nature toute son expression, toute son énergie, qu'il la représente avec la plus extrême fidélité, qu'il s'attache à en faire sentir les nuances variées, sans jamais y ajouter ou en exclure le moindre phénomène. Il doit toujours se rappeler qu'une observation est comme la copie d'un tableau, que le peintre n'y doit pas mettre du sien. Il faut surtout qu'il s'attache à conserver au fait qu'il décrit cette couleur locale qui en fait une affection individuelle, et qui la distingue de toutes les autres de la même espèce. Si la maladie est confuse dans ses phénomènes, l'observateur doit lui conserver son caractère, et ne pas en faire,

comme il arrive quelquefois, une maladie simple, claire et facile, ce qui serait en donner une idée fausse.

26. Une observation, pour être faite d'une manière convenable, doit être prise avec bonne foi, exprimée avec clarté, présentée avec cette sévérité d'exactitude qui fait que l'on n'omet rien d'important. Elle ne doit être chargée d'aucun détail superflu; tout ce qu'elle contient doit non-seulement être nécessaire, mais encore indispensable. Elle doit être assez circonstanciée pour faire connaître tout ce qu'il faut en savoir, et les détails doivent être d'autant plus étendus que le sujet est plus obscur. Une observation ne doit renfermer, dans le cours de sa description, aucun jugement, aucune réflexion, ce qui ne ferait qu'en interrompre la lecture.

27. Les symptômes principaux, et surtout ceux qui servent à établir le diagnostic, doivent être placés les premiers et selon leur rang d'importance, afin qu'ils puissent faire tableau et frapper d'abord l'attention du lecteur; dans le commémoratif on doit leur conserver, au contraire, l'ordre de leur apparition. Si plusieurs organes sont malades, il

faut réunir dans le même groupe les symptômes qui se rapportent à chacun d'eux ; mais alors il faut redoubler d'attention pour éviter toute méprise. Aussi convient-il, lorsqu'on commence à observer, de ne s'occuper que des maladies qui sont parfaitement simples, bornées à un seul ordre de symptômes, en un mot exemptes de toute complication. Enfin, on doit terminer par l'exposé des symptômes généraux, c'est-à-dire par ceux qui appartiennent à toutes les maladies. Lorsqu'il en existe d'accidentels, ou qu'il survient quelques phénomènes particuliers, il faut les rapprocher de ceux qui se rapportent à l'organe malade, si toutefois ils en sont des conséquences évidentes ; autrement, les ranger à la suite des symptômes communs.

28. Dans les cas où la maladie que l'on décrit ne présente pas tous les phénomènes qui l'accompagnent ordinairement, il devient utile d'en indiquer l'absence, afin qu'on ne puisse pas attribuer à un oubli ou à une négligence de l'observateur une lacune qui pourrait jeter de la défaveur sur d'autres points de l'observation qui ont été examinés avec soin.

29. Lorsqu'une maladie est obscure, ou

quand il existe des controverses à son sujet, on doit alors redoubler d'attention et noter jusqu'aux moindres détails.

3o. S'il s'agit de recherches thérapeutiques, et que l'on se propose seulement d'étudier l'action et les effets d'un médicament, il est inutile de prendre l'observation de la maladie dans tous ses détails ; il suffit d'exprimer exactement sa nature, et de faire savoir dans quelles circonstances se trouvait le malade lorsqu'il a commencé à être soumis à l'emploi du médicament sur lequel on fait des recherches; d'indiquer la forme sous laquelle ce médicament a été administré, la dose employée; les effets immédiats qu'il a déterminés, et les résultats qui s'en sont suivis. Enfin on termine par un coup-d'œil rapide sur l'état du malade, lorsqu'on a cessé le traitement (1).

En général, il est bon de dire un mot, en commençant la rédaction d'une observation, de l'état de la constitution régnante, surtout

(1) Voir les considérations qui précèdent le Mémoire de M. Tavernier sur l'emploi de l'huile de Croton tiglium.

lorsqu'il existe quelque maladie épidémique, ou endémique, car on conçoit qu'un symptôme qui, dans toute autre circonstance, pourrait n'avoir que très-peu de valeur, peut alors devenir d'une grande importance. C'est ainsi que l'existence d'une varicelle épidémique peut singulièrement éclairer le diagnostic d'une éruption pustuleuse à dépression centrale.

31. Dans les cas où le langage ne peut rendre un fait avec toute l'exactitude nécessaire, comme il arrive souvent pour l'anatomie pathologique, il faut avoir recours au crayon ou au pinceau de l'artiste, et mettre ainsi sous les yeux la maladie que l'on n'a pu décrire.

32. L'exécution d'une pareille entreprise offre sans doute de grandes difficultés ; mais une observation tracée de cette manière devient une véritable monographie. En effet, l'on y retrouve l'exposé des causes, des signes diagnostiques, des symptômes secondaires de la maladie que l'on décrit, sa marche, ses périodes, son traitement et ses effets consécutifs. Aussi la lecture d'un fait particulier intéresse-t-elle presqu'autant que la vue du fait lui-même.

33. Rien ne prouve mieux la rareté de l'esprit d'observation, que les disputes sur les faits. Si l'on observait bien les mêmes objets, l'on serait toujours d'accord. Cependant, lorsqu'on consulte un certain nombre d'observations, et que l'on voit le peu de ressemblance qui existe souvent entre les mêmes maladies décrites par des observateurs différens, on est étonné de la dissidence qui règne entre eux, et l'on accuse le peu de certitude de la médecine, comme si les torts de celui qui l'exerce devaient être attribués à la science. Mais d'où vient cette différence dans la manière de rapporter les mêmes faits? D'une inégalité manifeste dans les connaissances des observateurs qui les ont présentés; d'un vice dans leur méthode d'observation; d'une intelligence fausse de la signification des mots qu'ils emploient; d'un défaut d'attention dans l'examen du malade. En effet, quelque nombreuses que l'on puisse supposer les personnes qui décrivent une même affection, si toutes sont douées de sens également fidèles et délicats, si toutes possèdent les qualités que nous avons désignées plus haut comme indispen-

sables à l'observateur, si toutes connaissent également bien la maladie qu'elles observent, quel que soit le plan d'interrogation qu'elles adoptent, pourvu qu'elles soient d'accord sur les bases, les faits qu'elles recueilleront seront empreints du même caractère de vérité et de ressemblance, et dans tous on devra reconnaître une arachnitis, une pneumonie, une péritonite, etc. Pour que la même maladie soit pour celui-ci une pleurésie, pour celui-là une pneumonie, pour cet autre une phthisie pulmonaire, et pour ce dernier un catarrhe chronique, il faut que son histoire ait été prise d'une manière incomplète, et que les observateurs ne sachent pas en quoi ces maladies diffèrent les unes des autres, à moins que les symptômes soient tellement confus et obscurs qu'il devienne impossible de déterminer le diagnostic d'une manière rigoureuse; mais, dans ce cas, un observateur judicieux se gardera toujours de donner un nom à la maladie, ou, s'il le fait, ce sera sous la forme du doute.

34. Lorsque l'on veut rédiger une observation, on doit le faire immédiatement après la terminaison de la maladie, d'après le

journal qui a servi à inscrire jour par jour, ou à des intervalles plus éloignés, ses différens symptômes et les effets de son traitement ; c'est le seul moyen de conserver aux faits leur exactitude et d'avoir des histoires fidèles. L'observateur, encore tout pénétré du tableau qu'il avait naguères sous les yeux, peut avec plus de facilité en retracer tous les traits et lui donner cette énergie d'expression et ce caractère de vérité nécessaires pour le faire tomber sous les sens de ceux qui ne l'observent pas. Enfin, s'il a oublié quelque chose d'intéressant, il peut du moins encore réparer son omission. Au contraire, s'il attend un temps plus ou moins long pour rédiger ses observations, s'il ne s'en occupe, ce qui arrive souvent, qu'au moment où il veut les rendre publiques, il court les risques de dénaturer involontairement des faits précieux, et de perdre ainsi le fruit de longues et pénibles recherches.

35. Ce n'est qu'après la rédaction complète d'une observation, qu'il devient réellement utile d'y ajouter quelques réflexions qui doivent porter sur le diagnostic, sur les phénomènes particuliers qui ont présenté

le plus d'importance, sur le traitement, ses effets, et enfin sur les rapports des symptômes avec les altérations des organes, si l'issue de la maladie a été funeste. De cette manière, on apprend à raisonner ses actions ; l'on dispose pour l'avenir de nombreux matériaux, et l'on se prépare très-souvent d'excellentes leçons; car rien n'est tel que de comparer ses idées du moment avec celles qui devaient naissance à une expérience moins approfondie.

36. Un usage fort utile, et qui évite plus tard des peines et des lectures fatigantes, c'est le soin de placer à la tête de chacune de ses observations, et après le titre de la maladie, qui indique par lui-même l'ensemble des signes diagnostiques, un sommaire dans lequel se trouvent indiqués les causes, les symptômes, la durée de la maladie, son mode de terminaison, les changemens les plus importans survenus pendant son cours, les moyens de traitement et leurs effets ; enfin, la nature des altérations trouvées après la mort.

37. Le modèle suivant de Feuille médicale nous paraît remplir suffisamment ce but. Il offre à l'observateur un système com-

mode de classer ses observations et d'en retrouver aisément jusqu'aux moindres particularités (1).

OBSERVATION DE

Année N°

Mois Pays.

Sommaire.

Causes. . . . .
Symptômes particuliers. .
Durée de la maladie . . .
Terminaison . . . .
Traitement. . . . .
Effets. . . . .
Anatomie pathologique. .

Le nommé . . . .
. . . .
. . . .
. . . .

---

(1) C'est celui que nous avons présenté à la Société d'instruction Clinique de la Faculté à l'Hôtel-Dieu, et qui est suivi pour la rédaction des feuilles d'observation.

Terminons ce que nous avons à dire sur l'observation en général, par quelques considérations sur la nature du style qui paraît le plus propre à ce genre d'écrit.

38. On ne peut espérer de tracer convenablement une observation qu'en employant un langage médical exact et des expressions dont le sens soit bien déterminé ; c'est le meilleur moyen d'éviter toute méprise, toute fausse interprétation. Les mots ne doivent point être exagérés, mais vrais, comme les phénomènes qu'ils doivent représenter. Souvent il est préférable de répéter une expression, que de courir les risques de manquer de clarté en ne s'en servant pas. Il est quelquefois également nécessaire d'emprunter une comparaison à des objets étrangers à l'art, afin de rendre une idée avec plus de justesse et de précision. Que le style soit facile et simple ; point de prétention, point de métaphores, point de déclamation dans les réflexions. Que toute la partie qui traite du commémoratif soit écrite avec pureté, élégance et rapidité ; que ce qui se rapporte à l'état actuel du malade et qui con-

tient l'énumération des symptômes, soit tracé en style aphoristique; c'est le mode le plus pittoresque, celui où les images conservent le plus de vie et d'expression, chaque mot exprimant une idée. De temps à autre, cependant, on peut rompre la monotonie du style aphoristique par quelques phrases concises et significatives, qui donnent à la description une nouvelle énergie, et fixent davantage la valeur des caractères principaux de la maladie. On peut aussi se servir, dans quelques cas, des expressions mêmes des malades; leur langage a souvent son éloquence, car il prend sa source dans la nature.

MÉTHODE D'EXPLORATION APPLICABLE A TOUTES LES MALADIES.

39. Quelque variées et quelque nombreuses que paraissent les conditions qu'exige l'art d'observer, ainsi qu'on a pu le voir jusqu'ici, l'observateur ne doit cependant point s'en effrayer d'avance, ni se laisser rebuter par la longueur ou la difficulté du travail. Il ne doit point se décourager ni

croire trop promptement à l'impossibilité de pouvoir les surmonter. Une bonne méthode d'exploration et l'habitude de ce genre de recherches lui en rendront en peu de temps l'exécution assez facile; et les progrès rapides qui en seront la suite nécessaire, le mettront bientôt à même de s'y livrer avec une facilité dont il aurait été bien loin de se croire capable d'abord.

40. Mais quelle marche suivra-t-il dans ses recherches? Emploiera-t-il toujours la même méthode d'investigation? Aura-t-il recours à un plan unique et invariable? Ceci me paraît tout-à-fait impossible. En effet, comment se servir de semblables moyens d'exploration dans des maladies dont le siége et la nature sont totalement différens? Comment un épanchement cérébral pourra-t-il comporter le même mode d'examen qu'un épanchement thoracique? Les questions à adresser à un malade affecté de squirrhe de l'estomac peuvent-elles avoir quelque rapport avec celles qu'exige l'étude de la pustule maligne? Et les moyens de constater la différence qui existe entre une variole et une varicelle, entre certaines affections ner-

veuses hydrophobiques et la rage proprement dite, seront-ils de même nature que ceux qui peuvent servir à faire distinguer la manie, de l'arachnitis, l'inflammation de l'estomac, de la péritonite, la goutte, du simple rhumatisme articulaire? Non, sans doute, on ne peut soumettre aux mêmes genres d'examen des affections si opposées entre elles.

41. Les méthodes d'observation doivent donc de nos jours devenir aussi spéciales que la pathologie, dont elles suivent les progrès; et si, dans tous les cas, elles ne peuvent pas être dirigées vers chaque viscère en particulier, que du moins elles embrassent chacune des cavités splanchniques. Le voisinage des organes qui y sont renfermés et les liens physiologiques nombreux qui les unissent entre eux sont des sources d'erreurs assez communes pour motiver un semblable rapprochement.

42. Dans la plupart des méthodes qui ont été recommandées pour interroger les malades, après cent questions qui n'ont aucun but direct, et dans lesquelles toutes les fonctions de l'économie sont passées suc-

cessivement en revue, l'observateur parvient enfin à réunir un plus ou moins grand nombre de symptômes, et ne connaît point encore la maladie qu'il a sous les yeux. Une semblable marche est non-seulement vicieuse par le temps qu'elle fait perdre, mais encore par l'idée fausse qu'elle entretient, savoir, de considérer les symptômes isolés des organes auxquels ils se rapportent.

43. L'examen préparatoire que nous allons faire connaître, et dont nous nous servons journellement à l'Hôtel-Dieu, nous paraît abréger de beaucoup le travail du médecin et le mettre promptement sur la voie des questions sur lesquelles il doit s'appesantir davantage, puisque dans l'espace de quelques minutes il peut se faire une idée de la maladie qu'il a sous les yeux.

Examen préparatoire. Tout en analysant le facies et l'habitude du corps, l'observateur examine la langue et la bouche, tâte le pouls, s'informe si le malade tousse, s'il a du dévoiement, le fait respirer, regarde les crachats, s'assure s'il existe quelque douleur, et depuis quand elle existe.

44. A l'aide de ce premier aperçu, donc

l'utilité se fait principalement sentir dans les maladies aiguës, l'homme de l'art a passé rapidement en revue les principales fonctions de l'économie ; il a pris une idée légère, à la vérité, mais cependant généralement suffisante, de l'état des organes contenus dans les trois cavités splanchniques, source la plus commune, sans aucun doute, de toutes les maladies graves. Au moyen du facies, de l'habitude générale du corps et de la nature des réponses, il a pu connaître d'une manière approximative l'état des fonctions de l'intelligence et du système locomoteur, et conséquemment celui des organes encéphaliques. L'aspect de la langue et de la bouche et l'existence du dévoiement ou de la constipation lui ont fait apprécier en partie l'état du tube digestif. L'exploration du pouls l'a déjà mis sur la voie des lésions directes de la circulation, ou de la part que cette fonction peut avoir prise au trouble des autres organes. Les crachats, la toux et la manière dont s'opèrent la respiration et la voix, lui ont également fourni quelques indices sur l'état des poumons et de leurs annexes ; enfin le siége de la douleur qu'accuse ordinairement le malade, et la connaissance de l'époque à laquelle il fait remonter son affection, suffisent pour constater la valeur des détails obtenus par les moyens précédens.

45. L'observateur est encore loin, il est vrai, de distinguer le genre de lésion qu'il a sous les yeux; mais à l'aide des signes diagnostiques des diverses maladies des cavités splanchniques et des principaux tissus indiqués dans la seconde partie de cet ouvrage, il saura déjà si l'affection qu'il veut étudier est aiguë ou chronique. D'une autre part, en suivant la méthode d'observation que nous allons actuellement développer, il sera dans le cas de mettre dans ses questions la précision nécessaire pour arriver à une description plus complète et à un diagnostic rigoureux. C'est ainsi que nous chercherons à éviter le reproche trop fondé, fait à la plupart des ouvrages élémentaires, de supposer connu ce qui ne l'est point encore, de renvoyer l'observateur à la lecture de l'histoire d'une maladie dont il ignore encore le nom, première condition cependant pour la reconnaître.

46. Lorsqu'on veut recueillir une observation, il convient d'abord de noter, sur une feuille semblable à celle dont nous avons donné le modèle, le nom, le sexe, l'âge, la conformation physique et la profession du malade. Dans quelques cas il est nécessaire d'indiquer son habitation, le pays d'où il vient et les maladies qui y règnent. C'est ainsi, par exemple, qu'un grand nombre de fièvres intermittentes observées à Paris prennent naissance dans un autre lieu, ce qu'il est bon de ne pas ignorer.

47. En général, on doit, autant que possible, et surtout en ville, recueillir les renseignemens commémoratifs auprès des personnes qui entourent le malade. De cette manière, le médecin a le double avantage de rendre ses questions plus directes, de les mieux approprier avec la maladie qu'il doit traiter, et d'augmenter par là le degré de confiance de son client. Dans les hôpitaux, les élèves doivent avoir le soin de ne pas trop fatiguer les malades que l'infortune oblige d'y venir chercher un asile; à plus forte raison ne doivent-ils pas, lorsqu'ils

sont atteints de quelque affection grave les accabler de questions vingt fois répétées; qu'ils n'oublient jamais les égards dus au malheur, et qu'ils se rappellent le reproche que Martial faisait à quelques médecins de son temps.

> Languebam; sed tu comitatus protinùs ad me
> Venisti centum, Symmache, discipulis.
> Centum me tetigère manus aquilone gelatæ.
> Non habui febrem, Symmache, nunc habeo.

48. Tous les instans ne sont point également favorables pour cet examen. S'agit-il de simples interrogations, faut-il entrer seulement dans les détails que doit comporter un commémoratif complet, on doit donner la préférence au moment de la rémission; le malade supporte alors plus facilement la fatigue qui résulte toujours d'une conversation prolongée. Veut-on, au contraire, se contenter d'observer les effets de la maladie, les phénomènes qu'elle détermine dans les diverses fonctions, en un mot l'état actuel du malade, il vaut mieux choisir l'instant du paroxysme; tous les symptômes sont plus fortement dessinés, et leur appréciation en devient plus facile.

49. L'état aigu ou chronique des maladies exige une méthode d'observation tout-à-fait différente. Dans les maladies chroniques, l'étude du commémoratif est absolument indispensable ; c'est le seul moyen de jeter quelque jour sur l'obscurité qui les entoure le plus ordinairement ; dans les maladies aiguës, au contraire, il est beaucoup moins utile : ainsi, par exemple, dans une arachnitis, dans une péricardite, est-il nécessaire, pour en observer les symptômes et pour en tracer l'histoire, de remonter aux affections antécédentes du sujet, de savoir quelle a été sa manière de vivre habituelle, et quelle sorte d'influence exerce sur lui tel ou tel agent ? Le temps presse ; il s'agit de reconnaître promptement la nature de la maladie et de lui opposer un traitement énergique. Mais il n'en peut être ainsi, sous le point de vue de son pronostic, comme sous celui de son traitement, d'une dégénérescence organique, qui se lie si fréquemment à l'histoire pathologique de la famille, à la succession des diverses phases de la vie du malade, et qui peut reconnaître pour cause une inflammation chro-

nique, une disposition héréditaire, une suppression de flux habituel, etc.

50. Après avoir examiné les diverses régions du corps et s'être assuré de sa conformation extérieure, ainsi que des vices innés qu'il peut offrir, et dont l'existence met souvent sur la voie de vices semblables dans des organes plus profondément situés; après avoir constaté si le sujet porte des traces de maladies anciennes, telles que cicatrices scrophuleuses ou vénériennes, mutilations, etc., etc., tous signes qui peuvent jeter beaucoup de jour sur la nature de l'affection qu'on veut observer, on aborde l'étude détaillée du commémoratif, étude dont la nécessité se fait particulièrement sentir lors des consultations.

Commémoratif. On doit l'examiner dans la famille et chez le malade lui-même.

51. La famille se compose de la branche ascendante, de la branche collatérale et de la branche descendante. Il faudra donc avoir soin de s'informer s'il n'a pas existé chez quelques-uns d'entre eux, et principalement chez le père et la mère, quelque maladie habituelle ou chronique, telles que

dartres, hémorrhoïdes, migraines, rhumatismes, goutte, dyspnée, asthme, phthisie, coliques, lésions des digestions, etc., qui puissent se rapporter à l'affection existant actuellement chez le sujet que l'on observe, et répandre sur elle quelque clarté. Souvent il arrive qu'une disposition pathologique passe d'une génération à une autre, de telle sorte qu'elle peut déterminer la goutte ou des dartres chez les uns, la phthisie tuberculeuse chez d'autres, etc., selon que la nature des causes occasionelles tend davantage à développer l'une ou l'autre de ces affections.

52. L'histoire commémorative des collatéraux, et même celle des descendans, peut également fournir de précieux renseignemens et rendre d'éminens services à la médecine pratique. Ainsi, pour notre part, nous avons eu l'occasion de voir une femme de quarante-huit ans, qui se trouvait alors affectée pour la troisième fois d'attaque d'apoplexie : son père, sa mère, son oncle et deux tantes maternelles, ainsi que deux de ses frères, avaient succombé à la même maladie. Quel terrible pronostic pour cette femme, et quel funeste héritage pour ses en-

ſans! Dans les cas où la même affection se trouve chez un malade et chez telle autre personne de sa famille, il est bon de s'informer s'il existe également entre eux des ressemblances de physionomie et de moral; c'est un signe de plus à ajouter aux autres: les transmissions pathologiques doivent être plus faciles chez des sujets qui ont déjà des rapports physiques et moraux si évidens.

53. L'histoire commémorative physiologique et pathologique du sujet doit ensuite fixer l'attention de l'observateur. Il parcourra successivement les diverses périodes de la vie du malade, en suivant de préférence les divisions septenaires, qui fournissent des résultats nombreux; il s'appliquera davantage également aux grandes époques, telles que l'enfance, la puberté, l'adolescence, l'âge mûr, le temps critique et la vieillesse. Il s'informera des habitudes, de la manière de vivre, de l'état des fonctions et des diverses sympathies dans l'état de santé à ces différentes phases; il examinera à quelles maladies le sujet a particulièrement été exposé, comme affections cérébrales, éruptions du cuir chevelu, engor-

gemens glanduleux cervical ou abdominal, pendant la durée du premier septenaire de la vie ; engelures, rougeole, variole, épistaxis, etc., avant l'époque de la puberté ; catarrhes pulmonaires, hémoptysies, palpitations, dyspnées, lorsque les organes thoraciques ont pris une certaine prépondérance ; enfin, chez les adultes, il s'assurera de l'état des fonctions digestives ; il explorera avec soin les viscères abdominaux et notamment les reins et la vessie, si le malade est un vieillard.

Au moyen de semblables renseignemens, non-seulement l'observateur acquiert une idée parfaite des dispositions pathologiques particulières du sujet qu'il examine, mais il devient encore capable de lui donner d'excellens conseils sur le genre de vie qu'il doit suivre à l'avenir.

54. D'une autre part, la connaissance de la constitution (1), que nous distinguerons, d'après M. le professeur Récamier, en ac-

---

(1) Par constitution, nous entendons la disposition générale et l'ensemble des divers systèmes organiques qui composent le corps humain.

tive, passive, ataxique et réfractaire, met à même de prévoir la forme et la marche que prendront les maladies. En effet, il est d'observation que chez les personnes qui offrent les attributs de la constitution active, c'est-à-dire des fonctions et une action organique s'exécutant avec énergie et régularité, le retour à la santé est plus prompt et plus facile, les maladies plus généralement régulières, et moins funestes, surtout lorsqu'elles ont été convenablement traitées dès le début, que chez ceux qui sont doués d'une constitution passive, chez lesquels les fonctions et l'action organique sont faibles, lentes et inactives, quoique cependant encore régulières : les troubles organiques sont également lents à s'établir, comme à parcourir leur marche, et que, par conséquent, les maladies tendent à rester stationnaires; que chez les sujets actifs ou passifs qui présentent une constitution ataxique, c'est-à-dire une irrégularité, une incohérence, une bizarrerie, un désordre dans les différens phénomènes vitaux, les organes sont disposés à des maladies également irrégulières, survenant par des causes insuffisantes, et prenant souvent un caractère de gravité tel, qu'il devient impossible d'en arrêter le cours ; enfin que chez les individus où l'on remarque une constitution réfractaire, c'est-à-dire une certaine énergie dans les fonctions avec une résistance considérable dans leurs troubles, les maladies, une fois déterminées, présentent la même ténacité, la même résistance au retour à l'ordre, et se montrent en général rebelles à tous les modes de traitement.

55. L'examen du tempérament doit ensuite fixer l'attention ; on devra le distinguer en sanguin, lymphatique et nerveux, selon que l'un ou l'autre de ces systèmes organiques généraux prédomine dans l'économie. A l'aide de cette connaissance, d'une part, l'observateur est mis sur la voie des diverses affections auxquelles disposent cette prédominance d'action et cet excès de développement organique ; tandis que, de l'autre, le lecteur peut se représenter plus facilement l'aspect extérieur du sujet dont on l'entretient.

56. Mais ce qui peut-être mérite encore une attention plus spéciale sous le point de

vue des conséquences utiles que l'on peut en retirer, c'est l'étude des idiosyncrasies, considérées relativement aux dispositions et aux susceptibilités pathologiques des organes, comme sous le rapport de l'influence qu'exercent les différens agens hygiéniques et médicamenteux sur l'économie.

57. C'est ainsi que l'on peut prévoir comment un organe, trop actif relativement aux autres, doit être plus exposé à contracter des maladies auxquelles dispose déjà le tempérament du sujet; comment la céphalite, par exemple, sera plus fréquente chez un enfant sanguin, dont le cerveau est le viscère le plus énergique et le plus développé; et comment on se rend compte des affections qui surviennent dans un organe doué de très-peu d'activité, mais jouissant d'une susceptibilité particulière pour tel ou tel agent, ainsi qu'on l'observe chez les personnes qui ne s'enrhument que quand elles éprouvent du froid aux pieds, ou qui sont prises de coliques lorsqu'il fait de grands vents, etc. Aussi devra-t-on tour-à-tour passer en revue les différens organes de l'économie, et les considérer sous le rapport de leur prédo-

minance d'action et de leurs susceptibilités, relatives aux climats, aux saisons, aux températures variées, aux diverses influences météorologiques, aux vêtemens, aux bains, aux alimens, boissons, liqueurs, etc., aux passions, aux fonctions complémentaires et aux maladies habituelles ou accidentelles, telles que exutoires, hémorrhoïdes, dartres, etc. C'est de cette manière que l'on pourra, dans certains cas, apprécier l'avantage de telle ou telle substance, rejeter de son traitement un médicament qui serait parfaitement indiqué dans des affections analogues, et recourir quelquefois à d'autres, dont le succès ne peut être motivé que par une convenance tout-à-fait individuelle.

L'histoire commémorative de la santé et des maladies auxquelles le sujet a été exposé étant terminée, il ne s'agit plus que de fixer ses regards d'une manière plus particulière sur l'affection qui existe actuellement.

58. L'observateur détermine d'abord avec précision la nature présumée des causes qui ont pu produire la maladie, si toutefois ces causes sont appréciables ; il ne les exprime, au contraire, que sous la forme du doute

lorsqu'elles ne sont pas évidentes ; il étudie les divers phénomènes qui ont précédé la maladie, les symptômes par lesquels elle a annoncé son existence, ce qui constitue le mode d'invasion ; il indique les signes qui l'ont caractérisée, sa marche, la part qu'y ont prise les diverses fonctions, enfin les traitemens variés mis en usage, et les effets qui en ont été la suite. Cette dernière manière de tracer le commémoratif est, en général, la seule qui soit applicable à l'étude des maladies aiguës, et, par conséquent, la seule à laquelle on doive avoir recours dans ce cas.

Voyons maintenant en quoi consiste l'analyse des symptômes de l'état actuel.

59. *Etat actuel.* Si l'examen préparatoire a fait soupçonner que tel organe ou tel appareil d'organes est plus particulièrement affecté, l'on commence par exposer les divers symptômes qui s'y rapportent, puis on passe tour-à-tour en revue l'habitude du corps, dans lequel se trouvent compris la peau et le facies, l'état des facultés intellectuelles, les appareilssensitif, digestif, respiratoire, circulatoire, locomoteur, sé-

créteur et générateur. Mais, comme nous l'avons dit plus haut, cette étude ne peut être réellement utile qu'autant qu'elle est appliquée à des maladies d'organes en particulier, et non pas d'une manière générale, sans avoir égard à aucun. Nous renvoyons donc à cet effet le lecteur à ce que nous allons dire en traitant de la méthode d'observer, relative aux maladies de chacune des cavités splanchniques et des principaux tissus; c'est alors que nous entrerons dans tous les détails que comporte ce sujet.

60. Ce travail terminé, l'on n'a plus qu'à inscrire jour par jour les changemens qui peuvent survenir, ou seulement à les indiquer à de plus grands intervalles, si ces changemens sont éloignés. L'on doit surtout redoubler d'attention lors des jours critiques, car la doctrine qui s'y rattache, quoiqu'ébranlée dans ces derniers temps, est encore appuyée de l'autorité de trop de siècles, pour qu'il soit permis de négliger ce qui pourrait répandre sur elle quelque lumière : du reste, l'observation ne fera qu'y gagner. Lorsque l'on introduit dans le traitement quelque moyen nouveau, il faut en

noter le résultat avec exactitude. Enfin, l'on rend compte du mode de terminaison de la maladie, qui peut être brusque ou lent, ou bien se faire par métastase; l'on indique si elle passe à l'état chronique, ou si elle est suivie d'une autre affection : en cas de guérison, l'on suit rapidement le malade pendant sa convalescence; on dit un mot de sa manière d'être lorsqu'il a recouvré la santé, car il est toujours utile de savoir quel changement la maladie d'un organe apporte alors à l'état de ses fonctions. En cas de mort, au contraire, l'observateur donne tous les détails d'anatomie pathologique que peut fournir l'autopsie cadavérique; et, loin de se contenter de parler seulement de l'état des viscères reconnus malades pendant la vie, il doit décrire avec détail les organes et les tissus qui, bien que regardés comme sains pendant le cours de la maladie, offriraient alors quelqu'altération (1).

Le tableau ci-joint mettra sous les yeux du lecteur l'ensemble des objets à examiner dans l'exposé d'une observation.

(1) Voyez le chapitre qui traite des ouvertures de cadavres.

MÉTHODE D'EXAMEN D'UN MALADE.

61. Après avoir indiqué le nom, le sexe, l'âge, la conformation physique, la constitution, le tempérament et la profession du sujet, on passe successivement en revue :

- 1°. COMMÉMORATIF.
  - Histoire de la famille..
    - ascendante.
    - collatérale.
    - descendante.
  - Histoire du sujet. . . . .
    - En état de santé.
      - Habitudes.
      - Régime.
      - Etat des fonctions.
      - Sympathies.
      - Constitution . .
        - active.
        - passive,
        - ataxique.
        - réfractaire.
      - Tempérament
        - sanguin.
        - lymphatique.
        - nerveux.
      - Idiosyncrasies relatives aux . .
        - dispos. pathol.
        - agens hygiéniq.
        - agens médic.
    - En état de maladie, en suivant les div. époques de la vie. . .
      - Enfance.
      - Puberté.
      - Adolescence.
      - Age mûr.
      - Epoque critique.
      - Vieillesse.
  - Histoire de la maladie actuelle considérée dans ses . . .
    - Causes . . . .
      - prédisposantes.
      - occasionelles.
    - Préludes.
    - Invasion.
    - Marche.
    - Développement,
    - Etat actuel.
- 2°. ETAT ACTUEL. .
  - Habitude du corps. — Peau.
  - Facies.
  - Fonctions intellectuelles.
  - Appareil sensitif.
  - ——— digestif.
  - ——— respiratoire.
  - ——— circulatoire.
  - ——— locomoteur.
  - ——— sécréteur.
  - ——— générateur.
- 3°. TERMINAISON . .
  - par la santé.
  - — d'autres maladies.
  - — la mort. — Anatomie pathologique.

MÉTHODE D'EXPLORATION APPLIQUÉE AUX MALADIES DE LA TÊTE.

62. D'après l'examen préparatoire indiqué plus haut, nous supposons que l'observateur a trouvé dans l'état des facultés intellectuelles et des sens, dans le facies et dans l'habitude du corps, des signes suffisans pour lui faire soupçonner une maladie de l'encéphale ou de ses dépendances. Il a reconnu si elle était aiguë ou chronique; il sait s'il ne doit s'occuper que de l'état actuel du sujet, ou s'il faut s'étendre longuement sur le commémoratif de sa maladie. Il ne s'agit donc plus actuellement que de vérifier par une analyse approfondie l'exactitude de sa présomption, et d'interroger à cet effet tous les organes comme toutes les fonctions, qui sont immédiatement soumis à l'influence du système cérébro-spinal. C'est ici seulement que commence l'observation détaillée.

63. Les maladies du cerveau comme celles de tous les principaux organes, entraînent à leur suite des troubles variés, des désordres plus ou moins sensibles des fonctions aux-

quelles ils président ; aussi est-ce par l'exploration méthodique de ces mêmes fonctions que le médecin doit commencer lorsqu'il observe une de ces maladies. Il doit d'abord rechercher tout ce qui a rapport à l'état de l'intelligence, des sens et des appareils de la sensibilité et de la motilité ; c'est là qu'il trouvera le plus de données pour éclairer le diagnostic, les seules sur lesquelles on puisse baser quelque certitude. Après cet examen il s'occupera de l'état de l'appareil digestif, dont les liens sympathiques avec l'encéphale sont si puissans et si nombreux. La respiration et la circulation ne prenant, au contraire, qu'une part fort indirecte, et même tout-à-fait secondaire, à la plupart des maladies cérébrales, ne devront être examinées qu'en dernier lieu. Enfin, il terminera par un coup-d'œil rapide sur l'état du facies et du décubitus, qui sont toujours, dans ces sortes d'affections, du plus haut intérêt.

Avant d'entrer dans les détails que comporte chacun de ces sujets, nous allons indiquer brièvement quelques précautions tout-à-fait indispensables et qui doivent précéder l'exploration des symptômes.

64. Comme les maladies du cerveau sont d'un diagnostic généralement difficile, et que la plupart se confondent soit entre elles, soit avec quelques affections des autres organes, il est absolument nécessaire de s'aider de toute cette partie de la maladie qui a rapport au commémoratif, et qui seule peut faire connaître la manière dont les premiers phénomènes ont débuté, leur progression, les changemens qu'ils ont ensuite subits, enfin l'état coïncidant des autres organes à ces mêmes périodes, et notamment celui du tube digestif. C'est ainsi que l'observateur se met en garde contre une foule d'erreurs auxquelles exposent continuellement les nombreuses ressemblances qui existent entre les phlegmasies aiguës de l'encéphale, par exemple, et quelques-unes du canal digestif. L'observateur devra s'attacher également et avec beaucoup de soin à la nature des causes sous l'influence desquelles l'affection cérébrale a pu survenir, et à ce sujet il se rappellera que celles qui ont le plus de valeur sont les percussions du crâne ou de la colonne vertébrale, l'insolation, l'hypertrophie du cœur, les dispositions acquises et héréditaires aux

congestions ou aux maladies du cerveau, l'abus des boissons alcoolisés, l'usage des narcotiques, les excès de veille, de travail intellectuel, les affections morales, etc.

65. Dans tous les cas il devra examiner le crâne et le rachis afin de savoir s'il existe quelque conformation vicieuse de ces parties, quelque tumeur, ou quelque lésion physique auxquelles on puisse rattacher la maladie existante. Si c'est un enfant, il indiquera quel est son tempérament, le volume de la tête, dans le cas où il serait considérable; il s'informera également s'il a des vers, et à quelle époque il est de la dentition. S'il existe quelque complication abdominale ou thoracique, l'observateur devra surtout alors redoubler d'attention, car les symptômes cérébraux sont plus obscurs, beaucoup moins sensibles, les organes conjointement affectés paraissant, pour ainsi dire, distraire une partie des phénomènes encéphaliques. Ce n'est qu'après ces recherches préliminaires que l'on abordera directement l'étude des divers appareils dont nous avons parlé plus haut, et que nous allons passer successivement en revue.

66. *Facultés intellectuelles.* L'observateur commencera par prendre des renseignemens sur l'état des facultés intellectuelles de celui qu'il examine, lorsqu'il jouissait de sa parfaite santé, afin de pouvoir distinguer ce qui appartient réellement à la maladie actuelle de ce qui lui est étranger. Ensuite il interrogera le malade lui-même, et s'assurera de son degré d'intelligence. Ses réponses lui feront parfaitement connaître si ses facultés sont exaltées, si elles sont dans un état de désordre, ou si, au contraire, elles sont affaiblies. Aux deux premiers chefs nous rapporterons le délire, qui prend le nom d'hallucination lorsqu'il ne porte que sur un seul sens.

67. Le délire se présente sous des formes variées et nombreuses : tantôt il ne consiste que dans un changement de caractère du malade, rendant gai un homme habituellement sérieux, ou impatient, méchant, irritable, un sujet généralement doux et calme; tantôt il est exprimé par un air sombre, farouche, par des cris de fureur, des chants, de la loquacité, un état d'ivresse, des discours plus ou moins incohérens, des

idées d'ambition démesurées, un véritable état de manie; tantôt par un désordre momentané dans les réponses, dont quelques-unes sont justes et directes, tandis que les autres sont confuses et sans aucun sens; tantôt enfin par une agitation extrême, les malades faisant des efforts continuels pour sortir de leur lit. En général, l'intensité du délire est en rapport, dans les maladies aiguës, avec le degré de réaction générale, et varie comme cette dernière. Le délire peut être permanent ou intermittent, périodique ou irrégulier, soumis à des influences données, ou revenir sans cause appréciable, etc. Il convient souvent mieux, pour donner une idée exacte des facultés intellectuelles, de citer un mot, une phrase, une action d'un malade, que de chercher à exprimer par de longues descriptions l'espèce de délire dont il est atteint. D'une autre part, il faut faire attention que les paroles des sujets qui délirent ont souvent plus de sens qu'on ne leur en attache ordinairement, étant chez eux le résultat d'un véritable raisonnement, dont l'élément seulement est faux. Ces différens phénomènes, qui coïncident généralement avec d'autres symptômes de stimulation, se rapportent aux simples irritations du cerveau, et peuvent, en conséquence, être également l'effet de la réaction des organes qui sympathisent avec l'encéphale, tels que le tube digestif, par exemple : c'est pour cette raison que nous avons fortement appuyé plus haut sur la nécessité d'une connaissance parfaite du mode d'invasion dans ces maladies. Chez les enfans en bas âge, l'intelligence n'étant pas encore développée, il ne peut exister de délire; aussi faut-il s'attacher avec plus de soin aux autres symptômes cérébraux.

68. Les phénomènes qui se rapportent à l'intelligence peuvent, avons-nous encore dit, dépendre d'une diminution d'action, d'une perte plus ou moins complète de la puissance cérébrale. Cet ordre de symptômes est, dans le plus grand nombre des cas, consécutif à celui dont nous venons de parler tout-à-l'heure, ou bien il est survenu brusquement et annonce que le cerveau a été altéré de prime abord dans son organisation ; il consiste dans la lenteur, la difficulté des réponses, les différens degrés de l'assoupissement, depuis la somnolence jusqu'au carus le

plus profond. Il faut en indiquer le degré; noter si c'est une simple tendance à l'assoupissement ou un état comateux, et s'il est encore possible d'en retirer les malades par quelque stimulation. Pour cet effet, on peut, à l'aide du *pincer* exercé sur les diverses régions du corps, et mieux de la percussion pratiquée avec la main sur les bras ou même sur la face, retirer le malade de l'assoupissement dans lequel il est plongé, le mettre à même d'opérer quelque mouvement, pour se soustraire à cette percussion, et obtenir par ce moyen une mesure approximative de sa puissance intellectuelle. Quelquefois, au contraire, la diminution de l'intelligence coïncide avec son exaltation ou son désordre, et présente successivement des alternatives de l'une et de l'autre.

69. L'observateur doit encore s'occuper de l'état de la mémoire; constater la manière dont l'articulation des mots a lieu, si la parole est brusque, brève, gênée, ou si elle ne peut point s'effectuer : dans ce dernier cas, si toutefois le malade peut encore se mettre en rapport avec l'observateur, il faut s'informer s'il souffre du front, et re-

chercher si cette absence de la parole tient à l'impossibilité des mouvemens de la langue, ou bien au défaut de puissance du cerveau, l'aphonie paraissant dépendre de la lésion d'une de ses régions, les lobules antérieurs des hémisphères.

70. *Appareil sensitif.* Il se compose de l'état des sens et de la sensibilité.

71. Les symptômes qui se rapportent aux troubles de la vue, de l'ouïe et du tact général, sont ceux qui existent le plus ordinairement. Ils consistent dans une diminution plus ou moins considérable de ces fonctions, quelquefois dans des exaltations, plus rarement dans des aberrations ou des illusions. Dans les cas de diminution ou de suspension complète de la vue et de l'ouïe, dans l'état comateux, par exemple, il faut toujours avoir soin de constater par des expériences directes, si cette perte des sens est réelle ou seulement apparente, et savoir comment se comporte le sens par l'action d'une vive lumière ou d'un son intense : c'est ce qu'il est facile de vérifier en approchant brusquement un corps de l'œil, en élevant la voix et en appelant le malade par son nom.

72. Quoique l'odorat et le goût soient rarement le siége de phénomènes de quelqu'importance, et qu'ils ne contribuent que bien peu au diagnostic des maladies de l'encéphale, il est bon cependant de s'assurer de leur état en mettant la membrane pituitaire en contact avec quelque substance d'une odeur très-pénétrante, sans cependant être irritante, et en appliquant sur la langue un corps fortement sapide tel que l'encre, etc. Ces différens essais devront toujours être pratiqués de l'un et l'autre côté.

73. La sensibilité dans les maladies du cerveau joue un rôle tout-à-fait remarquable, aussi exige-t-elle un examen approfondi. Relativement à l'œil, nous dirons que la sensibilité paraît souvent augmentée, ce qui dépend tantôt de l'impression de l'air sur la conjonctive (1), et alors il faut indiquer s'il existe une ophthalmie coïncidante, et tantôt de la stimulation que la lumière exerce sur

(1) Cette augmentation de sensibilité de la conjonctive est-elle la cause de l'ophthalmie qui existe si fréquemment dans les maladies du cerveau, et se lie-t-elle à l'irritation de la cinquième paire, d'où cette membrane tient sa sensibilité selon M. Ch. Bell?

le cerveau par l'intermédiaire de la rétine : l'observateur, en conséquence, analysera avec soin ces deux effets, dont le premier est entièrement du domaine de la sensibilité générale, de laquelle nous nous occuponsici.

74. En titillant l'intérieur des fosses nasales et la surface de la langue, on pourra également s'assurer si la sensibilité, considérée comme résultat du tact général, persiste encore dans ses parties.

75. La céphalalgie étant sans aucun doute un des symptômes le plus constant des maladies du cerveau, un signe presque diagnostique de l'arachnitis et de l'encéphalite, surtout dans le commencement de ces affections, l'observateur s'attachera à en étudier le caractère. Il s'appliquera à distinguer, lorsque toutefois l'état du sujet le permettra, si la douleur est profonde, ou si, au contraire, elle n'a son siége que dans les parties extérieures, dans le cuir chevelu. Il essayera de déterminer le tissu par lequel elle a commencé, en s'aidant de la sensation accusée par le malade ; à cet effet il comprimera et pincera les tégumens, fera porter la tête en bas, et lui imprimera de légères secousses.

De cette manière, il pourra, dans beaucoup de cas, reconnaître si la céphalalgie dépend d'une congestion cérébrale et doit être rapportée à l'encéphale, ou si elle ne consiste que dans un rhumatisme et existe seulement dans les enveloppes du crâne. En effet, dans le premier cas la douleur augmente; il se développe des battemens intérieurs plus ou moins forts, quelquefois même des étourdissemens ; dans le second, au contraire, on n'observe aucun de ces phénomènes.

76. Il faut aussi s'informer si l'oreille interne n'est pas douloureuse, et examiner s'il existe quelqu'écoulement par le conduit auditif, symptôme d'une grande valeur et qui annonce ordinairement une altération de la face inférieure du cervelet.

77. Les membres sont fréquemment le siége d'une augmentation de sensibilité, laquelle consiste dans des engourdissemens douloureux, des élancemens, des fourmillemens qui quelquefois suivent le trajet des gros cordons nerveux ; cette augmentation de sensibilité existe souvent aussi dans les muscles, surtout lorsque ces derniers présentent des contractions permanentes. Il

faut, autant que possible, dans ces différens cas, indiquer avec précision le tissu qui souffre.

78. Il en est de même lorsqu'il existe quelque *aura*, c'est-à-dire une douleur qui se fait sentir dans une partie du corps ou des membres, et se propage de ce point à la tête, ainsi qu'il arrive dans plusieurs maladies de l'encéphale, et notamment dans l'épilepsie.

79. La sensibilité générale doit ensuite être successivement passée en revue dans les diverses régions du corps, et spécialement à la face, à la poitrine, au ventre, aux membres supérieurs et inférieurs, et le long de la colonne vertébrale. Cet examen est d'autant plus nécessaire, que dans les inflammations des parties centrales du cerveau, telles que celles du corps calleux, du septum lucidum et de la voûte à trois piliers, la sensibilité paraît, dans quelques cas, tellement exaltée dans les tégumens du tronc, que le moindre contact donne lieu à des cris; il faut éviter alors de confondre cette douleur avec une phlegmasie abdominale.

80. Lorsque, au contraire, la sensibilité

est considérablement diminuée, ainsi qu'on l'observe dans les désorganisations de l'encéphale et dans les diverses espèces d'épanchemens, il faut avoir recours au *pincer* pour prendre une idée exacte du degré d'abaissement de cette fonction, et explorer la peau dans toutes ses régions, ainsi que nous l'avons indiqué plus haut. Dans tous ces cas, ces recherches doivent être faites comparativement de l'un et de l'autre côté du corps, et formellement indiquées dans l'observation.

81. *Appareil locomoteur.* Son examen doit suivre immédiatement celui de la sensibilité. On commence par la face, et l'on passe successivement en revue l'état des yeux, de la bouche, du col, du tronc et des membres.

82. Les parties de l'œil qui présentent le plus d'intérêt sont la pupille, qui peut être dilatée ou resserrée, immobile ou contractile, ou même, dans certains cas, se trouver le siége d'oscillations continuelles. On constate facilement la mobilité de l'iris en maintenant abaissée pendant quelque temps la paupière, et en l'élevant ensuite brusquement.

83. Le globe de l'œil, proprement dit, peut être agité de mouvemens convulsifs ou de rotation ; il peut n'offrir qu'un changement dans la direction de son axe, c'est-à-dire être porté en haut, en bas, en dedans ou en dehors, ce qui constitue les différentes espèces de strabisme. Ce dernier phénomène résulte, ou de la contraction permanente et pathologique des muscles intrinsèques de l'œil, du côté où l'on observe la déviation, ou seulement de la simple paralysie des muscles antagonistes.

84. Les paupières peuvent être fermées par la paralysie du releveur de la paupière supérieure, ou par la contraction de l'orbiculaire, ce qui doit toujours être indiqué. Relativement à la contraction de ce dernier muscle, nous observerons qu'il ne faut pas confondre celle qui est volontaire, ou même instinctive, et qui a lieu lorsque la lumière produit une sensation pénible sur l'œil, avec la véritable contraction spasmodique qui est tout-à-fait indépendante du malade, et qui annonce une irritation profonde de l'encéphale.

85. Les ailes du nez, dans certains cas,

sont immobiles d'un côté, et se trouvent rapprochées de la cloison. Ce phénomène constate la paralysie des muscles de ce même côté, et mérite à ce titre d'être indiqué.

86. Lorsque l'articulation des mots est gênée, incomplète, ou tout-à-fait nulle, il faut examiner si la cause en est dans la difficulté ou l'impossibilité des mouvemens du larynx, de la langue et des lèvres, ou si elle tient, au contraire, à une impuissance cérébrale. A cet effet, il faut exciter des contractions dans les divers muscles qui contribuent à l'acte de la parole, en faisant pousser des cris au malade.

87. La bouche offre également divers phénomènes dignes de remarque. Ils consistent dans le trismus ou serrement des mâchoires, dans le tremblement convulsif de la lèvre inférieure et de la langue, dans le changement de direction de la pointe et de la base de cet organe, dans des mouvemens continuels de mastication, dans la déviation de l'os maxillaire inférieur, et dans celle des commissures des lèvres : cette dernière a lieu tantôt du côté malade par la contraction spasmodique de l'une des commissures, et la

bouche est tirée en haut et en-dehors ; tantôt par leur abaissement paralytique, et elle est pendante et portée en bas ; enfin elle peut exister du côté sain et dépendre des muscles restés libres. En général, lorsqu'il existe des accès spasmodiques, l'examen des commissures des lèvres, comme de tous les muscles, doit être fait pendant l'intervalle de ces accès, car, pendant leur durée, les deux côtés du corps étant souvent convulsés, on ne peut constater les différences que nous venons d'indiquer.

88. La tête est quelquefois renversée en arrière, ou inclinée à droite ou à gauche ; alors il faut faire attention à l'état des muscles du col, qui sont ou contractés ou relâchés. Dans quelques cas le larynx éprouve des mouvemens continuels d'élévation.

89. Le tronc peut offrir aussi des phénomènes particuliers, tels que des spasmes momentanés des muscles de la respiration, le renversement du corps en arrière ou sur les côtés, et très-rarement en avant ; ces derniers effets indiquent en général une irritation de la moelle épinière.

90. Les membres supérieurs et inférieurs,

mais surtout les premiers, peuvent être privés de mouvement ou n'en avoir que peu. Cette paralysie, qui existe avec ou sans rigidité, se rattachant, selon quelques auteurs, à la lésion des couches optiques ou à celle des lobules postérieurs du cerveau, pour les membres thoraciques, et à la lésion des lobules moyens ou à celle des corps striés, pour les membres abdominaux, il est nécessaire d'y prêter la plus grande attention afin de juger la valeur de cette opinion. Il faut examiner si l'immobilité des membres est le résultat d'un état d'inaction ou de faiblesse générale; si tous la partagent, ou si elle n'est bornée qu'à certaines régions; si les membres conservent la position qu'on leur donne comme dans diverses affections nerveuses telles que la catalepsie; enfin si elle dépend, au contraire, d'une véritable paralysie. Dans ce dernier cas, lorsqu'il existe paralysie, il faut avoir soin de noter si elle est continuelle, si elle cesse momentanément lorsqu'on éveille ou qu'on stimule le malade, et si elle offre des degrés variables d'intensité; il faut indiquer si les muscles sont dans un état de roideur ou de flaccidité; si cette dernière est complète ou incomplète ; si les membres retombent en masse quand on les soulève; et, lorsqu'ils sont contractés, s'ils sont fléchis ou étendus; si la roideur est générale, comme dans le tétanos, ou seulement particlle et bornée à une seule région, comme dans le trismus, etc. : il faut, en outre, faire attention s'il existe des alternatives répétées de rigidité et de relâchement dans les muscles, qui éprouvent alors passagèrement des secousses, ce qui constitue les accès convulsifs; dire si les membres sont continuellement agités, comme dans la chorée, l'intelligence étant pleine et entière, mais ne pouvant plus commander à la coordination des mouvemens, ou si les convulsions n'ont lieu que dans certains muscles seulement, et n'existent que d'une manière très-instantanée, comme dans les soubresauts des tendons. Au sujet des convulsions, nous ferons remarquer qu'il ne faut pas regarder comme telles les mouvemens désordonnés du malade lorsqu'ils coïncident avec le délire; ils ont presque toujours alors un but réel, et n'appartiennent nullement aux mouvemens involontaires ; quant à ceux qui sont automatiques, il est toujours utile de les indiquer : c'est ainsi, par exemple, que les enfans portent fréquemment la main à la tête dans l'hydrocéphale aiguë. Chez quelques malades, enfin, certains muscles sont contractés et n'obéissent qu'incomplètement ou plus du tout à la volonté, quoique le malade jouisse cependant de toute son intelligence, comme on l'observe dans les spasmes cloniques. Dans l'exposé de ces différens phénomènes, on aura toujours le soin de noter s'ils sont continus ou intermittens, et on décrira comparativement l'état de chaque côté du corps, ainsi qu'on l'a fait pour le système sensitif.

91. *Appareil digestif.* A l'exception des vomissemens qui ont assez souvent lieu au début des maladies du cerveau, de la constipation, de l'excrétion involontaire des matières fécales, que l'on observe lorsqu'elles sont arrivées à un haut degré, ou qu'il existe quelque affection de la moelle épinière, l'appareil digestif et ses diverses dépendances n'offrent que très-peu de symptômes qui puissent être considérés comme effets directs des maladies de l'encéphale.

Dans le cas de vomissement, l'observateur doit examiner avec le plus grand soin l'état de la bouche et de la langue, indiquer sa couleur, son degré d'humidité ou de sécheresse, explorer les viscères abdominaux, et notamment le tube digestif, afin d'acquérir le plus de données possibles pour décider si ce phénomène, le vomissement, est purement sympathique de l'affection du cerveau, ou s'il ne dépend que d'une inflammation de l'estomac.

92. *Appareil respiratoire*. Il est à-peu-près dans le même cas que le précédent, et ce que nous avons dit au sujet de ce dernier lui est entièrement applicable. La respiration devient haute, suspirieuse, entrecoupée, stertoreuse, ou se ralentit considérablement lorsque les maladies du cerveau sont parvenues à leur plus haut degré. Elle est difficile lorsque la moelle épinière est lésée; elle le devient d'autant plus, que l'affection se rapproche davantage de sa région cervicale; enfin elle peut s'accompagner de menace de suffocation, si la maladie existe au niveau des quatrième et cinquième vertèbres cervicales, au-dessous de l'origine des

nerfs diaphragmatiques. Dans certains cas, l'expiration se fait par une seule commissure des lèvres, la bouche étant fermée; c'est ce que l'on désigne par les mots *fumer la pipe*.

93. *Appareil circulatoire*. Les seuls troubles qui se rapportent à la circulation consistent dans des altérations du rhythme naturel du pouls, dans l'augmentation de sa fréquence, ou dans un ralentissement plus ou moins marqué : quelquefois il peut devenir irrégulier, intermittent, etc.; mais ces dernières modifications n'éclairent en rien le diagnostic des maladies cérébrales, et, par conséquent, ne peuvent être que d'un faible intérêt. Nous observerons seulement que la lenteur du pouls peut quelquefois être utile pour faire reconnaître la nature de l'affection de l'encéphale; qu'elle paraît se rattacher principalement à certaines désorganisations de la pulpe et aux épanchemens considérables, tandis que la fréquence se rallie davantage à la première période des phlegmasies des membranes ou de la substance cérébrale, et surtout aux complications d'inflammations de la muqueuse gastro-intestinale.

94 *Voies urinaires*. Il ne faut jamais né-

gliger de s'occuper de la vessie, qui souvent est paralysée. Les urines, particulièrement chez les femmes, ressortent par regorgement; ou bien, et c'est le plus ordinaire, elles sont retenues dans leur réservoir naturel, y acquièrent une fétidité ammoniacale, sont résorbées, et donnent lieu à cette odeur de souris si fréquente dans les maladies de l'encéphale. On doit également examiner leur aspect; elles sont souvent filantes et mêlées à des mucosités par suite de l'inflammation de la membrane interne de la vessie, ce qui dépend du contact prolongé de l'urine dans la cavité de cet organe. Dans certains cas ce liquide présente une apparence micacée que quelques médecins ont regardée comme pouvant faire reconnaître l'hydrocéphale aiguë. Lorsqu'il existe quelque lésion de la colonne vertébrale, il faut encore davantage porter son attention sur l'appareil dont nous nous occupons ici, car la paralysie de la vessie est un des effets les plus constans des maladies de la moelle épinière.

95. *Facies.* L'observateur terminera son examen par un aperçu rapide sur l'état du facies, dont il s'appliquera à décrire l'ex-

pression, en s'attachant particulièrement au regard, qui est tantôt fixe, étonné, tantôt furieux et menaçant; à l'aspect des yeux, qui sont rouges, brillans, ternes et éteints, ou couverts d'un mucus épais; à l'état des paupières supérieures, à leur mobilité, à leur constriction, à leur paralysie; à l'aspect de la bouche, à la déviation de ses commissures; à la stupeur du visage et aux colorations variées dont il peut être le siége; enfin à l'ensemble des traits, qui peuvent être tristes, sombres, gais, épanouis, tranquilles, immobiles, ou exprimer la stupidité, l'indifférence, l'insensibilité la plus profonde.

96. *Decubitus, habitude du corps.* La manière dont le malade est couché, l'état d'agitation continuelle ou de calme dans lequel il se trouve, la position de la tête, du tronc, des membres, la tendance du corps à se précipiter aux pieds du lit, le collapsus dans lequel le sujet est plongé, tels sont les points qui peuvent fournir des données utiles pour compléter le tableau des phénomènes à l'aide desquels on peut reconnaître les maladies cérébrales. Enfin, lorsqu'il y a lieu de croire à une affection du

cervelet, que l'occiput présente des traces de lésions extérieures, ou que le malade accuse une douleur dans cette dernière région, il ne faut point oublier de constater l'état des parties génitales, et s'assurer s'il n'existe point de priapisme.

97. *Résumé*. Ainsi, en résumant tout ce que nous venons de dire sur l'ensemble des phénomènes sous lesquels se présentent les maladies de l'encéphale, nous voyons que l'observateur doit d'abord indiquer l'âge du sujet, comme pouvant, dans quelques cas, être un excellent moyen de distinguer l'hémorrhagie de la substance cérébrale, maladie qui ne survient guère avant quarante ans, de son inflammation, qui se développe à tous les âges de la vie; qu'il faut ensuite examiner le crâne et la colonne vertébrale, noter s'il y existe quelque lésion extérieure ou quelque conformation vicieuse; s'attacher particulièrement au mode d'invasion de la maladie, à la marche de ses symptômes, à l'ordre dans lequel ils se sont présentés; puis aborder l'état actuel du sujet, en commençant par l'exploration des fonctions intellectuelles, dont l'observateur devra tou-

jours connaître la mesure en santé ; faire savoir s'il existe du délire, et quelle en est la nature ; indiquer le degré variable de l'assoupissement, depuis la simple somnolence jusqu'au coma le plus profond, depuis la lenteur des réponses jusqu'à la suspension complète de l'intelligence ; constater la manière dont le malade articule les mots, l'existence ou l'absence de l'aphonie. C'est ensuite que l'observateur s'informera s'il existe quelque douleur ou sensation particulière à la tête, le long de la colonne vertébrale ou aux membres ; qu'il s'assurera, autant que possible, de l'état des différens sens, de la vue, de l'ouïe, du goût et de l'odorat.

98. Il fera marcher sur la même ligne, dans la description de son observation, l'état de la sensibilité et de la motilité des diverses parties du corps ; et, pour en mesurer la puissance avec plus d'exactitude, il stimulera tour-à-tour la peau et les muscles à l'aide de la percussion ou du *pincer*, si toutefois le malade est incapable de rendre compte de ses sensations ; il passera tour-à-tour en revue les pupilles, le globe de l'œil,

les paupières, les lèvres, la langue, la mâchoire inférieure, le col, les membres thoraciques, les membres abdominaux et le tronc, tout en examinant s'il existe quelque mouvement anormal, tels que convulsions, tremblemens, ou quelque contraction, quelque paralysie avec rigidité ou relâchement musculaire, et si ces phénomènes ont lieu d'une manière continue, ou s'ils se répètent par accès, à des intervalles plus ou moins prolongés.

99. Après avoir tracé tout ce qui se rapporte à ces trois appareils, les seuls qui puissent faire reconnaître l'existence des maladies cérébrales, l'observateur constatera l'état de la langue, de l'estomac et du ventre; il indiquera s'il existe des vomissemens, de la constipation, et il décrira avec d'autant plus de soin ces divers symptômes, que les affections du tube digestif sont plus capables que toute autre de simuler celles du cerveau. Il conviendra toujours, dans ce dernier examen, ainsi que dans celui dont nous venons de nous occuper tout-à-l'heure, et qui se rapporte à la sensibilité et à la motilité, de tenir compte de l'absence de tel ou tel symptôme,

afin qu'on ne puisse pas mettre en doute s'ils ont eu lieu ; enfin, il terminera par un coup-d'œil sur la manière dont s'opère la respiration ; sur les caractères du pouls et des battemens du cœur, sur l'état de la vessie, sur l'aspect du facies, du decubitus et de l'habitude du corps.

100. Dans les cas où la moelle épinière ou le cervelet paraîtraient, d'après quelques lésions extérieures, devoir être affectés, l'observateur s'attachera plus particulièrement à l'exploration des phénomènes qui se rapportent à ces dernières fonctions, la digestion, la respiration, la circulation et la génération. Mais pour que son observation ne soit pas incomplète sous d'autres rapports, jamais il n'omettra d'examiner en détail les autres cavités splanchniques, se contentant d'indiquer brièvement que ces organes n'ont offert rien de remarquable. C'est ainsi seulement qu'on peut enrichir la science d'observations complètes et capables d'avancer les progrès déjà si remarquables de la pathologie du cerveau.

MÉTHODE D'EXPLORATION APPLIQUÉE AUX MALADIES DE LA POITRINE.

101. Après avoir entendu parler le malade et s'être assuré de la manière dont la voix et la respiration s'opèrent; après avoir jeté un coup-d'œil sur l'état extérieur du thorax, avoir constaté s'il existe quelque douleur dans l'une de ses régions ou dans ses dépendances, telles qu'au larynx, à la trachée, etc.; après avoir reconnu le siége et la nature de cette douleur, on examinera successivement :

1°. Les phénomènes qui résultent de l'acte de la respiration;

2°. Ceux qui dépendent de la voix;

3°. Le produit de l'expectoration;

4°. Les symptômes qui sont fournis par la percussion de la poitrine;

5°. Ceux qui se rapportent au cœur et à ses dépendances;

6°. Enfin, l'ensemble des symptômes généraux qui sont les effets directs ou indirects de la maladie que l'on observe.

PHÉNOMÈNES QUI RÉSULTENT DE L'ACTE DE LA RESPIRATION.

102. *Etat de santé*. Respiration facile, profonde, lente, régulière, égale des deux côtés de la poitrine, s'opérant en grande partie chez les enfans par le seul mouvement des côtes, chez les adultes par celui des côtes et du diaphragme, et chez les vieillards et les personnes qui offrent une ossification des cartilages, par l'action de ce dernier muscle seulement.

103. La respiration est d'autant plus fréquente, que le sujet se rapproche davantage de l'époque de la naissance. Dans la première année, l'enfant respire trente-cinq fois par minute, tandis que la respiration n'a lieu ordinairement que dix-huit à vingt fois chez l'adulte; elle est également plus fréquente chez les personnes nerveuses ou irritables, et chez la femme, que chez l'homme.

104. *État de maladie*. Respiration fréquente ou rare, brusque ou lente, grande ou petite, inégale, irrégulière, intermittente, entrecoupée, laborieuse, suffocante,

convulsive, sifflante, suspirieuse, stertoreuse.

Tels sont les caractères qu'offre la respiration à l'investigation des moyens ordinaires; mais lorsqu'on examine la poitrine à l'aide de l'auscultation médiate ou immédiate, on en observe d'autres, dans le détail desquels nous allons entrer.

105. L'auscultation peut se pratiquer au moyen de l'oreille appliquée sur les parois de la poitrine recouverte d'un morceau d'étoffe, ou à l'aide du stéthoscope (1) de M. Laënnec.

106. On doit avoir recours à l'auscultation immédiate lorsque les phénomènes sont difficiles à apprécier et faiblement dessinés; ce

---

(1) Cet instrument consiste dans un cylindre de bois, de quatre à douze pouces de longueur, percé dans son centre d'un canal de trois lignes de diamètre. L'une des pièces est évasée à son extrémité, à une profondeur d'environ un demi-pouce à un pouce et demi : elle est creusée en forme d'entonnoir, dans lequel on adapte un embout de même bois, qui le remplit exactement; cet embout se fixe à l'instrument à l'aide d'un petit tube en cuivre qui le traverse dans toute son étendue.

moyen devient plus particulièrement utile aux personnes qui n'ont point encore acquis l'habitude de ce genre d'exploration. En effet, par l'application de l'oreille, les phénomènes étant rendus plus sensibles, l'observateur peut se former une idée plus nette et plus exacte des résultats de l'auscultation, que s'il avait débuté de prime abord par l'emploi du stéthoscope. Je dirai cependant qu'il est des cas où le cylindre seul doit être mis en usage : je les indiquerai à mesure que l'occasion se présentera.

107. Pour se servir du stéthoscope, il faut tenir cet instrument comme une plume à écrire, de manière que les doigts, appliqués à son extrémité thoracique, puissent facilement sentir en même temps les parois de la poitrine ; on doit avoir le soin de le faire porter perpendiculairement et par toute sa surface.

108. Il est bon, avant d'explorer la respiration et de noter le résultat de son observation, d'attendre que la première impression déterminée ordinairement chez le malade par ce mode d'examen, soit entièrement dissipée ; il est nécessaire aussi que l'oreille

soit un peu habituée aux différens phénomènes qui se passent dans la poitrine ; c'est alors seulement que l'on peut en analyser les nuances variées avec exactitude et statuer sur leur valeur réelle.

109. *Auscultation de la respiration dans l'état de santé* (1). Léger bruit ou murmure se faisant entendre pendant l'inspiration et l'expiration, et résultant du passage de l'air dans les rameaux bronchiques et dans les cellules aériennes. Ce bruit est d'autant plus sonore, que le sujet respire plus fréquemment et plus profondément ; qu'il est plus jeune, que la dilatation des poumons est plus complète, que les bronches ont un plus grand diamètre, et que les parois de la poitrine ont moins d'épaisseur. Chez les femmes, ce bruit est plus fort que chez l'homme ; chez les enfans il est encore plus marqué, d'où l'épithète de *puérile*, que l'on donne à la respiration lorsqu'elle devient très-sonore.

110. Ce phénomène est plus sensible que

---

(1) Cet examen se fait avec le stéthoscope privé de son embout ou à l'aide de l'oreille appliquée sur le thorax.

partout ailleurs dans les parties supérieures et latérales de la poitrine, vers ses régions inférieures et postérieures, et particulièrement dans le creux de l'aisselle et l'espace compris entre le muscle trapèze et la clavicule. La racine des bronches, et, à plus forte raison, la trachée et le larynx, fournissent un bruit respiratoire beaucoup plus considérable, et assez semblable à celui d'un soufflet, une plus grande colonne d'air traversant un canal d'un plus large diamètre; l'air paraît alors attiré pendant l'inspiration, tandis qu'il est chassé lors de l'expiration. On donne à ce bruit le nom de respiration *trachéale* ou *bronchique*.

111. *Auscultation de la respiration dans l'état de maladie*. Diminution plus ou moins marquée du bruit respiratoire, qui peut être totalement suspendu : il est rare cependant que ce dernier phénomène s'observe sous les clavicules, et surtout le long de la colonne vertébrale.

112. Cette absence complète de la respiration, dans laquelle l'immobilité des côtes a une grande influence, a lieu d'une manière permanente dans la pneumonie avec hépa-

tisation, dans l'emphysème du poumon par dilatation des vésicules bronchiques, dans les diverses productions accidentelles de cet organe et lorsque des épanchemens liquides ou gazeux existent dans la cavité des plèvres : elle est passagère et incomplète dans le catarrhe pulmonaire, le premier degré de la pneumonie, et dans le principe de la formation des épanchemens. Une vive douleur dans l'un des côtés, en empêchant la respiration dans ce point, y rend nul le phénomène dont nous parlons ici; mais il est facile d'éviter une semblable méprise par l'existence des symptômes concomitans; en effet, l'absence de la toux, de l'expectoration, de la perte de son du thorax, jointe à l'augmentation de la douleur par la pression des tégumens, suffisent pour indiquer si c'est une simple pleurodynie; tandis que les symptômes propres à la pleurésie font reconnaître si l'absence de la respiration tient à cette dernière inflammation.

113. Le bruit respiratoire peut être beaucoup plus fortement marqué, et devenir alors *trachéal*. Ce phénomène a lieu lorsqu'il existe des excavations pulmonaires de quel-

qu'étendue, communiquant avec les bronches. On l'observe aussi quelquefois dans certaines indurations du poumon, dans lesquelles celui-ci devenant meilleur conducteur du son, transmet alors plus facilement le bruit des gros tuyaux bronchiques; enfin on le trouve dans des épanchemens liquides dans la cavité des plèvres, et, dans ce cas, il se fait entendre là où existe l'égophonie, autre phénomène dont nous parlerons tout-à-l'heure. Les portions de poumon restées saines offrent la respiration puérile.

114. *Râles.* Le passage de l'air à travers les bronches, selon que ces canaux contiennent ou non quelques liquides, détermine des effets différens connus sous le nom de *râle;* on en distingue plusieurs espèces.

115. *Râle muqueux.* Bruit semblable à celui qui se fait entendre dans les bronches des mourans : il est appréciable à l'oreille nue lorsqu'il a son siége dans la trachée ou dans de gros tuyaux bronchiques. Porté à un haut degré, il constitue le *gargouillement* : il s'observe au premier degré dans les catarrhes, et au second dans les tubercules ramollis.

116. *Râle crépitant.* Bruit comparable à celui du sel qui décrépite, plus sensible lors de l'inspiration que pendant l'expiration : il existe dans le premier degré de la pneumonie, dans l'hémoptysie, l'œdème du poumon et l'apoplexie pulmonaire, avec quelques légères nuances qui lui donnent un caractère particulier pour chacune de ces maladies.

117. *Râle sonore.* Son plus ou moins grave, quelquefois très-bruyant, et qui ressemble tantôt au ronflement d'un homme qui dort, tantôt au frottement que produit une corde de basse sur laquelle on passe le doigt, tantôt enfin au roucoulement d'une tourterelle. Dans ce râle, le bruit s'effectue dans le thorax, et non dans l'arrière-bouche, comme cela a lieu dans le ronflement : on l'observe dans les fistules pulmonaires étroites et dans quelques dilatations des tuyaux bronchiques.

118. *Râle sibilant.* Petit sifflement prolongé, grave ou aigu, sourd ou sonore, survenant vers la fin ou vers le commencement de l'inspiration : il existe dans la première période du catarrhe bronchique.

119. *Bruit du frottement.* Ce râle a été

observé par M. Laënnec, depuis la publication de son ouvrage, et il l'a nommé *murmur frictionis*, parce qu'en effet il donne à l'oreille la sensation du frottement de deux corps durs l'un contre l'autre. M. Laënnec le regarde comme un signe de l'emphysème interlobulaire du poumon.

120. Ces différens râles peuvent présenter ensuite des variétés nombreuses, dépendant du degré d'intensité de chacun d'eux, et de leur mélange divers. Il serait difficile d'en donner une idée exacte en les définissant; mais avec un peu d'exercice on parvient très-aisément à les reconnaître. Il faut avoir soin, dans l'exploration de ce phénomène, afin de le rapporter à la région réellement affectée, de ne point confondre le râle qui prend naissance dans une partie plus ou moins éloignée de celle que l'on examine, et qui n'y devient sensible que par transmission, de celui qui se forme dans cette dernière partie, et qui y annonce un état pathologique donné.

PHÉNOMÈNES QUI DÉPENDENT DE LA VOIX.

121. *Auscultation de la voix dans l'état*

de santé (1). Résonnance remarquable de la voix à l'oreille nue ou à l'aide du stéthoscope, plus forte chez les sujets maigres, se faisant entendre à l'aisselle, vers l'angle formé par la réunion du sternum et de la clavicule, et dans l'espace compris entre le bord interne de l'omoplate et la colonne vertébrale, ne donnant cependant pas lieu à la voix articulée, mais à un bruit plus ou moins confus, qui vient s'éteindre vers les parois du thorax, et qui prend un caractère plus sensible lorsqu'il existe d'anciennes adhérences de la plèvre. Dans les autres régions de la poitrine, et surtout en arrière et en bas, la voix paraît plus faible et ne produit qu'un bruit peu distinct. Chez les hommes à voix grave elle résonne davantage, est sourde et confuse dans presque tous les points du thorax, tandis qu'elle est claire chez les femmes et les enfans qui ont la voix aiguë; enfin, chez ces derniers, lorsqu'ils sont maigres, elle donne lieu, dans le voisinage des bronches, à un phénomène

(1) Cet examen se fait avec le stéthoscope garni de son embout.

connu sous le nom de *bronchophonie*. Nous devons encore faire remarquer que quand on applique la main sur le thorax, et particulièrement sur les grandes divisions des bronches, on éprouve dans ses diverses régions un frémissement facile à distinguer.

122. *Auscultation de la voix dans l'état de maladie*. Dans certains cas, la résonnance de la voix est plus sensible que dans l'état naturel, et devient appréciable dans des points où elle ne l'est pas ordinairement; elle peut même être rendue tellement forte, que la parole articulée se fasse entendre à l'extrémité du stéthoscope, appliquée sur le thorax; c'est la bronchophonie. On peut l'observer dans quelques hépatisations du poumon, lorsqu'il existe des tubercules crus ou d'autres tumeurs dans ces organes, ou bien lorsqu'un épanchement liquide se forme dans la cavité des plèvres. Dans cet examen on doit toujours avoir le soin d'explorer comparativement les deux côtés correspondans de la poitrine.

123. *Pectoriloquie*. C'est un phénomène par lequel la voix, assez distinctement articulée, traverse le canal pratiqué dans le

centre du stéthoscope, et vient frapper avec son timbre naturel, plus ou moins fort seulement, l'oreille de l'observateur : elle est, à ce degré, dite *parfaite* ou *évidente*.

124. La pectoriloquie est d'autant plus évidente, que la voix du malade est plus aiguë ; aussi est-elle plus sensible chez les femmes et les enfans, tandis que chez les personnes qui ont la voix grave, le frémissement des parois thoraciques peut, dans quelques cas, être assez intense pour la masquer en partie : d'autres fois, le volume et la force de la voix, chez ces sujets, sont tellement augmentés, que le malade semble parler dans un porte-voix ; enfin, dans quelques cas d'aphonie, la voix ne cesse pas complètement à l'investigation stéthoscopique.

125. La pectoriloquie annonce l'existence d'excavations pulmonaires communiquant avec les bronches; elle est d'autant plus forte, que leurs parois ont moins d'épaisseur et plus d'élasticité ; quelquefois elle est portée jusqu'à la résonnance métallique, comme on l'observe dans les membranes fibro-cartilagineuses qui tapissent certaines anfrac-

tuosités. Elle est éclatante lorsque les parois minces de l'excavation adhèrent aux côtes, tandis qu'elle peut, au contraire, ne pas exister lorsqu'il n'y a point d'adhérence entre elles, la cavité s'affaissant pendant l'expiration.

126. La pectoriloquie est plus sensible que partout ailleurs au-dessous de la clavicule, dans le creux de l'aisselle, dans l'espace compris entre la clavicule et le muscle trapèze et dans les fosses sus et sous-épinenses, parties qui correspondent aux grandes divisions des bronches.

127. La pectoriloquie acquiert plus de force et devient semblable à la voix transmise par une trompe, lorsque de nouvelles excavations viennent à communiquer avec celles qui existaient déjà : si les communications sont nombreuses et qu'il y ait des anfractuosités, elle est alors étouffée et confuse.

128. La pectoriloquie est d'autant plus parfaite, que l'excavation contient moins de liquide, d'où résulte qu'elle disparaît souvent, ou seulement devient moins évidente, lorsque les bronches, ou la cavité qui la

produit, sont obstruées par des crachats ou de la matière tuberculeuse : alors elle est remplacée par du râle muqueux très-fort, ou du gargouillement, ce qui n'a point lieu quand l'excavation est vide.

129. La pectoriloquie est encore évidente dans le simple cas de fistule pulmonaire tapissée par une membrane fibro-cartilagineuse.

130. Lorsque, dans la pectoriloquie, la voix est moins distincte, qu'elle coïncide avec le gargouillement et une respiration râleuse, c'est un signe que la matière contenue dans les excavations est passée à l'état de liquide purulent. Si la pectoriloquie est seulement entrecoupée, la fonte tuberculeuse est encore incomplète.

131. La pectoriloquie est *imparfaite* lorsque la voix retentit davantage dans un côté de la poitrine que dans l'autre, qu'elle résonne avec force sous le cylindre, et paraît plus rapprochée de l'oreille, sans traverser complètement le stéthoscope.

132. La pectoriloquie est *douteuse*, lorsque la voix paraît aiguë, tourmentée, et qu'elle s'arrête à l'extrémité thoracique du tube.

133. Ces deux dernières espèces de pectoriloquie doivent être examinées de chaque côté, et ce n'est que quand elles existent d'un seul qu'elles peuvent avoir de la valeur.

134. *Egophonie.* Ce phénomène consiste dans une forte résonnance de la voix, qui ne traverse jamais évidemment le cylindre, comme dans la pectoriloquie, mais qui devient plus aiguë, saccadée, chevrotante, en quelque sorte argentine.

135. L'égophonie, quoique le plus souvent circonscrite, s'observe dans un cercle beaucoup moins limité que la pectoriloquie; elle existe entre le bord interne de l'omoplate et la colonne vertébrale, dans tout le contour de l'angle inférieur de cet os et de son bord externe, dans le trajet d'une ligne qui passerait de son centre au sternum, en suivant les côtes, et dans l'espace de deux à trois travers de doigts. Lorsque l'égophonie se fait également entendre de chaque côté, elle doit être considérée comme très-douteuse, certaines personnes, dans l'état de santé, présentant à la racine des poumons ce caractère chevrotant de la voix. Enfin, s'il existe d'anciennes adhérences dans un des

côtés de la poitrine, l'égophonie peut y devenir alors beaucoup plus évidente.

136. L'égophonie existe constamment avec la présence d'un liquide peu abondant ou d'une fausse membrane molle dans la cavité des plèvres; elle cesse lorsque l'épanchement devient trop considérable; elle indique, en conséquence, le premier degré de la pleurésie, dans le premier cas, et son passage à l'état chronique, dans le second, quand toutefois les symptômes généraux persistent malgré la cessation de l'égophonie : elle est un signe de résolution, lorsqu'au contraire ces derniers symptômes se dissipent avec elle.

137. L'égophonie n'empêche pas d'entendre le bruit de la respiration, de même qu'elle n'est point supprimée par l'augmentation de densité du poumon.

138. *Tintement métallique* (1). Bruit sem-

---

(1) Nous ne parlons ici que du tintement métallique que l'on observe à l'aide du stéthoscope, et non pas du même phénomène qui se manifeste lors de la percussion, ainsi que nous l'avons constaté le premier dès l'année 1817.

blable à celui qui résulte du choc d'un corps dur sur une coupe de verre ou de métal. Lorsque ce phénomène est moins marqué, il ne donne lieu qu'à la résonnance métallique. Enfin la respiration peut elle-même prendre ce caractère, et ressembler alors au murmure que ferait entendre l'air soufflé dans un vase de métal; ces différens bruits cessent le plus ordinairement par instans, pour revenir dans d'autres.

139. Le tintement métallique a lieu lorsqu'il existe dans le point correspondant une excavation remplie de liquide et d'air, qui communique avec les bronches.

140. La respiration métallique s'observe dans les cas de fistule bronchique.

141. La résonnance et la respiration métalliques annoncent une communication fistuleuse des bronches avec la cavité de la plèvre, et l'épanchement d'un fluide gazeux ou d'un liquide entre les feuilles de cette membrane.

142. Le tintement métallique, coïncidant avec la résonnance et la respiration métalliques, est le signe d'une vaste excavation à parois adhérentes compactes, de très-peu

d'épaisseur, et remplie en partie seulement par un liquide.

CARACTÈRES DES PRODUITS DE L'EXPECTORATION.

143. *État sain.* Fluide visqueux, filant, transparent, incolore, insipide et sans odeur, n'existant qu'en petite quantité et dans la proportion nécessaire pour humecter la surface interne des voies aériennes.

144. *État de maladie.* Tantôt les crachats sont produits par un liquide transparent, limpide, plus ou moins visqueux, qui, plus tard, augmente graduellement de consistance, et finit par se transformer en mucosités opaques, jaunâtres ou verdâtres. Ces crachats appartiennent surtout au catarrhe pulmonaire.

145. Tantôt ils sont formés par un fluide muqueux, transparent, très-visqueux, adhérent fortement au vase, sont traversés par des stries sanguinolentes plus ou moins nombreuses ou intimement combinées avec lui, et dont la couleur varie depuis le jaune légèrement foncé jusqu'à la teinte acajou la plus intense. Cette espèce de crachats carac-

térise spécialement l'inflammation aiguë du parenchyme pulmonaire.

146. D'autres fois le produit de l'expectoration est formé soit par un liquide spumeux, incolore, dans lequel sont suspendus de nombreux flocons, ou bien surnagent des plaques purulentes exactement arrondies, privées d'air et plus ou moins rapprochées; soit par un mucus opaque, grisâtre, homogène, que sillonnent de nombreuses stries d'un blanc mat, qui proviennent de grumeaux plus ou moins multipliées; quelquefois on rencontre dans ces crachats des parcelles d'une matière blanche qui résiste sous le doigt, est insoluble dans l'eau, et résulte d'une fonte tuberculeuse. Ces différentes variétés annoncent l'existence de tubercules pulmonaires. A un degré plus avancé, les crachats, brusquement expectorés, sont formés par un liquide mal lié, contenant quelquefois des bulles d'air, et ressemblant plus ou moins exactement à du pus. C'est l'expectoration de la dernière période de la phthisie.

147. Il est des cas où les crachats sont expulsés encore plus brusquement et en plus

grande quantité à la fois, de telle sorte que les malades semblent les vomir; c'est ce que l'on observe lorsqu'un épanchement dans la cavité des plèvres s'ouvre tout-à-coup dans les bronches.

148. D'autres fois le produit de l'expectoration est composé de portions de fausses membranes ou de véritables tuyaux albumineux qui ont la forme du larynx, de la trachée-artère ou des bronches. Cette espèce caractérise le croup.

149. Les crachats sont quelquefois fluides, d'un rouge lie de vin ou tirant sur le vert, d'une odeur insupportable, et *sui generis*, gangréneuse. C'est un signe de gangrène du poumon.

150. Enfin, les crachats peuvent n'être formés que d'un sang pur, tantôt vermeil et tantôt noir, ce qui constitue l'hémoptysie. Lorsque le malade rend une très-grande quantité de sang à-la-fois, il faut faire attention si cette évacuation est précédée de toux, et si le sang est spumeux, caractères qui distinguent l'hémoptysie du vomissement de sang. On évite également de prendre pour résultat d'une hémoptysie le

sang généralement noir qui provient des fosses nasales, et qui tombe dans l'arrière-gorge, en faisant moucher le malade, et en s'informant s'il n'a pas saigné au nez : cette précaution empêche la méprise à laquelle pourrait donner lieu, dans ce cas, l'apparence d'expectoration. Enfin il faut examiner quel est l'état des gencives, si elles sont molles ou saignantes.

151. Dans tous ces cas, l'observateur devra constater si les crachats ont de l'odeur, surtout lorsque l'ensemble des symptômes le porte à soupçonner l'existence d'une excavation tuberculeuse ou d'une collection de pus, qui, de la plèvre, se serait fait jour à travers les bronches.

PHÉNOMÈNES QUI SONT FOURNIS PAR LA PERCUSSION DE LA POITRINE.

152. Pour percuter la poitrine, il faut que le malade soit assis, les bras portés en arrière, si l'on veut examiner la partie antérieure de cette cavité; pour explorer les régions latérales, les bras seront élevés au-dessus de la tête, tandis qu'au contraire ils seront dirigés en avant, le dos étant un peu

voûté, si l'on se propose de pratiquer la percussion en arrière. On procède à cette opération de la manière suivante : les doigts doivent être réunis et tomber perpendiculairement sur le thorax, dont les tégumens auront été préalablement tendus avec la main du côté opposé; puis on percute alternativement des points correspondans de l'un et de l'autre côté de la poitrine, avec le même degré de force et sous le même angle d'incidence; à cet effet, le poignet doit toujours être souple, afin de ne pas déterminer de douleur. La percussion peut encore se pratiquer en tenant la main allongée et frappant à plat les parois du thorax; mais alors il faut tenir compte du bruit qui résulte du choc de la peau.

153. *État de santé.* Poitrine d'autant plus sonore, que sa cavité a plus de capacité, et que ses parois ont moins d'épaisseur et plus d'élasticité.

154. La percussion donne un son plus clair sur les parties osseuses couvertes de la peau seulement ou de muscles tendus et peu épais, comme sur les clavicules, dans l'espace de trois pouces au-dessous de ces os,

sur le sternum et le voisinage des cartilages, vers le creux de l'aisselle jusqu'à la troisième côte, en arrière à la réunion de ces os avec les vertèbres, et sur les fosses sus et sous-épineuses, surtout chez les sujets maigres. Le côté gauche et inférieur donne souvent un son éclatant, qui dépend du météorisme de l'estomac.

155. Le son de la poitrine est plus obscur au niveau des mamelles, chez la femme, et du grand pectoral, chez l'homme, ainsi que vers la région précordiale, le côté droit et inférieur de la poitrine, et enfin le long des gouttières vertébrales.

156. *État de maladie.* Son obscur, sourd ou complètement mat, pouvant devenir, dans certains cas, plus clair que dans l'état naturel, et donner même lieu à un tintement métallique ou à un simple gargouillement, phénomène qui n'est pas toujours continu, et qui s'observe particulièrement au-dessous des clavicules.

157. Le son de la poitrine est obscur ou sourd dans le premier degré de la pneumonie et dans la phthisie.

158. Il est mat lorsqu'un liquide est in-

terposé entre les deux feuillets de la plèvre ou dans la cavité du péricarde ; quand une production accidentelle est développée dans la substance même des poumons, ou n'a fait seulement que refouler ces organes ; lorsqu'il existe une hypertrophie du cœur ; enfin, lorsqu'une tumeur quelconque occupe une partie plus ou moins étendue du thorax.

159. Il est plus clair que dans l'état naturel, quand le poumon contient une plus grande quantité d'air qu'à l'ordinaire, ou lorsque ce fluide élastique est épanché dans les plèvres.

160. Enfin, il détermine un tintement métallique (1) dans les cas d'excavations pulmonaires ou de poches pleurétiques circonscrites, à moitié remplies de liquide et d'air, qu'il existe ou non de communication avec les bronches.

PHÉNOMÈNES QUI SE RAPPORTENT A L'ÉTAT DU COEUR ET DE SES DÉPENDANCES.

161. *État de santé*. Lorsque l'on examine

---

(1) Voyez nos Recherches à ce sujet, insérées dans la *Revue Médicale et Journal de Clinique*, tom. II, pag. 253, année 1824.

les phénomènes fournis par le cœur chez un homme d'un embonpoint médiocre, et chez lequel cet organe est dans de justes proportions, on observe qu'ils peuvent tous se rapporter à l'étendue des battemens de ce viscère, à l'impulsion qu'ils déterminent, au bruit qui les accompagne, enfin à leur rhythme.

162. *Étendue.* L'application de la main, et mieux celle du stéthoscope, donne la sensation de battemens, dont l'étendue varie selon le côté du cœur où ils s'opèrent.

163. Lorsque ces mouvemens ont lieu dans le ventricule et l'oreillette gauches, ils sont circonscrits entre la cinquième et la septième côte.

164. Lorsqu'au contraire ces battemens sont déterminés par le ventricule et l'oreillette du côté droit, ils se font entendre vers la base du sternum, et quelquefois même à l'épigastre, si cet os est court.

165. Ces divers battemens sont limités à un espace de très-peu d'étendue, quand le sujet offre beaucoup d'embonpoint, et, dans ce cas, ils sont bien moins appréciables à la main. Au contraire, ils sont res-

sentis dans tout le côté gauche du thorax, et quelquefois même jusque sous la clavicule droite, quand le sujet est maigre et a la poitrine étroite.

166. Les battemens du cœur peuvent encore se faire entendre dans un lieu différent de celui où ils existent naturellement, ce qui peut dépendre de la transposition des viscères, si cet état date depuis la naissance.

167. *Impulsion.* Entre les cinquième et septième côtes gauches, dans la région précordiale et à la base du sternum, les battemens du cœur communiquent à l'oreille un choc qui est d'autant plus fort que le sujet est plus maigre.

168. *Bruit.* Les battemens du cœur, examinés au stéthoscope, donnent lieu à un bruit qui s'effectue entre les cartilages des cinquième et septième côtes gauches, lors des contractions du ventricule et de l'oreillette de ce côté, et vers la partie inférieure du sternum, pour celles du côté droit.

169. Les contractions des ventricules et des oreillettes déterminent chacune un bruit différent.

170. Celui des ventricules est sourd, prolongé, et coïncide avec la diastole artérielle.

171. Le bruit des oreillettes, au contraire, sensible sous les clavicules, est sonore, clair, brusque et analogue au claquement d'une soupape de soufflet; il devient sourd lorsque les plèvres ou les bords antérieurs des poumons se prolongent au-devant du péricarde.

172. Le son que produisent les contractions des ventricules et des oreillettes est susceptible d'être entendu dans les diverses régions du thorax, lorsque les parois du cœur ont peu d'épaisseur.

173. *Rhythme.* Les différens mouvemens du cœur s'opèrent selon un ordre déterminé, ce qui constitue le rhythme. Chaque contraction des ventricules coïncide avec la diastole artérielle, et donne lieu à un bruit sourd; elle est suivie d'un son éclatant, mais plus court, qui est dû à la contraction des oreillettes, et auquel succède un moment de repos.

174. *État de maladie.* Nous allons également examiner les différens caractères des battemens du cœur sous le point de vue de

leur étendue, de leur impulsion, du bruit qu'ils déterminent et de l'ordre qu'ils suivent dans leur succession.

175. *Etendue.* Les battemens du cœur se font quelquefois entendre dans une surface plus grande que celle que nous avons indiquée plus haut; ils deviennent alors facilement appréciables, d'abord dans le côté gauche de la poitrine, depuis l'aisselle jusqu'à la région de l'estomac, ensuite dans la même étendue du côté droit, et dans la partie postérieure du côté gauche : ils ne le sont que très-rarement dans la même région du côté droit.

176. Cette possibilité de sentir les battemens du cœur dans ces différens points indique constamment une diminution d'épaisseur des parois de cet organe, et spécialement des ventricules. Elle annonce également une faiblesse ou une dilatation de ce viscère; dans ce dernier cas, le cœur vient frapper le sternum par une large surface.

177. L'étroitesse du thorax, la maigreur, l'hépatisation des poumons, ou la présence de corps étrangers dans leur intérieur, des

excavations à parois compactes, l'existence d'épanchemens liquides ou gazeux, les palpitations, la fièvre, en un mot, toutes les causes qui accélèrent la circulation, peuvent donner lieu aux mêmes effets.

178. Tantôt, au contraire, les battemens du cœur ne se font entendre que dans un espace très-circonscrit, ce qui s'observe beaucoup moins fréquemment que le cas précédent. Ce peu d'étendue des mouvemens du cœur coïncide avec une augmentation d'épaisseur de ses parois.

179. Les battemens du cœur peuvent se faire sentir plus fortement à droite ou à gauche plus haut ou plus bas qu'à l'ordinaire. Ces divers effets résultent de la présence d'un liquide ou d'une tumeur dans un des côtés du thorax, dans le médiastin ou dans la cavité de l'abdomen; enfin, il arrive quelquefois que les battemens de cet organe varient de siége, et qu'ils s'opèrent tantôt dans un point et tantôt dans un autre.

180. *Impulsion.* L'impulsion des battemens du cœur peut exister depuis le plus faible degré jusqu'au choc le plus violent. Cette impulsion est d'autant plus forte et

d'autant moins étendue, que les parois des ventricules ont acquis plus d'épaisseur ; c'est le signe pathognomonique de l'hypertrophie. Elle communique à la tête de l'observateur une secousse qui est facilement aperçue à quelque distance, et qui est d'autant plus lente, que l'épaississement du cœur est plus considérable.

181. Toutes les causes qui augmentent l'activité de la circulation, telles que la marche, la course, la fièvre, etc., peuvent momentanément déterminer cet état ; les causes opposées, comme la saignée, etc., produisent un effet contraire : aussi, lorsque l'on veut examiner un malade, faut-il attendre qu'il soit dans un calme parfait.

182. La diminution de l'impulsion des battemens du cœur n'est jamais aussi marquée que son augmentation. Elle dépend de la faiblesse de ce viscère ou du peu d'épaisseur de ses parois, et elle s'observe simultanément avec l'étendue de ses contractions.

183. La gêne de la respiration, la difficulté de la circulation pulmonaire, le dernier degré de l'hypertrophie et certaines

affections morales, peuvent également la produire.

184. *Bruit.* Le bruit déterminé par les battemens du cœur est quelquefois moindre que de coutume, ce qui s'observe lorsque son tissu a acquis une augmentation d'épaisseur. Mais si cette diminution existe avec une impulsion faible, alors c'est un signe qui peut faire présumer le ramollissement de cet organe.

185. Les contractions des oreillettes ou des ventricules peuvent aussi, et c'est le plus ordinaire, déterminer un bruit plus clair et plus sonore que dans l'état naturel, ce qui annonce l'amincissement des parois du cœur. Le lieu où le bruit se fait entendre indique le côté qui en est le siége; et le moment où il s'opère, si c'est dans l'oreillette ou dans le ventricule.

186. Les battemens du cœur produisent encore d'autres bruits qui n'ont point d'analogue dans l'état sain, mais dont il faut avoir connaissance pour bien observer les phénomènes nombreux que nous fournit l'exploration de ce viscère. On peut les rapporter aux suivans :

187. *Bruit de soufflet.* Ce bruit, dont le nom suffit pour en indiquer les caractères, paraît ne dépendre d'aucune altération de structure du cœur ; il peut accompagner les contractions des oreillettes, des ventricules ou des artères, et être continu ou intermittent ; le plus léger mouvement, la plus faible cause le font reparaître lorsqu'il a cessé. On l'observe de préférence chez les sujets nerveux et chez ceux qui sont sous l'influence d'une disposition hémorrhagique, sans qu'il existe pour cela le moindre signe de maladie du cœur ; d'autres fois, au contraire, il coïncide avec des affections de ce viscère.

188. *Bruit de râpe.* Ce bruit, qui peut être plus ou moins sensible, s'opère dans l'instant où l'une des parois des cavités du cœur se contracte ; le premier temps de la contraction de l'oreillette ou du ventricule est plus prolongé que dans l'état naturel, et cette contraction donne lieu à un son dur, âpre et comme étouffé ; à un degré moindre il constitue le frémissement cataire.

189. Ce bruit annonce le rétrécissement

des orifices par des ossifications, des endurcissemens cartilagineux ou par des végétations des valvules. Le lieu et le moment où il se fait entendre indiquent l'orifice affecté. Si les orifices gauches sont rétrécis, le bruit se fait entendre plus particulièrement entre la cinquième et septième côte, tandis que si le rétrécissement occupe les orifices droits, il s'entend plus spécialement à la partie inférieure du sternum. S'il coïncide avec la contraction des ventricules et du pouls, le rétrécissement existe aux orifices artériels (ventriculo-pulmonaire et aortique); si, au contraire, il s'effectue lors de la contraction des oreillettes, il occupe les orifices auriculo-ventriculaires.

190. *Craquement de cuir.* Ce bruit a été observé dans la région du péricarde, et même dans plusieurs autres points de la poitrine; il a quelquefois indiqué l'existence de la péricardite.

191. *Rhythme.* La contraction des ventricules, ainsi que la durée du repos qui lui succède, peuvent se prolonger au-delà de leur terme ordinaire; ce phénomène annonce leur hypertrophie, qui, alors, est

d'autant plus considérable, que la contraction est elle-même plus prolongée.

192. Cette contraction peut être plus rapide, et le repos qui la suit plus court : cette variété existe tantôt avec la vîtesse, et tantôt avec la rareté du pouls ; elle n'indique aucun état pathologique.

193. La contraction des oreillettes présente rarement cette augmentation de durée ou de ralentissement ; elle peut cependant anticiper sur celle du ventricule, comme on l'observe dans quelques palpitations, et le bruit qui en résulte être entièrement masqué par celui de ce dernier, ainsi que cela a lieu dans l'hypertrophie portée au dernier degré.

194. Une contraction du ventricule peut s'opérer contre deux ou trois de l'oreillette, ou une de l'oreillette contre deux du ventricule, sans dépasser pour cela le temps nécessaire pour une contraction ordinaire. Ces divers phénomènes n'indiquent rien de particulier ; le pouls ne participe même pas à ces anomalies.

195. Tantôt plusieurs contractions égales sont suivies d'un ou de plusieurs battemens

plus courts et plus vifs, ou bien d'un repos sensible, ce qui constitue l'intermittence, et doit être regardé comme un signe de maladie; tantôt les contractions du cœur sont tellement fréquentes et irrégulières, qu'il est impossible de les analyser; constamment alors on trouve quelqu'affection organique.

196. Nous ne terminerons pas ce que nous avons à dire sur l'exploration du cœur sans recommander de porter l'attention la plus scrupuleuse aux phénomènes que peuvent offrir l'auscultation et la percussion de la région précordiale, lorsque, concurremment avec les signes de la pleurésie ou de la pleuro-pneumonie, il existe de l'anxiété, une agitation continuelle, ou un malaise qui n'est pas en rapport avec les phénomènes appartenant à ces dernières maladies; et comme ces différens symptômes peuvent, dans quelques cas, annoncer une péricardite, il devient nécessaire de s'aider de tous les moyens propres à la faire reconnaître: en effet, cette phlegmasie est tellement obscure et difficile à diagnostiquer, qu'elle échappe presque constamment aux recherches de l'observateur le plus exercé.

197. Outre l'exploration du cœur, on doit encore ausculter la région sternale et les premières côtes droites, pour s'assurer s'il n'existe pas des battemens déterminés par un anévrysme de la crosse de l'aorte; enfin il ne faut pas omettre d'examiner la région dorsale, afin de reconnaître l'état de l'aorte pectorale descendante.

198. Actuellement que nous avons fait connaître tout ce qui a rapport à l'étude de l'organe central de la circulation, nous allons exposer les diverses variétés que peut offrir le pouls; quoique ces détails n'appartiennent pas exclusivement aux maladies de la poitrine, elles s'y rapportent cependant trop, pour que nous n'en parlions pas ici de préférence à tout autre lieu.

199. *Mode d'exploration du pouls.* Avant de procéder à cet examen, l'observateur doit attendre que l'émotion produite par sa présence soit dissipée; ce n'est qu'ensuite qu'il tâtera le pouls aux poignets, aux tempes, à l'angle de la mâchoire inférieure, sur les parties latérales du col, aux cuisses et sur toutes les artères d'un certain calibre, pourvu qu'elles soient situées superficielle-

ment. Après s'être assuré que le cours du sang n'est interrompu, dans le bras, par aucun vêtement étroit, par aucune ligature, il prendra le poignet du malade, qui devra être assis ou couché, de manière à ce que tout le poids de son corps ne porte pas plus d'un côté que de l'autre; le bras étant alors placé dans l'extension, et l'avant-bras dans la pronation, de telle sorte que ce dernier puisse appuyer sur son bord cubital, tandis que le bord radial est un peu élevé, l'observateur explorera l'artère avec la main opposée à celle du malade.

200. Les quatre derniers doigts doivent être placés parallèlement sur la même ligne et porter tous sur l'artère radiale, l'index étant du côté du poignet, tandis que le pouce est appliqué sur la face dorsale de la main et fournit un point d'appui aux autres doigts. C'est le petit doigt, qui n'appuie que légèrement sur le vaisseau, qui doit recevoir le premier l'impulsion du sang; les autres, pendant ce temps, compriment plus ou moins fortement l'artère; l'on reste dans cet état pendant une minute ou deux. Il faut toujours avoir le soin d'examiner tour-à-tour

les deux bras, car le pouls peut y offrir des différences variées. Quant à l'aorte abdominale et aux crurales, elles peuvent être explorées à l'aide du stéthoscope, avec lequel on entend fort bien le passage du sang dans ces vaisseaux.

En général, il convient de se servir d'une montre à secondes pour évaluer avec exactitude le nombre de pulsations qui ont lieu dans un temps marqué.

201. *État de santé.* Le pouls, dans l'état de santé, est égal, régulier, souple, sans lenteur ni fréquence, et d'une force modérée.

202. Ses pulsations varient à raison de l'âge, du tempérament, du sexe, de la stature, de l'idiosyncrasie, et d'une foule de circonstances particulières. Dans les premiers mois de la vie, le nombre des battemens artériels est de cent quarante par minute; à la deuxième année, il est de cent; lors de la puberté, il est réduit à quatre-vingts; on n'en compte plus que de soixante à soixante-quinze chez l'adulte, et enfin cinquante à soixante chez le vieillard. Le pouls est généralement plus fréquent chez

les femmes et les sujets nerveux ; il s'accélère après les repas et l'exercice, pendant la grossesse ou lors de quelque émotion vive; il se ralentit, au contraire, par le repos, la diète et les évacuations sanguines.

203. Le pouls pouvant offrir beaucoup de variétés dans sa durée et sa succession, l'observateur doit toujours avoir connaissance de ce qu'il est dans l'état de santé, afin de ne pas attribuer à quelque maladie une modification qui en serait tout-à-fait indépendante.

204. *Etat de maladie*. Le pouls peut être vite ou lent, fort ou faible, grand, petit, serré, dur, résistant, mou ou dépressible, ce qui exige, pour en mesurer le degré, une pression plus ou moins forte de l'artère. Le pouls peut encore être fréquent ou rare, régulier ou irrégulier, et dans ce dernier cas il peut offrir des intermittences qui coïncident avec la contraction des oreillettes; enfin il est quelquefois égal ou inégal, distinct ou confus, filiforme ou insensible.

205. En général, plus l'artère est grosse, plus le pouls est fort ; aussi faut-il faire attention à cette cause lorsque le pouls est plus

fort à un bras qu'à l'autre. La force du pouls diminue ordinairement lorsqu'il existe une tumeur développée dans le voisinage d'une artère, ainsi que cela a lieu pour l'anévrysme de l'aorte pectorale, où la sous-clavière se trouve comprimée contre les parois du thorax.

206. Les veines peuvent, dans quelques cas, être le siége de battemens isochrones à ceux du pouls; cet effet s'observe aux jugulaires, dans l'anévrysme des cavités droites, le sang refluant alors vers ces veines; quelquefois les pulsations sont même aperçues jusqu'à la partie supérieure du col. La communication entre deux vaisseaux adossés, une artère et une veine, détermine souvent aussi un résultat semblable.

207. Il est encore deux autres moyens à l'aide desquels on peut arriver à une connaissance plus intime des maladies de la poitrine, et qui consistent dans la mensuration et la succussion.

MENSURATION.

208. Le malade étant assis ou debout, les membres supérieurs pendans sur les

côtés, on mesure avec un cordon la circonférence de la poitrine dans quelques-uns de ses points; puis, après avoir partagé cette longueur en deux parties égales, on examine quels sont les rapports de cette dernière mesure avec un autre cordon que l'on applique tour-à-tour sur chaque côté du thorax, en partant d'une des apophyses épineuses des vertèbres, à la partie moyenne du sternum. De cette manière on apprécie exactement le degré de dilatation ou de rétrécissement de la poitrine.

209. Il suffit, pour éviter toute erreur, de se rappeler que dans l'état de santé il est rare que les deux côtés du thorax présentent parfaitement la même capacité, et que chez les sujets qui ont été atteints de pleurésie intense, le côté resté sain acquière plus de développement, tandis que celui qui a été le siége de la pleurésie se rétrécit, devient plus court et s'aplatit; l'épaule alors est plus basse, le flanc plus creusé, les muscles pectoraux plus amaigris. Souvent, chez les phthisiques, on observe que les premières côtes sont déprimées par suite de l'adhérence des plèvres.

210. La poitrine est dilatée dans les cas d'épanchement de liquide ou de gaze dans les plèvres et le péricarde, dans le développement considérable des organes contenus dans le thorax, ou lorsque quelque tumeur accidentelle existe dans cette cavité. Elle se rétrécit, au contraire, dans certains vices de conformation innés et à la suite des pleurésies guéries, ainsi que nous venons de le dire ci-dessus.

SUCCUSSION.

211. De petites secousses brusques imprimées au tronc déterminent un bruit semblable à celui qui se fait entendre quand on secoue une bouteille à demi-pleine.

212. Ce bruit s'observe dans les épanchemens thoraciques de gaz et de liquide combinés entre eux selon des proportions particulières.

213. Lorsqu'un malade qui est couché se relève brusquement, ce mouvement détermine quelquefois un bruit semblable à celui que produit une goutte d'eau tombant dans une carafe aux trois-quarts vide. Ce phéno-

mène annonce un épanchement gazeux et liquide dans la cavité des plèvres.

214. Tels sont les divers symptômes locaux qui caractérisent les maladies de la poitrine; ce sont ceux qui ont le plus de valeur comme signes. L'observateur n'aura plus ensuite pour rendre son observation tout-à-fait complète, que d'examiner l'aspect du facies, le mode de coloration des joues, leur état de bouffissure ou d'amaigrissement, la couleur des lèvres, la manière dont le décubitus a lieu, l'habitude extérieure de l'un et de l'autre côté du corps, le mode de répartition de la chaleur dans les extrémités, l'existence de sueurs partielles, enfin l'état du sang après la saignée, lorsque la maladie est aiguë. Dans les cas de phthisie, il s'informera toujours si le sujet ne présente pas quelque disposition héréditaires. Nous aurons occasion de revenir sur ces différens points, en parlant des maladies propres aux organes de cette cavité.

215. *Résumé.* Si nous résumons les principaux symptômes à l'aide desquels on peut diagnostiquer les maladies des organes contenus dans la poitrine, nous trouvons

que les recherches de l'observateur doivent porter sur les points suivans : il commencera par examiner l'état des crachats, comme étant le signe le plus facile à constater, et celui qui a le plus de valeur pour établir le diagnostic des affections des poumons. Si les crachats sont limpides et visqueux, ils lui indiqueront un catarrhe aigu ; si, après avoir présenté cet aspect, ils deviennent opaques, jaunâtres, verdâtres, puriformes, ils seront l'indice d'un catarrhe chronique ; s'ils adhèrent fortement au crachoir et sont plus ou moins rouillés, ils annonceront une pneumonie ; s'ils sont arrondis et opaques, nageant dans un liquide spumeux, ou puriformes et sillonnés de stries blanchâtres, contenant de petites parcelles grises, insolubles dans l'eau, ils dénoteront une phthisie ; s'ils sont liquides, purulens, brusquement et abondamment expectorés, ce sera un signe qu'un liquide contenu dans la plèvre s'est fait jour à travers une bronche, et alors il faudra percuter et ausculter la poitrine avec beaucoup de soin ; si les crachats sont expectorés et contiennent des fausses membranes, on reconnaîtra à ce produit l'existence du croup; s'ils sont fluides, verdâtres et d'odeur gangréneuse, on pourra être certain qu'une portion de poumon est gangrénée; enfin, s'ils sont formés de sang spumeux et rutilant, ce sera une hémoptysie; mais on aura soin d'éviter de prendre pour telle l'hématémèse, le saignement des gencives, et l'expuition de sang consécutive à l'épistaxis.

216. La percussion fixera ensuite l'attention de l'observateur; elle le mettra sur la voie des recherches qu'il doit faire à l'aide de l'auscultation. Il n'oubliera pas qu'il est des points où la poitrine résonne moins, comme vers la partie inférieure du côté droit, vers la région précordiale, et qu'il en est d'autres où elle résonne davantage, comme vers la base du côté gauche. La percussion lui indiquera quelles sont les parties du thorax devenues moins sonores, quelles sont celles qui ont acquis une augmentation de son, enfin celles où ce phénomène offre une modification particulière, comme dans le gargouillement et le tintement métallique. La diminution et l'absence du son caractériseront une pneumonie, la présence

de corps accidentels dans les poumons ou dans la cavité de la poitrine, une hypertrophie du cœur, un épanchement dans les plèvres ou dans le péricarde ; la sonoréité du thorax fera reconnaître l'emphysème pulmonaire ou la présence d'un gaz dans la cavité de la poitrine ; enfin, le gargouillement et le tintement métallique annonceront des excavations pulmonaires ou des poches pleurétiques circonscrites, communiquant avec les bronches.

217. Après cet examen, l'observateur constatera de quelle manière se fait la respiration, si elle est douloureuse et si elle provoque de la toux, quel est le caractère de cette dernière, quel est celui de la voix, qui peut être rauque, croupale, etc. ; il s'assurera par l'auscultation des différens points des poumons qui sont ou non perméables à l'air. Le râle crépitant lui indiquera le premier degré de la phlegmasie du parenchyme, l'œdème du poumon, et l'apoplexie pulmonaire ; les râles sonore ou sibilant lui feront reconnaître le catarrhe aigu ; le râle muqueux, le catarrhe chronique ; le gargouillement, le ramollissement des

tubercules; le bruit de frottement, l'emphysème interlobulaire.

218. On auscultera ensuite la voix dans les différentes régions du thorax. Si elle détermine de la pectoriloquie au-dessous des clavicules et au creux de l'aisselle, particulièrement d'un seul côté, ce sera un signe de phthisie; si elle donne lieu à de l'égophonie dans la région de l'omoplate il existera un épanchement peu abondant dans la plèvre du côté correspondant; enfin le tintement métallique annoncera une excavation communiquant avec les bronches, et la respiration métallique, une simple fistule bronchique.

219. S'il existe des phénomènes d'épanchement, il deviendra utile de mesurer l'étendue de chaque côté de la poitrine, et de chercher, par la succussion, à reconnaître la présence du liquide qui y serait contenu.

220. Si la maladie consiste dans un trouble des fonctions du cœur, l'observateur, après avoir constaté que la région précordiale n'offre pas un développement contre nature, et après l'avoir percutée, explorera les battemens de ce viscère, entre les cin-

quième et septième côtes gauches ainsi qu'à la base du sternum ; il les étudiera sous le point de vue de leur étendue, de leur impulsion, du bruit qu'ils déterminent et de leur rhythme. Si ces battemens ont beaucoup d'étendue et sont faibles, on peut soupçonner une dilatation des ventricules ; si, au contraire, ces battemens sont circonscrits et forts, ils indiquent une hypertrophie ; s'ils déterminent un bruit clair, c'est un signe d'amincissement. Selon que ces effets se font ressentir à gauche ou à la base du sternum, la maladie existe au côté gauche ou au côté droit du cœur ; le moment où ces battemens s'opèrent fait connaître si ce sont les oreillettes ou le ventricule qui sont affectés. L'observateur portera une attention toute spéciale au bruit de râpe et au frémissement cataire, comme à ceux qui ont le plus de valeur ; lorsque ce bruit se fait entendre au côté gauche, et coïncide avec la contraction du ventricule et du pouls, il indique le rétrécissement des valvules sygmoïdes, aortiques et mitrales ; s'il a lieu, au contraire, en même temps que la contraction de l'oreillette, il caractérise le rétrécissement des orifices auriculo-ventriculaires; à la base du sternum, il annonce que le rétrécissement occupe les valvules tricuspides et sygmoïdes de l'artère pulmonaire.

221. Enfin, jamais l'observateur n'omettra d'explorer l'aorte dans sa région sternale; à droite, il pourra reconnaître par ce moyen l'anévrysme de la crosse de cette artère, et vers la partie postérieure celui de l'aorte pectorale descendante. Dans ces différens cas, il devra s'attacher avec beaucoup de soin aux caractères du pouls, à son irrégularité, à son développement, à sa petitesse et à sa fréquence; enfin il terminera son observation en notant l'état du facies et de l'habitude du corps ainsi que des divers symptômes qui peuvent se rapporter à la lésion des autres organes.

MÉTHODE D'EXPLORATION APPLIQUÉE AUX MALADIES DE L'ABDOMEN.

222. La cavité abdominale renferme un trop grand nombre d'organes dont les fonctions et les sympathies sont tout-à-fait différentes, pour qu'il soit possible d'appliquer à chacun de ces organes les mêmes moyens d'exploration; aussi exposerons-nous en autant d'articles particuliers la méthode relative à chacun d'eux. Mais avant de passer à cette étude, nous allons dire un mot de la forme et de l'ensemble de l'abdomen dans l'état de santé, afin de mieux faire sentir les différences que lui imprime l'état de maladie.

223. *Abdomen dans l'etat de santé*. Le volume et la forme de l'abdomen présentent quelques variétés, selon l'âge, le sexe et la nature du tempérament des personnes chez lesquelles on l'examine. Dans l'enfance, le volume du ventre est considérable : ses parois ont beaucoup d'épaisseur; sa forme est arrondie, particulièrement dans sa région inférieure; à mesure que le sujet avance

en âge, le volume du ventre diminue. Chez l'adulte, il ne présente aucune saillie, à moins d'obésité ou de disposition particulière déterminée par le tempérament. Chez l'homme, il offre un aplatissement beaucoup plus marqué que chez la femme, où, après des grossesses répétées, il devient brusquement bombé dans la région hypogastrique. Les individus doués des signes physiques du tempérament sanguin ont, en général, le ventre peu volumineux; mais si le tempérament lymphatique se combine au précédent, alors il devient susceptible d'un degré d'accroissement considérable. Au contraire, les personnes d'un tempérament nerveux ont le ventre petit et ordinairement resserré; enfin chez celles qui font usage d'une grande quantité d'alimens, les viscères abdominaux acquièrent un grand développement, et cette cavité prend beaucoup d'ampleur. Dans l'état naturel, le ventre n'est point sensible à la pression; il est souple et facile à déprimer; sa température est modérée et en rapport avec celle du reste du corps. La percussion y développe un son mat.

224. *Manière d'explorer l'abdomen.* Le malade étant couché sur le dos, le ventre à découvert, la tête penchée sur la poitrine et soutenue par des oreillers, les bras tendus sur les parties latérales du corps, on fait fléchir les cuisses et les jambes, de telle sorte que les muscles abdominaux soient dans le plus grand relâchement possible, puis l'on procède de la manière suivante à l'examen du ventre.

225. Si l'on a pour but de constater sa température, on commence par reconnaître le degré de chaleur des autres régions du corps, et ce n'est qu'ensuite que l'on pose les mains sur l'abdomen.

226. Si, au contraire, l'on se propose d'étudier son mode de sensibilité, l'on applique largement la main sur la partie moyenne du ventre, et on la promène successivement sur toutes ses régions, en exerçant une pression modérée, mais croissante, et en ayant le soin, pendant ce temps, de regarder le visage du malade, dont les traits viendront bientôt décéler la douleur, si le ventre est sensible. Dans cette exploration il faut avoir soin de ne pas presser l'abdomen

avec l'extrémité des doigts, la main étant tendue et contractée; en effet la pression deviendrait alors très-considérable, car elle ne porterait que sur un seul point; aussi, dans ce cas, détermine-elle souvent de la douleur, alors même qu'il n'en existait pas auparavant.

227. Enfin, si l'on veut reconnaître la présence d'un liquide dans cette cavité, après avoir fait tendre les muscles abdominaux, si le malade ne peut sortir de son lit, ou mieux, si cela est possible, après lui avoir fait tenir la position verticale, ce qui facilite alors le mouvement du fluide, on applique assez fortement la main sur les parois du ventre, tandis qu'avec l'extrémité des doigts de l'autre on percute le point opposé.

228. Dans le cas où il ne s'agit que de constater l'existence du météorisme, on a recours seulement à la percussion exercée avec un ou deux doigts; le phénomène qui en résulte peut être rendu plus sensible encore en se servant du stéthoscope, que l'on applique alors sur le ventre.

EXPLORATION DE L'APPAREIL DIGESTIF.

229. L'observateur commencera par ex-

plorer l'état de la bouche et de la langue ; il s'assurera de la manière dont s'opère la déglutition, de l'impression que produit sur l'œsophage le passage des alimens et des boissons ; il s'informera de l'état de l'appétit, de la soif, s'il existe des hoquets, des nausées, des rapports, nidoreux ou autres ; comment s'opère la digestion, quelle est l'odeur de l'haleine ; si le malade vomit, à quelle distance de l'ingestion des liquides ou des alimens a lieu le vomissement ; en quoi consiste la matière qui le compose ; s'il existe de la constipation, du ténesme, des borborygmes, des flatuosités, du dévoiement ; quelle est la nature des garde-robes ; si le malade rend des vers : enfin si le pourtour de l'anus ou l'extrémité du rectum sont le siége de quelque tumeur hémorrhoïdale ou de toute autre espèce. L'observateur constatera ensuite le degré de sensibilité des diverses régions du tube digestif et les modifications variées qu'il peut offrir sous le rapport de sa forme, de sa température, de son volume et de sa dureté ; enfin il terminera par un coup-d'œil sur l'état des différens appareils qui sont liés sympathiquement avec lui, ainsi que par un mot sur la manière dont la nutrition générale s'opère. C'est là également qu'il parlera de la céphalalgie, des douleurs contusives des membres, des crampes qui accompagnent quelques affections des intestins, du facies, du marasme et de la couleur de la peau.

230. Nous allons passer en revue les principaux phénomènes dont nous venons de parler, et entrer dans quelques développemens à leur égard.

231. *Langue.* La langue peut être blanche, d'un gris sale, jaunâtre, d'un rouge pointillé de blanc, d'un rouge plus ou moins vif, ou être brune, noirâtre, fuligineuse. Ces diverses colorations, qui s'observent souvent en même temps, ont lieu sur toute la surface de la langue, ou seulement sur quelques-unes de ses régions; sa partie moyenne et sa base sont plus généralement blanchâtres, jaunâtres, brunâtres; sa pointe et ses bords rouges. Ces différens états de la langue s'accompagnent d'un degré plus ou moins grand de sécheresse, de sorte que la langue peut alors se racornir et prendre l'aspect d'une râpe. Tantôt elle est lisse,

rouge et sèche, arrondie à sa pointe; tantôt, au contraire, elle est effilée et pointue ; souvent aussi elle est large et plate ; mais alors elle est humide et sans rougeur. Relativement à cette dernière couleur, à la rougeur, nous remarquerons, surtout lorsque la pointe de la langue est effilée, qu'il faut avoir soin de ne noter sa coloration que quelques instans après que le malade l'a tirée de la bouche : en effet, chez quelques sujets, chez ceux principalement où le système capillaire de la face rougit facilement, la langue, par le fait de sa contraction, acquiert instantanément une couleur rouge très-marquée, qu'elle ne tarde pas à perdre, et qui devient d'autant plus intense, qu'elle se présente en pointe. Nous observerons encore, à ce sujet, qu'il faut, lorsque la pointe de la langue et ses bords paraissent rouges, tenir compte de la couleur de sa base, qui peut alors être blanchâtre, et induire en erreur par la brusque transition de ces deux couleurs.

232. La langue est fréquemment couverte d'un enduit plus ou moins épais, jaunâtre, blanchâtre, grisâtre, brun, noirâtre, fu-

ligineux, qui peut adhérer intimement à sa surface, ou s'en détacher facilement en la laissant rouge et dépouillée de son épiderme. Cet enduit, qui peut être sec, humide ou poisseux, ne s'étend presque jamais sur les bords.

233. La langue peut encore être couverte de petits boutons blanchâtres, rougeâtres, *aphtes*, être tuméfiée et sortir de la bouche comme dans l'inflammation de son tissu.

Ces différens états de la langue peuvent faire présumer les altérations suivantes.

234. La langue rouge et sèche indique l'existence d'une phlegmasie de l'estomac ou de l'intestin grêle.

235. La langue fuligineuse et tremblotante est un signe d'une vive inflammation de l'intestin, et notamment de sa région iléo-cœcale.

236. La blancheur, la netteté, la largeur de la langue, coïncident souvent avec des phlegmasies chroniques du tube digestif, des altérations plus ou moins considérables des autres viscères, des affections nerveuses.

237. *Bouche*. Les lèvres et les dents peuvent être sèches; elles se couvrent, dans les

mêmes circonstances que la langue, d'un enduit fuligineux qui annonce également une inflammation fort intense de la muqueuse gastro-intestinale.

238. *Vomissement.* Le vomissement peut survenir presqu'immédiatement après la déglutition et sans effort, comme dans le cancer de l'œsophage; les alimens sont alors entourés de mucosités, et n'ont subi d'autres changemens que ceux qui résultent de la mastication. Le vomissement, au contraire, peut n'avoir lieu qu'un temps plus ou moins long après l'ingestion dans l'estomac des alimens ou des boissons, lesquels, dans ce cas, ont éprouvé des degrés variables d'altération. Il peut encore s'effectuer avec ou sans effort, être habituel ou accidentel, se répéter fréquemment ou ne survenir qu'à des époques éloignées, s'accompagner d'un soulagement sensible ou bien d'accidens graves, tels que crampes, violentes douleurs d'estomac, etc., enfin ne troubler en rien la santé.

239. Les matières vomies consistent tantôt en alimens demi-digérés, tantôt en mucosités, en bile jaunâtre, d'un vert plus ou

moins foncé, en liquides provenant des boissons, en fluide incolore, aqueux; tantôt enfin en substance pultacée, noirâtre, brunâtre, semblable à du chocolat, ou bien en sang coagulé, en matières fécales. D'autres fois le vomissement est suivi de l'expulsion de pus, de calculs biliaires, de vers lombricoïdes, etc. Les matières vomies peuvent être plus ou moins abondantes, et déterminer, à leur passage le long de l'œsophage et de la gorge, une sensation de brûlure dans ces parties.

240. *Déjections alvines.* Les déjections alvines sont liquides, jaunâtres, pultacées brunâtres, noirâtres, d'une fétidité cadavéreuse, ou bien incolores, grisâtres, plus dures que dans l'état naturel, ovillées, sous forme de cordons allongés, comme dans le cancer du rectum; d'autres fois elles sont composées en grande partie de bile verdâtre, de mucosités, d'un liquide séreux plus ou moins âcre; ou bien elles sont intimement combinées avec le sang, ou n'en sont recouvertes seulement qu'à leur surface, comme dans les hémorrhoïdes fluentes; dans quelques cas, enfin, elles sont mêlées à du pus, à

un liquide sanieux, sanguinolent, à des lambeaux de membranes, à des calculs biliaires, à différentes espèces de vers, ascarides, lombricoïdes, ténias, etc., etc.

241. Les matières fécales déterminent souvent à leur passage du ténesme, des douleurs lancinantes plus ou moins vives, une sensation de brûlure dans la partie inférieure du rectum, à la marge de l'anus, et quelquefois même à la face interne et supérieure des cuisses, comme dans la dysenterie. Dans beaucoup de cas, au contraire, les évacuations alvines sont suivies de la cessation des coliques qui pouvaient exister auparavant. Lorsque le rectum est le siége d'une douleur vive, il faut toujours avoir le soin de l'examiner, et même de l'explorer avec le doigt. C'est ainsi qu'on peut reconnaître la rougeur de sa muqueuse; ses dégénérescences variées, l'existence d'un rétrécissement, de tumeurs hémorrhoïdales, d'excroissances de diverse nature, et de corps étrangers.

242. *Sensibilité.* Pour juger de la sensibilité des organes qui concourent à la digestion, il faut avoir présent à la mémoire la place

que ces organes occupent dans l'abdomen, et tenir compte en même temps de ceux qui, par leur voisinage, pourraient devenir des causes d'erreur. Comme, en général, le malade accuse de la douleur, toutes les fois qu'il en éprouve, l'observateur peut facilement constater le fait à l'aide de la pression abdominale; mais dans le cas où il ne se plaindrait point du ventre, le médecin doit toujours avoir le soin de l'examiner en détail, car il arrive souvent que cette partie est complètement indolente lorsqu'on ne la comprime pas. La pression abdominale peut être perpendiculaire, c'est-à-dire exercée directement sur l'organe placé immédiatement sous les doigts qui compriment, ou bien être oblique, ne se faire sentir que dans une partie située sous un autre plan. C'est ainsi qu'en comprimant l'épigastre de haut en bas, on obtient des effets tout différens de ceux qui résultent de la pression verticale de la même région, l'une étant dirigée vers l'estomac, l'autre sur le colon transverse.

243. La sensibilité de l'estomac se manifeste par la pression oblique de l'épigastre, de haut et en bas; celle du colon transverse

par la pression verticale de la même région; celle du foie par la pression de l'hypochondre droit au-dsssous des fausses côtes, et souvent par une douleur dans l'épaule droite. La douleur de la région ombilicale décèle la sensibilité des intestins grêles et des ganglions mésentériques; celle des lombes entre les fausses côtes et la crète de l'os des îles, indique l'inflammation du colon ascendant et descendant, selon le côté où elle existe; vers les régions iliaques elle fait soupçonner, pour le côté droit la phlegmasie de l'iléon et du cœcum, et pour le côté gauche celle du colon descendant.

244. La pression peut ne développer aucune augmentation de sensibilité, surtout lorsqu'elle est pratiquée par une large surface, de manière à ce que l'organe qui souffre ne se trouve pas directement comprimé; c'est ce qui arrive souvent dans l'exploration de quelques coliques métalliques; la pression porte alors sur les parties voisines. La compression de l'abdomen peut encore, dans quelques cas, comme dans certaines coliques nerveuses, être suivie d'un soulagement manifeste, ou même

d'une suspension complète de la douleur : alors on n'observe pas de chaleur ; les phénomènes généraux des phlegmasies aiguës du tube digestif manquent ; ou bien s'ils existent, l'état de stupeur du cerveau et du système nerveux est porté au plus haut degré.

245. Dans tous ces cas on doit tenir compte de la température des diverses régions explorées, et l'indiquer comparativement avec l'état de la sensibilité. La chaleur des tégumens de l'abdomen doit particulièrement être étudiée dans les phlegmasies aiguës du canal digestif ; elle est ordinairement alors mordicante, sèche, moins souvent halitueuse ; son degré d'élévation donne une mesure approximative de l'intensité de l'inflammation.

246. *Volume, dureté.* L'observateur examinera le volume du ventre ; il s'assurera si son augmentation dépend d'un météorisme partiel, borné à l'épigastre, à l'un ou l'autre hypochondre, ou si elle est générale. Dans ces cas, la percussion fournit un son clair, qui fait reconnaître que le développement de l'abdomen tient à l'accumulation de fluides élastiques : lorsqu'au con-

traire le volume du ventre résulte de la présence de quelque tumeur, la percussion donne un son mat.

247. Les tumeurs de l'abdomen peuvent être volumineuses et faire saillie à l'extérieur, ou bien n'être appréciables que par le toucher. Dans tous les cas, il faut en préciser le siége, indiquer si elles sont irrégulières, bosselées, dures, molles; si elles peuvent être déplacées; si elles offrent ou non de la fluctuation, des battemens; si ces derniers sont isochrônes à ceux du pouls; s'ils ont lieu par soulèvement ou par développement.

248. Lorsqu'une tumeur existe à l'épigastre, elle peut faire présumer une affection organique de l'estomac ou du pancréas; à l'ombilic, une altération des intestins grêles; dans les régions iliaques, une dégénérescence du cœcum ou du colon descendant; mais dans ces différens cas il ne faut point oublier que les matières fécales peuvent s'accumuler et s'endurcir dans une portion du tube alimentaire, et donner lieu à des méprises, en simulant des tumeurs de toute autre nature. On évitera

l'erreur en s'informant si le malade n'a pas été depuis long-temps à la garde-robe, en pratiquant une pression modérée sur l'abdomen, moyen qui suffit souvent pour dissiper complètement ces tumeurs, en rétablissant le cours des déjections alvines.

249. Lorsque le développement du ventre existe vers les hypochondres, ce qui peut faire soupçonner des altérations organiques du foie et de la rate, il faut s'assurer si ce développement est dû réellement à la dilatation de la cavité abdominale, ou s'il résulte seulement d'une ampliation contre nature de la poitrine. Dans le premier cas, l'extrémité antérieure des côtes et le bord inférieur du thorax sont déjetés en dehors; dans le second, la courbure de ces arcs osseux est simplement augmentée.

250. L'abdomen peut encore offrir une rétraction plus ou moins considérable, de telle sorte que sa paroi antérieure se trouve rapprochée de la colonne vertébrale. Cet effet s'observe particulièrement dans les régions épigastrique et ombilicale, et coïncide souvent avec la colique nerveuse ou avec la colique saturnine.

251. Dans certaines circonstances, rares heureusement, les garde-robes sont tout-à-coup suspendues, le ventre se ballonne et se distend d'une manière irrégulière, puis des vomissemens surviennent. Comme ces différens phénomènes peuvent dépendre d'un étranglement soit interne soit externe, il ne faut point omettre d'examiner si le malade ne porte pas de hernie et si ce n'est pas là qu'est le point de départ des accidens (1). S'il n'en existe pas, il faut, à l'aide d'une douce pression, essayer à reconnaître si une région du tube digestif ne présente pas un état d'engouement dépendant de la stase des matières fécales dans cette partie; il faut s'informer si ce dernier état n'est pas habituel au malade, ce qui pourrait indiquer que celui-ci est atteint d'un rétrécissement dans la portion d'intestin correspondante; si au contraire cet engouement est accidentel, il peut dépendre d'un étranglement interne, et alors il faut, comme dans le cas précédent, savoir s'il y a dégagement de vent

---

(1) Voir le *Manuel chirurgical* de M. Tavernier.

par le bout inférieur de l'intestin ; si ce dégagement est abondant ou si l'expulsion des gaz est complètement suspendue ; ce qui pourra donner une idée approximative du point où existe l'étranglement; enfin on doit s'informer de quelle manière sont supportés les lavemens et tenir compte de la quantité de liquide qu'on fait parvenir dans l'intestin (1).

252. L'observateur ne terminera pas l'exploration de l'appareil digestif sans s'assurer de l'aspect de la gorge et des amygdales, surtout si le malade y accuse de la douleur ; il examinera si elles ne sont pas tapissées par quelques fausses membranes, si elles ne sont pas le siége d'ulcérations, ou s'il n'y existe point de gangrène; enfin il étudiera l'état des fonctions avec lesquelles cet appareil sympathise davantage ; en conséquence il indiquera toujours l'état du pouls et de la chaleur de la peau, l'aspect du facies, l'existence de la céphalalgie, des douleurs contusives et des crampes ; enfin, dans quelques cas de phlegmasie intense de

(1) Voyez nos recherches sur l'étranglement interne. *Bibliothèque Médicale*, année 1820, pag. 347.

la muqueuse gastro-intestinale, il fera connaître l'état de l'intelligence (1).

EXPLORATION DES VOIES URINAIRES.

253. On commencera par s'informer si le malade éprouve de la douleur dans la région des lombes, de l'un ou de l'autre côté, selon le trajet des uretères, à l'hypogastre, au periné, vers le rectum; on examinera quelle influence exerce sur cette douleur la pression de la main; on cherchera à constater s'il existe, dans l'une ou l'autre de ces régions, quelque gonflement anormal, quelque tumeur appréciable au toucher; on se fera rendre compte de la nature de la douleur; si elle est brûlante, lancinante, ou si elle ne consiste qu'en une simple pesanteur. Lorsque le malade accuse une douleur lombaire fort intense, cette dernière peut coïncider avec des vomissemens, des tremblemens, des engourdissemens dans la cuisse du côté correspondant, et souvent aussi avec une ré-

(1) Voyez en outre ce qui est dit à l'article du diagnostic de chacune des maladies de l'appareil digestif.

traction du testicule, phénomènes qui indiquent une inflammation du rein.

254. *Urines.* On s'assure de la nature des urines, si elles sont claires, limpides, aqueuses, blanchâtres, troubles, visqueuses, purulentes, safranées, rouges; si elles contiennent du sang, qui peut y être intimement combiné ou seulement coagulé; on examine si les urines sont mêlées à des fausses membranes; si elles déposent des mucosités épaisses, semblables à du blanc d'œuf, ainsi que cela a lieu dans le catarrhe chronique; s'il se précipite au fond du vase, comme dans la gravelle, un limon sablonneux, rougeâtre, résistant sous le doigt, ou des graviers composés d'acide urique, et plus rarement d'oxalate ou de phosphate de chaux; enfin s'il s'y trouve de véritables calculs. Il faut indiquer également si les urines sont abondantes, si le besoin de les évacuer se fait sentir fréquemment, ou, au contraire, si ce besoin est rare; si leur expulsion est difficile, accompagnée ou non de douleurs, et dans quelle partie ces dernières se font ressentir. Il faut faire connaître si les urines sortent par regorge-

ment ou si elles sont complètement supprimées, et, dans ce cas, on doit s'assurer concurremment du volume de l'hypogastre. Lorsqu'elles sont très-abondantes, il faut les déguster pour reconnaître si elles ne contiennent pas une matière sucrée, comme on l'observe dans le diabètes sucré ; enfin l'observateur tiendra compte de leur odeur, qui peut être très-pénétrante, fortement ammoniacale; et, après les avoir laissé reposer dans un verre à patte, il notera la nature du sédiment qui se précipitera, et qui tantôt est blanchâtre, briqueté, brunâtre, tantôt muqueux, floconneux, purulent, etc. Souvent aussi il est nécessaire, chez l'homme, de pratiquer le toucher par le rectum, afin de reconnaître l'état de la prostate.

255. On ne terminera pas cet examen des voies urinaires sans interroger le malade sur les causes qui ont coutume de développer les maladies de cet appareil, telles que les contusions de l'hypogastre ou des lombes, lessuppressions d'hémorrhagies habituelles, l'existence de la goutte, l'usage pernicieux de ne pas satisfaire au besoin d'uriner dès qu'il se fait sentir, la coïncidence des rétré-

cissemens de l'urètre, celle des affections profondes de l'encéphale ou de la moelle épinière, etc.

EXPLORATION DES ORGANES DE LA GÉNÉRATION.

256. L'étude des divers symptômes qui sont la suite des maladies des organes générateurs, diffère selon qu'on l'applique aux affections de l'un ou l'autre sexe.

257. Chez l'homme, le travail de l'observateur ne présente aucune difficulté, puisque les parties qui sont lésées sont accessibles à la vue; aussi l'homme de l'art n'a-t-il à décrire que ce qu'il voit : cependant, afin de donner plus de valeur à son observation, il doit toujours s'attacher à reconnaître avec le plus de précision possible la nature de la cause sous l'influence de laquelle la maladie est survenue; savoir, dans le cas de blennorrhagie, par exemple, si cette phlegmasie est consécutive à un coït impur, ou si elle dépend seulement d'excès vénériens; si la maladie ne doit être considérée que comme une

rechute, ou si c'est une affection nouvelle, etc. On peut, en outre, consulter à cet égard ce que nous disons dans la partie de cet ouvrage où nous traitons des caractères diagnostiques des maladies qui nous occupent ici. Quant à celles qui se rapportent aux organes générateurs de la femme, elles offrent un intérêt tout différent, et méritent un examen approfondi.

258. Un des plus puissans moyens de diagnostiquer les maladies des organes de la génération chez les femmes, est le toucher; seul il peut faire apprécier la nature des affections variées de l'utérus, du vagin et du tissu cellulaire voisin. Voyons donc en quoi consiste ce mode d'exploration et comment il doit être pratiqué.

259. *Toucher.* Le toucher consiste dans l'introduction d'un ou de plusieurs doigts dans le vagin, tandis que l'autre main se trouve appliquée sur les parois du ventre, de manière à reconnaître l'état de l'utérus et de ses annexes.

260. Le toucher se pratique de la manière suivante : la vessie et le rectum étant préalablement débarrassés des urine set des ma-

tières fécales qui peuvent les remplir, le médecin explore l'utérus, la malade étant debout ou couchée sur le dos; debout, pour constater un relâchement du vagin, une chute de matrice, toute maladie, en un mot, où il faut apprécier l'effet de la pesanteur et de la mobilité de la matrice; sur le dos, au contraire, pour explorer l'état des ovaires, par exemple, ou pour reconnaître des affections de l'utérus autres que celles dont nous venons de parler tout-à-l'heure. Dans ce dernier cas, la tête de la malade doit être soutenue par un oreiller, de manière à être un peu plus élevée que le tronc, et les membres inférieurs doivent être demi-fléchis afin de relâcher les muscles abdominaux et de faciliter l'exploration du ventre. On a le soin, pour procéder à cette opération, de s'enduire préalablement les doigts d'un corps gras, tel que du cérat, de l'huile, du beurre, etc., afin de rendre le toucher moins sensible et d'éviter de s'inoculer quelque principe contagieux. Le plus ordinairement on se sert du doigt indicateur seul, à moins que le vagin ne soit très-ample, ou qu'on ne puisse parvenir au col de l'utérus, et alors on y ajoute le doigt medius. Si l'on touche la femme debout, le médecin doit se placer vis-à-vis elle, le genou du côté opposé au doigt dont il se sert, placé en terre. L'index étant seul allongé et le pouce couché dans le creux de la main et recouvert par les trois autres doigts, l'extrémité de l'indicateur est portée du côté du rectum, puis ramenée d'arrière en avant, de manière à pénétrer dans le vagin de haut en bas, en suivant la direction naturelle de ce canal. Lorsqu'on est parvenu au col de l'utérus, on déprime avec l'autre main, qui est appliquée sur le ventre, les parois et les viscères abdominaux, jusqu'à ce qu'on rencontre la matrice, qui se présente profondément sous la forme d'un corps dur, plus ou moins mobile : on s'assure que c'est bien ce dernier organe, en le pressant un peu fortement à l'extérieur, et en le repoussant en même temps avec le doigt introduit dans le vagin, lequel doit être dirigé vers la partie postérieure du col de l'utérus.

261. *Exploration de l'utérus dans l'état de santé.* Le col de l'utérus ressemble à l'extrémité d'un cylindre un peu aplati d'avant

en arrière ; il forme une saillie un peu plus considérable dans ce dernier sens que dans le premier ; son centre est percé d'une ouverture ovale dont le grand diamètre est en travers. Cette ouverture a trois lignes chez la fille de vingt ans, et cinq à huit chez la femme qui a fait des enfans ; elle est toujours béante, mais davantage chez cette dernière. Comme cette ouverture est placée un peu en arrière du col, la lèvre antérieure du museau de tanche paraît plus épaisse que la lèvre postérieure. La portion du col qui fait saillie dans le vagin, a de quatre à cinq lignes en avant, et un peu plus en arrière ; son épaisseur est de huit à dix lignes transversalement ; enfin elle en a de six à huit de sa partie antérieure à la postérieure, région où le col est un peu aplati d'avant en arrière. Chez les femmes qui ont eu plusieurs enfans, le col est généralement plus gros, plus arrondi ; son orifice est plus béant ; son bord est plus inégal et comme festonné ; souvent aussi il présente une ou plusieurs échancrures, particulièrement du côté gauche. La longueur du col de l'utérus est d'un pouce ; mais, chez les femmes, il peut en avoir une beaucoup plus considérable, ce qui, dans quelques cas, pourrait devenir une cause de méprise, si l'on ne faisait attention à l'existence du bourrelet formé par les deux lèvres de l'orifice utérin, caractère dont se trouvent dépourvues toutes les tumeurs qui se développent dans l'utérus.

262. *Etat de maladie.* L'observateur examinera s'il existe quelques callosités développées sur le col de l'utérus ou dans son voisinage; s'il est le siége de quelque tumeur pédiculée ou à large base; il en constatera le degré de dureté ou de ramollissement; il s'assurera si l'orifice est dilaté, s'il donne passage à quelque tumeur, quelque corps étranger, tel que polype, fongus, etc.; si l'utérus contient dans sa cavité quelque liquide accumulé, comme on l'observe lorsque le sang menstruel y est retenu, ou qu'il existe une hydropisie de cet organe; dans ce cas, le toucher fera reconnaître la fluctuation. L'observateur examinera quel est le volume de la matrice, il en appréciera la pesanteur en l'agitant avec le doigt; il constatera la longueur

de son col, l'état du museau de tanche, sa sensibilité, son degré de chaleur, qui quelquefois est considérable, comme dans la métrite; il tiendra compte de la nature de la matière dont le doigt reste empreint, si c'est du sang, du pus, ou un liquide ichoreux; quelle est son odeur, etc. Enfin, le toucher mettra le médecin à même de reconnaître le spasme du vagin ou de son sphincter, et l'accumulation consécutive dans ce canal, du sang des règles ou d'un liquide muqueux; il lui fera distinguer la tympanite intestinale de celle qui a son siége dans l'utérus; l'ascite, de l'hydropisie utérine ou de l'hydropisie des ovaires; il lui fera distinguer les prolapsus du vagin ou de la matrice, la hernie, l'antéversion et la rétroversion de cet organe (1), et dans quelques circonstances les diverses dégénérescences qui peuvent survenir dans le tissu cellulaire qui unit le vagin au rectum; dans

---

(1) Voyez, pour le diagnostic de ces dernières maladies, le *Manuel de Clinique chirurgicale* de M. Tavernier.

ce dernier cas il faut introduire en même temps un doigt dans l'anus.

263. Nous ne terminerons pas ce qui a rapport à l'exploration de l'utérus, sans recommander d'une manière toute spéciale l'instrument si précieux connu sous le nom de *speculum uteri*, et dont M. le professeur Récamier a enrichi l'art il y a quelques années. A l'aide de ce canal métallique, on rectifie des erreurs que le toucher aurait pu faire commettre, et l'on fait tomber sous les yeux des maladies que la nature paraissait avoir voulu dérober à ce genre d'investigation ; aussi, dans les cas difficiles, l'observateur ne doit-il jamais manquer d'y recourir.

264. Après avoir examiné l'état local de la matrice, on étudiera les divers phénomènes sympathiques que les maladies de cet organe déterminent ; ainsi on s'informera de la nature de la douleur éprouvée par la malade; si elle est pulsative, lancinante, etc. ; si elle se fait sentir à l'hypogastre ; si la pression l'augmente ; si les aines, les lombes, la région du sacrum, sont douloureuses ; s'il existe quelque pesanteur sur le

rectum, des contractions douloureuses de l'utérus; quel est l'état des menstrues; si elles sont plus ou moins abondantes que d'ordinaire; si elles surviennent à des époques irrégulières; si elles sont en retard; de quelle nature est le sang; s'il est pur ou mêlé à quelqu'autre liquide; s'il existe quelqu'écoulement utérin ou vaginal, et en quoi il consiste; s'il y a des pertes; si elles sont fréquentes; quel est l'état coïncidant des mamelles; si la femme est enceinte; si elle vient d'accoucher; si l'abdomen offre quelques tumeurs saillantes, à la suite de quoi elles sont survenues; quelle marche elles ont suivie dans leur développement; si l'on y sent de la fluctuation; si le liquide se déplace lorsqu'on fait prendre à la malade des positions variées; s'il existe simultanément une rétention ou une incontinence d'urine; enfin, comment se font les digestions.

265. Pour compléter ce que nous avons à dire sur l'exploration de l'abdomen, il ne nous reste plus à parler que de la dureté du ventre; tantôt ce phénomène résulte des adhérences que les intestins ont contractées entre eux ou avec le péritoine pariétal; dans

ce cas, les mouvemens que l'on imprime aux parois de l'abdomen déplacent en même temps les intestins dans une étendue plus ou moins grande; c'est un signe de péritonite chronique : tantôt au contraire la dureté du ventre dépend de la présence de tumeurs qui peuvent occuper diverses régions; alors, cette dureté est toujours considérable, à moins qu'un liquide ne soit contenu dans la tumeur, ce que fait reconnaître la fluctuation. Dans les cas de tumeurs on doit redoubler de soin, examiner si elles offrent des pulsations de soulèvement ou de développement, ou si ces pulsations sont isochrônes aux battemens du pouls; il faut explorer avec le plus grand détail tous les organes contenus dans l'abdomen, passer en revue toutes les fonctions auxquelles ils président, et par voie d'exclusion s'élever ainsi à la connaissance du viscère auquel la tumeur appartient, qu'elle soit développée dans son intérieur, ou qu'elle n'existe que dans son voisinage : c'est le seul moyen d'éclaircir le diagnostic de ces maladies qui généralement est très-obscur. D'autres fois la dureté du ventre est également augmentée, mais en même temps il est devenu excessivement sensible : il faut alors presser légèrement sur l'abdomen dans ses diverses régions, constater leur degré de sensibilité, la chaleur de la peau, celle que la malade éprouve à l'intérieur. Il faut s'informer s'il existe de la constipation, examiner l'état du pouls, qui est petit, concentré et fréquent ; souvent il coïncide avec des vomissemens, ce qui nécessite que l'observateur regarde avec attention quelle est la couleur de la langue, et qu'il note la largeur de sa pointe. Enfin, si la maladie s'est développée chez une femme, il faut savoir si cette dernière n'est pas accouchée depuis peu de temps. A ces différens signes on reconnaîtra facilement une péritonite.

Terminons par l'examen des phénomènes que peut offrir la percussion du ventre.

266. *Percussion*. La percussion de l'abdomen, pratiquée dans ses diverses régions, peut fournir des résultats différens.

267. Tantôt elle détermine un bruit qui résonne, comme celui du tambour, ce qui indique une accumulation de gaz dans la cavité du péritoine ou dans les intestins. On re-

connaît que le développement gazeux existe dans le péritoine, au phénomène suivant : le stéthoscope, appliqué sur le point qui produit le son tympanique, fait entendre à l'oreille, lorsqu'on percute en même temps le ventre légèrement et avec l'ongle, un bruit très-clair qui paraît formé par la réunion du son tympanique avec celui qui résulterait de la résonnance d'une cruche vide frappée avec l'extrémité du doigt.

268. Tantôt la percussion ne donne lieu qu'à un son obscur ou tout-à-fait mat; et si l'on applique une main sur le ventre, tandis qu'avec l'autre on percute un point de cette cavité, la première reçoit une impulsion ou choc, qui lui est communiqué par la fluctuation d'un liquide épanché dans le péritoine.

269. Dans le cas d'un épanchement liquide dans le péritoine, l'observateur recherchera si la fluctuation est sensible dans toutes les parties de l'abdomen, ce qui dénoterait une ascite, ou si elle n'est bornée qu'à une seule de ses régions, ce qui serait un signe d'hydropisie enkystée.

270. Si le ventre donne, à sa portion la

plus saillante, un son tympanique lorsque le malade est couché, tandis que, quand il est debout, le son devient mat dans les parties déclives, c'est une preuve de la coexistence du météorisme intestinal avec l'hydropisie ascite, les intestins, en vertu de leur plus grande légèreté, occupant alors les régions supérieures.

271. Enfin, lorsque l'hydropisie est considérable, si la portion la plus saillante du ventre détermine de la fluctuation, tandis que les parties latérales, vers lesquelles les intestins viennent se placer, fournissent, au contraire, un son tympanique; on peut croire à l'existence d'une hydropisie enkystée.

272. *Résumé.* En résumant les symptômes diagnostiques des principales maladies des organes abdominaux, nous voyons qu'ils diffèrent selon les fonctions départies à ces mêmes organes, et qu'en conséquence c'est au trouble de ces fonctions qu'il faut s'adresser pour les reconnaître.

273. La pression de l'abdomen est le premier moyen auquel on doive avoir recours, puisque c'est par elle que l'on peut recon-

naître le point douloureux, l'organe affecté. Souvent le malade accuse de prime abord la douleur qu'il ressent, et met ainsi l'observateur sur la voie des recherches qu'il doit faire. Il faut donc s'assurer d'abord de l'intensité de la douleur; de son siége, savoir si elle est répartie dans toute l'étendue de l'abdomen, ou si elle est limitée à une de ses régions, en indiquant conjointement l'état de la chaleur des tégumens abdominaux. La souffrance de l'estomac et du colon transverse se manifeste par une exaltation de la sensibilité à l'épigastre; celle du foie par une douleur dans l'hypochondre droit et à l'épaule du même côté; celle des intestins grêles et des ganglions mésentériques par une douleur ombilicale; celle des colons ascendant ou descendant, et des reins, par une sensibilité de la région lombaire; celle de l'iléon, du cœcum et des ovaires chez les nouvelles accouchées, par une douleur existant dans les fosses iliaques; celles de la vessie, de l'utérus et du rectum, par une pesanteur au périnée, à l'hypogastre, et par un besoin d'uriner ou d'aller à la garderobe: enfin la douleur du péritoine, se reconnaît généralement à une violente sensibilité de toute l'étendue de l'abdomen, se manifestant à la moindre pression, et s'observant beaucoup moins souvent à ce degré lorsqu'elle dépend d'une phlegmasie du tube digestif. La pression abdominale peut, dans quelques cas, ne développer aucune douleur, ou même soulager le malade, ainsi que cela a lieu dans certaines coliques métalliques et nerveuses.

274. D'une autre part l'observateur constatera l'état de la langue, son degré d'humidité ou de sécheresse, sa coloration rouge ou blanche, la nature de l'enduit dont elle est recouverte, l'état des digestions, tous symptômes qui lui feront reconnaître la lésion du tube alimentaire; il s'informera de quelle manière se font les évacuations alvines; quelle est leur nature; s'il existe des vomissemens et en quoi ils consistent, etc. Le dévoiement lui annoncera une inflammation du gros intestin, tandis que la constipation permanente sera un motif de présomption pour l'existence d'une péritonite, concurremment toutefois avec les autres signes de cette inflammation. Il examinera

si les intestins sont unis entr'eux, si la pression abdominale les déplace en masse, ce qui pourra lui faire soupçonner une péritonite chronique. Il en sera de même lorsque le ventre, par la percussion de ses parois, donnera lieu à la fluctuation d'un liquide: dans ce dernier cas, c'est au commémoratif à éclairer le diagnostic, c'est à lui de faire connaître si l'hydropisie est enkystée, si c'est une ascite, et si cette dernière est symptômatique de l'affection d'un organe contenu dans le thorax ou dans le ventre, ou si elle ne dépend que d'une phlegmasie chronique de la séreuse abdominale.

275. La pression sera un moyen de constater s'il n'existe pas quelque tumeur dans le ventre; le siége de cette tumeur indiquera approximativement l'organe affecté : approximativement, car souvent un viscère est entraîné dans un lieu autre que celui qu'il occupe ordinairement, tandis que d'une autre part, la pression que ce viscère déplacé exerce sur les organes voisins, en troublant les fonctions de ces derniers, vient encore rendre le diagnostic plus obscur.

276. La percussion fera reconnaître quel est le degré de consistance de ces tumeurs; si elles sont solides, ce qui sera exprimé par un son mat, ou si elles ne contiennent que des gaz, ce qu'indiquera leur sonoréité, et souvent leur résonnance tympanique; enfin si elles sont le siége de pulsations isochrônes aux battemens du cœur, et si les pulsations ont lieu par soulèvement ou par développement, ce qui se rapporterait à une dilatation de l'aorte.

277. Jamais l'observateur n'oubliera d'explorer à l'aide du toucher ou du *speculum* du professeur Récamier, l'état du rectum et de l'utérus, de la vessie ou de la prostate, surtout lorsque quelque signe, quelque douleur locale, quelqu'écoulement accidentel, quelque modification dans l'état des évacuations alvines, du flux menstruel ou des urines, annonceront que ces organes sont le siége de quelque affection.

278. Nous ne terminerons pas l'étude des méthodes d'exploration relatives aux maladies des trois cavités splanchniques, sans recommander à l'observateur de leur prêter une attention d'autant plus grande que ces

mêmes maladies seront plus graves, ou qu'elles se trouveront exister avec quelque autre. Qu'il n'oublie jamais que le médecin qui veut diagnostiquer avec sureté ne doit point se contenter de la seule investigation de la cavité qui renferme l'organe ostensiblement affecté; mais qu'il faut toujours s'assurer s'il n'y en a pas d'autres qui le soient en même temps, car les symptômes ne sont pas l'expression unique de la lésion d'un seul organe, mais des phénomènes communs à un très-grand nombre, des effets dont la théorie et la formation ne nous ont que fort imparfaitement connues: en conséquence, disons-nous, l'observateur ne devra, en aucun cas, s'abstenir d'explorer les trois cavités; c'est l'unique moyen de recueillir des faits complets, d'assurer la certitude du diagnostic et d'espérer des succès dans la pratique si difficile de la médecine.

MÉTHODE D'EXPLORATION APPLIQUÉE AUX MALADIES DES DIFFÉRENS TISSUS.

279. Après avoir successivement traité de l'exploration appliquée aux maladies des organes contenus dans les trois cavités splanchiques, il ne nous reste plus, pour compléter le cadre de la pathologie, qu'à parler de la manière d'observer les maladies du squelette, c'est-à-dire des systèmes organiques qui entrent dans la composition des membres et des parois des trois grandes cavités; c'est ce que nous allons faire en exposant la méthode à suivre dans l'examen de la peau, du tissu cellulaire, de quelques membranes muqueuses, des muscles, des tissus fibreux, des membranes synoviales, des vaisseaux lymphatiques ou veineux et des nerfs.

EXPLORATION DES SYSTÈMES CUTANÉ, CELLULAIRE ET MUQUEUX.

280. Si la maladie existe à la peau ou a son siége dans le tissu cellulaire sous-cutané, il est assez facile, à l'aide de la vue et du toucher, d'en constater les principaux caractères. En tous cas, voici les règles à sui-

vre dans l'étude des maladies de ces parties.

281. D'abord on précisera avec exactitude la région de la peau affectée; on indiquera si la maladie est locale, bornée à un ou plusieurs points, ou si, au contraire, elle est générale et envahit toute la surface du système cutané. C'est ainsi que, parmi les inflammations, l'érésypèle n'existe en général que sur une seule portion de la peau, que le zona occupe toujours le pourtour du tronc, la teigne, le cuir chevelu, et que les exanthèmes rubéoleux, varioleux, etc., couvrent toute l'étendue du corps. On s'informera auprès du malade s'il a déjà été atteint de la même maladie, quelle partie de la surface cutanée cette phlegmasie a d'abord occupée, si elle a été fixe ou si elle a changé de place, comme cela a souvent lieu pour l'érésypèle, pour les dartres, etc.

282. Il faut toujours indiquer quel est le mode de coloration de la peau et des muqueuses, dire si cette coloration est diffuse, se perd insensiblement ou est brusquement interrompue; il faut également faire connaître comment elle se comporte par la pression du doigt; si, après cette opération, le tissu

reste décoloré, si le sang reflue rapidement dans les vaisseaux capillaires de la partie, ou si ce retour ne se fait que lentement; enfin si cette pression n'apporte aucun changement dans la couleur de la peau ou de la muqueuse. Ce moyen, sur lequel M. Deslandes a dernièrement fixé l'attention, est très-précieux pour juger avec exactitude du degré d'activité de la circulation capillaire et de la vitalité de la région affectée. Tantôt le sang stagne dans les capillaires, y prend une couleur bleuâtre, ainsi qu'on l'observe dans certaines taches de la peau; tantôt il est rutilant, a tous les caractères du sang artériel, et donne à l'enveloppe cutanée une couleur d'un rouge plus ou moins vif. Nous ne nous étendrons pas davantage sur les différens degrés de coloration de la peau et des muqueuses, leurs nuances sont infinies; il nous suffit d'indiquer la manière de les constater et la nécessité d'en tenir compte.

283. Si c'est une fièvre éruptive que l'on observe, on s'assurera par quelle région du corps l'éruption a débuté, et à quelles parties elle s'est successivement étendue. Dans les cas de variole et de varicelle,

on examinera toujours les régions qui, habituellement, ne sont pas en contact avec l'air atmosphérique, telles que l'aisselle, les lombes, etc., afin de constater l'influence que peut avoir cette cause sur le développement de ces exanthèmes; on portera également son attention sur le bulbe des poils, et l'on cherchera si chaque bouton correspond à un pore cutané (1). Dans toute espèce d'éruption, l'observateur examinera la couleur de l'aréole ainsi que celle du bouton, qui peut être diversement coloré par le liquide qui y est renfermé : s'il est déprimé à son centre comme dans la variole, il s'assurera, en le disséquant avec de petits ciseaux, dès les premiers jours, si cette dépression dépend de la présence d'une bride celluleuse, et si la pustule est multi-loculaire ou uni-loculaire.

284. La tuméfaction de la peau peut être circonscrite ou diffuse, se présenter sous la forme de pustules isolées ou confluentes, comme dans la variole, la varicelle; de

---

(1) Voyez les recherches de M. Deslandes sur la variole. *Revue médicale*, t. 3. 1825.

croûtes irrégulières, comme dans les dartres; de vésicules dépendantes de la présence d'une certaine quantité de sérosité accumulée sous l'épiderme, comme dans l'érésypèle et le pemphigus; d'ampoules passagères, comme dans l'urticaire; de gonflement rénittent, élastique, avec crépitation et résonnance de la partie affectée lorsqu'on la comprime ou qu'on la percute, ainsi qu'on l'observe dans l'emphysème sous-cutané; de tumeurs avec fluctuation, comme dans l'abcès, ou s'accompagnant d'une dureté plus ou moins grande, comme dans le furoncle. Dans ces différens cas, l'observateur indiquera l'étendue du gonflement, le degré de densité de la peau et les divers phénomènes que la pression peut y rendre sensibles.

285. Dans les cas de gangrène, il devra toujours s'assurer si la peau a présenté préalablement une rougeur inflammatoire, ou si la maladie a débuté spontanément par un point noir ou blanc qui s'est successivement étendu aux parties voisines; enfin il portera toute son attention à l'étude des symptômes généraux, et il recherchera si la mortification ne reconnaît pas pour

cause l'inoculation d'un principe délétère.

286. Dans quelques affections du tissu cellulaire et des membranes muqueuses, telles que le furoncle, l'ophthalmie, etc., il est également nécessaire de savoir si ces maladies ne se sont pas déjà développées antérieurement à l'époque où l'on examine le malade. Dans les fièvres exanthématiques, il faut indiquer la succession progressive de la phlegmasie des muqueuses, qui, d'ordinaire, se propage de haut en bas, de l'œil, des fosses nasales, de la gorge, à la trachée, aux bronches, au tube digestif.

287. *Douleur.* La douleur étant un des moyens les plus puissans de distinguer l'espèce de tissu affecté, l'observateur devra apporter une attention toute spéciale à la nature de la sensation accusée par le malade. Il étudiera donc quelle influence la pression de la peau exerce sur cette douleur; et, pour ne comprimer réellement que ce dernier tissu, il la pincera légèrement entre les doigts : en effet, en la comprimant comme on le fait ordinairement, on ne peut pas s'assurer avec autant d'exactitude que par le moyen précédent, que la douleur que l'on

provoque alors ne soit pas l'effet de la pression du tissu subjacent, et en particulier de celle du tissu cellulaire.

288. La douleur de la peau a pour caractère d'être prurigineuse, brûlante, tensive et corrosive; celle du tissu cellulaire, au contraire, est pongitive, accompagnée de chaleur, puis pulsative; toutes les deux sont fixes et se font sentir là où existe le mal.

289. Il n'en est pas de même du système muqueux : souvent la douleur se fait ressentir à l'extrémité du conduit qui reçoit l'impression, en franchissant tout l'intermédiaire; c'est ainsi que l'irritation de la vessie par la présence d'un calcul n'est quelquefois annoncée que par une titillation du gland; que l'irritation résultant des vers dans l'intestin se manifeste par un resserrement à la gorge, un picotement de la muqueuse nasale, etc.; du reste, la nature de la douleur de ce tissu se rapporte essentiellement à celle du système cutané, système qui lui ressemble sous tant de rapports.

290. L'observateur examinera quelles modifications ont subies les sécrétions cutanée et muqueuse; il indiquera si le liquide qui

en résulte est plus ou moins abondant que dant l'état naturel ; quelle est sa couleur, son degré de consistance, etc. Il s'assurera de la température de la partie affectée, de la nature de la chaleur; si elle est brûlante, mordicante, halitueuse ; il constatera s'il existe des ulcérations, quel en est l'aspect, la couleur, comment sont taillés leurs bords ; quel est l'état des parties environnantes : enfin si la maladie consiste dans un exanthème, l'observateur s'informera des causes spécifiques qui ont pu y donner lieu, comme une épidémie, la contagion, l'inoculation, l'usage de certains alimens (*le homard, les moules, les fraises, les ananas*), etc. Dans l'exploration de ces dernières maladies, on devra toujours porter son attention sur l'état des muqueuses, car dans le plus grand nombre de cas c'est par elles que commence l'explosion des premiers symptômes, et la peau n'est affectée que consécutivement. On notera exactement le jour de l'invasion de la fièvre, l'époque de l'éruption, les changemens survenus à cette époque dans les symptômes qui existaient déjà, le jour où s'établit la suppuration, les nouveaux phénomènes que cette sécrétion pathologique peut entraîner à sa suite, tels que le retour de la fièvre; enfin l'époque de la desquamation ou de la dessiccation. Si c'est une variole, et surtout lorsqu'elle est confluente, il est nécessaire d'indiquer l'état des poumons et de ses annexes. Dans ces différens cas il ne faut point omettre de parler de la manière dont les fonctions de la peau s'opèreront après la guérison, et faire savoir quels caractères présentent les cicatrices, lorsque la nature de l'exanthème en entraîne à sa suite.

EXPLORATION DES SYSTÈMES MUSCULAIRE, FIBREUX, SYNOVIAL, VASCULAIRE ET NERVEUX.

291. Après avoir constaté s'il existe de la chaleur, du gonflement et de la rougeur aux tégumens qui recouvrent les parties où le malade accuse de la douleur, l'observateur cherchera à reconnaître si ce sont les muscles, le système fibreux, les membranes synoviales, les veines, les artères, les vaisseaux lymphatiques ou les nerfs, qui sont affectés.

292. En conséquence, il passera tour-à-tour en revue ces différens systèmes, examinera si les articulations sont tuméfiées, si des concrétions s'y sont développées, si la pression peut y faire naître de la fluctuation; si les masses musculaires sont sensibles au toucher; si leurs contractions, leurs mouvemens, y exaspèrent la douleur; en quoi consiste cette dernière; si c'est une sensation d'arrachement, de tiraillement ou de lassitude : à ces différens signes il reconnaîtra le rhumatisme fibreux ou synovial.

293. Ensuite il examinera si la douleur est concentrée, selon certains trajets linéaires, dans la direction des vaisseaux lymphatiques ou sanguins, ou le long des troncs nerveux. Il s'assurera s'il existe quelque tuméfaction le long de ces trajets, et si le doigt n'y fait pas reconnaître des espèces de cordons plus ou moins durs et sensibles à la pression. Il indiquera quelle est la nature de la douleur, si elle consiste en élancemens qui se propagent dans la direction des filets nerveux, du centre aux extrémités, ou des extrémités au centre; en fourmillemens,

en engourdissement, en sensation de chaleur ou de froid ; si cette douleur se fait ressentir d'une manière continue ou par accès plus ou moins éloignés ; de quelle manière elle débute ; quelle influence exerce sur elle l'humidité, la sécheresse, le froid, la chaleur, le repos, le mouvement, la pression dirigée sur les filets nerveux et sur les masses musculaires, etc. ; enfin si elle est consécutive à la piqûre d'une veine, d'un filet nerveux, ou à l'inoculation d'un principe irritant. Lorsque la maladie paraît dépendre de l'inflammation d'une veine, les accidens sont survenus après une saignée, et la douleur, comme la tuméfaction, se propagent du point piqué vers le cœur.

MÉTHODE D'EXPLORATION APPLIQUÉE AUX OUVERTURES DE CADAVRES.

294. Si c'est à l'anatomie pathologique que la médecine doit une grande partie de la certitude dont elle brille aujourd'hui, ne laissons jamais échapper l'occasion de hâter ses progrès ; examinons avec la plus scrupuleuse attention l'état de tous les organes, et, par une négligence coupable, n'allons pas sacrifier à quelques instans de peine ou de dégoût des observations toujours précieuses par le temps qu'il a fallu consacrer pour les recueillir ; nous en serons amplement dédommagés par la satisfaction qui en résultera si nous avons diagnostiqué juste ; nous apprendrons à rectifier nos jugemens, si nous nous sommes trompés ; et, dans tous les cas, nous acquerrons un nouveau degré d'instruction, car rien ne forme davantage un médecin qu'une ouverture de cadavre après une observation recueillie avec soin. Mais pour retirer quelque fruit de cette dernière investigation, complément indispensable de l'histoire d'une maladie

dont l'issue a été funeste, il faut, dans cet examen, que l'homme de l'art, se dépouille de toute idée préconçue, de toute opinion personnelle; en un mot, qu'il ne soit guidé que par le seul désir de trouver la vérité. On peut consulter à ce sujet ce que nous avons dit en parlant de l'*Observateur* et de l'*Observation en général*.

295. Occupons-nous actuellement de la manière d'examiner les parties contenues dans la tête, dans la poitrine et dans l'abdomen, et des moyens de reconnaître les différentes espèces d'altération dont les membres peuvent être atteints.

296. *Ouverture de la tête*. Le procédé le plus court, et celui qui convient le mieux en général dans les amphithéâtres, est, après avoir placé un billot sous la nuque, de pratiquer une incision circulaire au cuir chevelu, en passant au-dessus des sinus frontaux, de la portion pierreuse des temporaux et de la bosse occipitale. Cette section, qui doit pénétrer jusqu'au crâne, étant terminée, on brise ce dernier avec l'extrémité tranchante d'un marteau, en évitant de traverser la dure-mère et de dé-

chirer le cerveau. Lorsque la voûte du crâne est parfaitement détachée, on l'enlève, en introduisant l'extrémité du marteau entre les portions de l'os frontal divisé; puis l'on retire les différens fragmens osseux qui pourraient blesser l'opérateur. Dans quelques cas, la dure-mère adhère très-intimement au sommet des pariétaux, et alors il faut l'en séparer avec le manche d'un scalpel, ou, si la chose est impossible, la circonscrire dans une incision, et l'enlever avec le crâne. Dans cette première partie de l'opération on doit examiner s'il s'est écoulé beaucoup de sang par l'incision du cuir chevelu, et tenir compte de l'état de congestion dans lequel était la face.

297. Le crâne étant enlevé, on regarde si la dure-mère ne présente pas quelque fongosité, quel est l'état de la face interne des os correspondans; s'il existe des adhérences, quelle en est la nature; si les sinus sont gorgés de sang. Dans le cas où du pus, du sang, sont épanchés entre cette membrane et le crâne, on recherche d'où ils proviennent; on examine avec plus de soin le cuir chevelu et les os, afin de savoir s'il

existe quelque plaie, quelque fracture ; enfin, on lave la dure-mère pour s'assurer si cette membrane ne doit la coloration qu'elle présente alors, qu'à la présence du liquide épanché, ou si cette coloration, au contraire, dépend d'une inflammation.

298. Après cette première recherche on incise circulairement la dure-mère avec des ciseaux ou un scalpel à lame étroite, on détache la faux, on la sépare doucement de l'arachnoïde, afin de s'assurer qu'il n'existe pas de légères adhérences entre elles, et on n'oublie pas de regarder quel est l'état de la surface externe ou de son feuillet crânien. Avant que le contact de l'air n'ait encore rougi le sang contenu dans les vaisseaux de la pie-mère, on constate quel est le degré d'injection de cette membrane. On examine si du pus, du sang, de la sérosité, sont épanchés entre les deux feuillets de l'arachnoïde, ou s'il existe une infiltration de ce dernier liquide entre la séreuse et la pie-mère. En effet, plus tard, obéissant à son propre poids, la sérosité s'écoulerait vers les parties inférieures, et ne pourrait plus être reconnue. Ce n'est qu'après ce premier

examen et après avoir constaté le degré d'aplatissement des circonvolutions cérébrales des parties supérieures des hémisphères, ce qui annonce une grande accumulation de liquide dans les ventricules latéraux, qu'il faut soulever le cerveau, couper les nerfs qui en partent, et inciser transversalement la protubérance cérébrale sans intéresser la tente du cervelet; de cette manière on ne risque pas de déchirer ces organes.

299. On commence par examiner l'arachnoïde; si elle a perdu sa transparence; s'il existe à la surface du cerveau quelqu'exsudation purulente, quelque fausse membrane; on écarte doucement les hémisphères pour s'assurer de l'état de la séreuse à leur face interne. On regarde l'arachnoïde horizontalement pour reconnaître si elle n'est pas le siége de granulations très-fines, qui lui donnent alors un aspect chagriné; on évite de prendre pour telles, ou même pour des gouttelettes de pus, de petites bulles d'air infiltrées au-dessous de la pie-mère; on observe la même précaution relativement aux glandes de Pacchioni, lesquelles sont plus nombreuses, plus grosses, dures, et lon-

gent le sinus longitudinal ; on la touche avec le doigt dans les points qui paraissent opaques et qui se présentent sous la forme de petites lamelles blanchâtres, afin de juger de sa consistance, qui se rapproche du cartilage dans quelques cas. Si l'arachnoïde paraît épaisse, qu'elle soit tout-à-fait blanche, comme pseudo-membraneuse, on essaie de la détacher de la pie-mère, afin de savoir quelle est la part que chacune de ces membranes prend à ce mode d'altération, et on examine alors les filamens celluleux qui les unissent. Il en est de même lorsqu'au premier coup-d'œil on la voit rouge ; c'est encore à la pie-mère qu'est dû cet effet ; ce sont ces vaisseaux seuls qui sont injectés. Dans l'examen de cette dernière membrane, il faut ne pas oublier les portions qui s'enfoncent dans les circonvolutions cérébrales. Pour détacher l'arachnoïde et la pie-mère du cerveau, on opérerera de dedans en dehors, en passant les doigts entre les circonvolutions ; ensuite on s'assurera du degré d'épaisseur, de résistance, de ténacité de l'arachnoïde, et l'on se rappellera que dans l'état sain cette membrane est excessivement fragile, qu'on peut à peine l'enlever de dessus le cerveau sans la déchirer, et que ce n'est que sur la protubérance annulaire qu'elle présente un certain degré de résistance et d'épaisseur; qu'en outre elle est parfaitement transparente dans tous ses points, même au sommet des hémisphères. Dans ces différens cas, lorsqu'on détachera la pie-mère de la surface du cerveau, on regardera avec beaucoup de soin s'il n'existe pas quelque adhérence entre eux. On passera ainsi successivement en revue l'arachnoïde qui recouvre les hémisphères, la portion de cette membrane qui tapisse la base du cerveau, l'entrecroisement des nerfs optiques et la protubérance annulaire. Dans ces dernières régions, le tissu cellulaire étant beaucoup plus abondant que partout ailleurs, vu la présence de vaisseaux nombreux et d'un calibre assez fort, les exsudations semi-gélatineuses ou purulentes y sont plus marquées et plus communes, surtout chez les enfans (1).

(1) Voyez à ce sujet nos *Recherches sur l'Inflammation de l'arachnoïde cérébrale et spinale*, 1 vol. 1821.

300. Après avoir terminé ces recherches, qui sont toutes relatives aux méninges, on enlevera l'arachnoïde et la pie-mère de dessus le cerveau, on notera quelle est la couleur de la superficie de la substance corticale, si elle est légèrement rosée, pointillée de rouge (surtout lorsque la pie-mère est fortement injectée); s'il existe du pus à sa surface; si les circonvolutions sont altérées, ramollies, détruites par la suppuration; on incisera séparément le lobe antérieur de chaque hémisphère obliquement d'avant en arrière et de haut en bas, afin de pénétrer dans chaque ventricule; puis en comprimant la partie postérieure et supérieure du cerveau, on fera refluer le fluide en avant; on constatera rigoureusement la quantité et la qualité du liquide qui y est contenu, en les vidant tour à tour dans un vase gradué à cet effet.

301. Ensuite on coupera avec un large bistouri, le cerveau, par tranches horizontales et de cette manière on évitera de le déchirer; on ne fera point de ramollissement, et si les sections tombent sur un point dont la consistance est moindre que dans les autres, le tact en aura la conscience;

en outre, les bords de la section ne seront pas aussi nets; ils ne seront point coupés à angle aigu comme dans des portions saines. On s'appliquera à indiquer exactement le degré de consistance, le mode de coloration et d'injection des différentes régions du cerveau, en notant si c'est la substance grise ou la substance blanche qui sont altérées, et quel est le point précis de l'hémisphère où se trouve la maladie. Dans le cas de ramollissement, on examinera si ce mode d'altération est accompagné d'injection sanguine, s'il est possible d'y constater la présence du pus, de la sérosité; comment se fait le passage de la partie altérée à la partie saine, sous le point de vue de la coloration et de la consistance de la substance cérébrale. S'il y a hémorrhagie de la pulpe, on indiquera avec précision le siége et l'aspect de la partie affectée, son mode de coloration; on s'assurera si le caillot sanguin n'est pas contenu dans une poche membraneuse; on dira quel est son volume, quelle est sa consistance, s'il est mêlé à de la sérosité; en un mot on en décrira les caractères physiques, ainsi que ceux du kyste qui lui sert d'enveloppé. Enfin s'il existe quelque tumeur developpée aux dépens du cerveau ou des parties voisines, on examinera si elles exercent quelque compression, par quel moyen d'union elles adhèrent à la pulpe ou aux méninges, et quel est le degré de consistance de la portion de substance cérébrale qui les entoure. Ces différentes recherches se feront toujours à l'aide de lotions d'eau doucement projetée, pour ce qui a rapport à la substance cérébrale; quant aux méninges et aux autres parties qui ne risquent pas de se désorganiser, elles seront lavées à grande eau, et disséquées selon l'occurrence. On fera connaître l'état du corps calleux, de la voûte à trois piliers, des corps striés, des couches optiques et du mésocéphale, en ayant soin, pour ce dernier, d'indiquer plus particulièrement le côté altéré. Lorsqu'on aura mis à découvert les ventricules, on n'oubliera pas de s'assurer de l'aspect de la séreuse en la regardant horizontalement.

302. On fera ensuite pour le cervelet, la moelle allongée et pour les méninges qui les recouvrent, ce qu'on a fait pour le cerveau; et, pour retirer ces organes de la fosse

occipitale, on incisera préalablement le repli membraneux formé par la dure-mère, connu sous le nom de tente du cervelet, et on séparera ce dernier de la moelle allongée et des nerfs qui en proviennent, le plus profondément possible dans le canal rachidien. Si le malade a été affecté d'un écoulement par l'une ou l'autre oreille, on portera une attention toute spéciale aux os qui reçoivent la base du lobe postérieur du cerveau, et notamment à la portion pierreuse du temporal; on examinera s'il n'existe pas quelque carie, si la dure-mère est décollée, s'il ne s'est pas établi quelque foyer purulent, quel est l'aspect du pus, son odeur, etc. Enfin l'on cherchera à déterminer si la maladie a commencé par les os, par les méninges ou par la substance cérébrale elle-même. Toutes les fois que l'on trouvera une altération quelconque du cervelet, on constatera l'état des testicules, des ovaires, de l'utérus et de ses annexes.

303. *Ouverture du canal rachidien.* Le cadavre étant placé sur le ventre, on glisse sous le col un billot qui, en faisant faire saillie aux vertèbres cervicales, les met au

niveau de celles du dos ; on en fait autant pour les lombaires : on emporte par deux traits de scie une grande partie de l'occipital, qu'on a dépouillé des muscles auxquels il donne attache ; on dissèque ensuite des deux côtés toute la masse musculaire qui remplit les gouttières vertébrales, depuis le trou occipital jusqu'au sacrum ; on la renverse en dehors vers l'angle des côtes. La portion annulaire des vertèbres étant ainsi mise à découvert, on en fait la section avec un long couteau droit à lame forte, ou mieux avec le rachitome, dont on applique le tranchant entre les apophyses épineuses et les apophyses transversales, et le plus près possible de ces dernières : quelques coups de marteau suffisent pour le faire pénétrer dans le cylindre osseux à la manière d'un ciseau, et diviser à la fois un grand nombre de vertèbres. On en fait autant de l'autre côté, où l'on coupe également les anneaux opposés des vertèbres dans une étendue égale ; on sépare ensuite, par une section transversale, la partie inférieure de la portion de canal que l'on vient d'isoler, et on l'enlève de haut en bas, en détruisant avec le couteau le peu d'adhérences qui peuvent encore exister ; on recommence cette opération jusqu'à ce que toute la longueur du rachis soit divisée et enlevée : par ce procédé, on met en peu de temps à découvert toute la moelle épinière enveloppée de ses membranes, qui ne sont point lésées dans l'opération. On examine successivement les méninges rachidiennes et la moelle épinière, avec les précautions dont nous avons parlé dans l'article précédent.

304. *Ouverture du thorax*. Le procédé le plus court, celui qui exige le moins de temps, consiste à couper les cartilages des côtes le plus près possible de ces arcs osseux, avec un scalpel à lame forte, en commençant de bas en haut, après avoir incisé les muscles abdominaux qui s'attachent à l'appendice sternal. Cette section terminée, on renverse le sternum sur la face du cadavre, en luxant cet os dans son articulation avec les clavicules, ou en coupant les ligamens articulaires. Cette méthode, qui suffit dans le plus grand nombre des cas, a le grand avantage de ne point briser les côtes

et de ne laisser aucune esquille, ce qui permet à l'opérateur d'enfoncer les mains dans la poitrine et d'enlever les poumons sans risquer de se blesser. Lorsqu'on veut mettre à découvert une plus grande étendue de la poitrine, on a recours au procédé de M. le professeur Chaussier.

305. A cet effet, on pratique aux tégumens une grande incision elliptique qui suit une ligne courbe, commençant à la partie supérieure du sternum, un peu au-dessous des clavicules, s'étendant transversalement de chaque côté vers la partie antérieure de la quatrième côte sternale, et se continuant de ce point, verticalement et en ligne droite, jusqu'à l'épine antérieure et supérieure de l'os coxal, d'où elle prend de nouveau la direction transversale pour se terminer de chaque côté à la base de la branche sus-pubienne du même os. Une seconde incision, en suivant la même ligne, est ordinairement nécessaire sur le thorax pour diviser les parties molles les plus profondes. On se sert ensuite, pour couper les côtes de chaque côté, et dans la direction de ces os, d'une scie convexe sur son tranchant,

laquelle est dirigée de bas en haut, de manière à les scier successivement toutes, excepté la première et les deux dernières; après cela on divise transversalement le sternum par un trait de scie. Cela fait, on soulève d'une main, par la partie supérieure, le lambeau scié, tandis que de l'autre on détruit avec un instrument tranchant toutes les adhérences qui unissent le lambeau au médiastin, aux poumons, au diaphragme, etc.; puis, en suivant la ligne tracée par les tégumens, on divise des deux côtés les parois abdominales jusqu'au pubis. De cette manière, la poitrine et l'abdomen sont mis à découvert par la même opération, et on a un long et large lambeau elliptique, qui ne tient plus qu'au bord supérieur du bassin par un pédicule, et qu'on renverse sur les membres inférieurs du cadavre. A l'aide de cette préparation, on peut facilement saisir d'un coup-d'œil l'ensemble des viscères thoraciques et abdominaux, examiner leurs rapports, et suivre dans toute leur étendue les altérations dont ils sont le siége.

306. Veut-on connaître l'état des vaisseaux

à leur origine, leurs principales divisions, la région inférieure de la trachée, on scie la première côte et une partie de la clavicule de ce côté; on renverse ce lambeau, on absterge le sang et on dissèque les parties, en ayant soin de ne point ouvrir les vaisseaux.

307. Dans l'examen des poumons, on s'assurera toujours s'il existe des adhérences entre les deux feuillets de la plèvre, de quelle nature sont ces adhérences, si la plèvre qui leur correspond est épaissie. Dans le cas de fausses membranes, on devra les détacher de dessus la séreuse, examiner si elles sont formées d'un seul ou de plusieurs feuillets, quelle est leur coloration, leur consistance; si des vaisseaux s'y sont développés; si la plèvre, dans ces points, est augmentée d'épaisseur; si elle est opaque, si elle est injectée; et, à cet effet, on la détachera du poumon ou des parois thoraciques, et on la regardera à contre-jour. On ne se laissera pas induire en erreur par la rougeur des pseudo-membranes, en l'attribuant à la séreuse. Jamais on n'omettra de regarder cette dernière dans ses différentes régions, à la surface interne des

côtes, sur le diaphragme, dans l'intervalle des lobes des poumons. Lorsque la plèvre, isolée des fausses membranes, paraîtra rouge, on indiquera si cette injection existe dans la séreuse elle-même, ou si elle n'a lieu que dans le tissu cellulaire qui l'unit aux parties subjacentes; on notera la quantité et la nature des liquides épanchés dans sa cavité. On évitera, dans la pleurésie interlobulaire, de prendre pour un abcès du poumon un simple épanchement avec adhérences. S'il existe une gangrène, on s'assurera si la plèvre est détruite et si la mortification porte sur des fausses membranes ou sur la séreuse. S'il s'est établi une communication entre la plèvre et les bronches, on s'en assurera en passant un stylet dans l'ouverture; on suivra le canal fistuleux après l'avoir mis à découvert, et on indiquera quel est l'état de ses parois; enfin, on notera si de l'air est contenu dans la séreuse et quelle en est la nature.

308. Les poumons, après avoir été retirés de la cavité thoracique, seront incisés dans toutes leurs directions; on les examinera sous le point de vue de leur pesanteur, de

leur consistance, de leur cohésion, de leur crépitation, de leur coloration; on indiquera s'ils sont pénétrés par du sang fluide ou coagulé, par de la sérosité, par du pus; si de l'air est épanché au dessous de la plèvre ou à l'extrémité des lobules pulmonaires déchirés; s'ils sont gangrénés, on recherchera si la gangrène est circonscrite, ou si elle se confond insensiblement avec le tissu sain; si ce passage se fait par l'inflammation du parenchyme pulmonaire; s'il existe des excavations et si elles sont tapissées par des fausses membranes. On suivra les bronches dans toute leur étendue, depuis les plus gros tuyaux jusqu'aux dernières ramifications; on fera connaître si elles sont dilatées ou rétrécies; si quelque corps s'est développé dans leur trajet; quel est le mode de coloration de leur muqueuse, son degré d'épaississement, sa consistance; si elle est recouverte par quelqu'exsudation, quelque pseudo-membrane; si elle est le siége d'ulcérations, etc. etc.

309. Dans les cas d'excavations tuberculeuses ou autres, on recherchera si ces cavités accidentelles sont tapissées ou non

de fausses membranes ; quelle est la nature de leurs parois; si elles communiquent avec les bronches ; si la matière tuberculeuse est réunie en masse, ou est infiltrée, etc., etc. Nous renvoyons pour la description de ces différentes altérations, ainsi que pour les divers corps étrangers développés dans l'épaisseur des poumons ou dans la cavité des plèvres, aux articles d'anatomie pathologique qui suivent le diagnostic de chacune des maladies de la poitrine, et particulièrement à la description des tissus accidentels, qui fait partie de ce chapitre.

310. Le cœur doit être enlevé avec l'origine des vaisseaux qui en partent, puis divisé transversalement afin d'apprécier comparativement l'épaisseur de ses parois, leur degré de consistance, la coloration de sa membrane interne, la dilatation de ses cavités. On introduit ensuite le doigt dans les différens orifices, afin de reconnaître s'il y existe quelque rétrécissement, quelque oblitération, quelque ossification des valvules, etc.; puis on fend, dans le sens de leur longueur, les ventricules et les oreillettes, afin de mieux juger de leur état. On incise

ensuite l'aorte pectorale, l'artère et les veines pulmonaires dans toute leur étendue, et on note la couleur de leur membrane interne; on recherche s'il y existe quelque endurcissement, si ces vaisseaux contiennent du sang coagulé, fibrineux, enfin s'ils sont oblitérés, etc. Si le péricarde offre quelqu'altérarion, s'il est tapissé de fausses membranes, s'il est rempli de liquide, on se dirige dans ces recherches, comme nous l'avons indiqué relativement à la plèvre. Nous ajouterons, cependant, que dans toutes les maladies du cœur et des poumons il faut ne pas omettre d'explorer l'état du foie. Dans le cas d'anévrisme de l'aorte, on examinera si la dilatation porte sur les trois tuniques de l'artère, ou sur la membrane interne et sur la moyenne seulement; si la dilatation occupe toute la circonférence du vaisseau ou une de ses portions; s'il existe quelqu'ulcération, quelque rupture, et quel en est le siége; enfin comment sont disposées les couches de sang dans la tumeur, etc.

311. *Ouverture de la bouche, du larynx, du pharynx et de la trachée-artère.*

Le col du cadavre étant tendu et allongé, on fait sur la ligne médiane une incision longitudinale, qui divise l'épaisseur de la lèvre inférieure, et s'étend ensuite jusqu'au sommet du sternum. On en fait une autre, qui suit le contour de la base de l'os maxillaire; puis avec la pointe du scalpel on détache en même temps la peau et les fibres du muscle sous-cutané qui y sont adhérentes, jusque sur les parties latérales du col. On scie l'os maxillaire sur la ligne médiane, on écarte les fragmens en coupant les parties molles qui s'attachent à leur face interne; on abaisse la langue et ses annexes; on parvient à l'isthme du gosier; on coupe de chaque côté les piliers du voile du palais, afin de parvenir dans le pharynx, et l'on suit par une incision tout le trajet de l'œsophage, etc.

312. Pour examiner le canal aérien, on enlève le corps thyroïde, on pratique une incision qui s'étend du larynx à l'extrémité inférieure de la trachée en sciant de chaque côté une portion de la clavicule et de la première côte. Dans l'investigation de ces différentes parties on se règlera d'après ce

que nous avons dit plus haut relativement aux bronches, et l'on constatera toujours l'état de la glotte et des ventricules du larynx.

313. *Ouverture de l'abdomen.* Dans le cas où cette cavité n'aura pas été mise à découvert en même temps que la poitrine, on l'ouvrira à l'aide d'une incision cruciale, ou de deux incisions elliptiques pratiquées sur les côtés du ventre, depuis l'extrémité de la quatrième côte sternale jusqu'à la branche sus-pubienne de l'os coxal; on détachera le lambeau dans ce dernier point, et on le renversera sur la poitrine du cadavre, en coupant les cartilages des côtes abdominales. L'abdomen étant ainsi mis à découvert, on examine le rapport des organes entre eux, on note s'il existe des adhérences entre les intestins, entre les deux feuillets du péritoine; si des liquides sont épanchés dans cette cavité. Ces recherches sont les mêmes que pour la plèvre. On ouvre le tube digestif dans toute sa longueur avec l'entérotome; après l'avoir détaché du mésentère, on le lave, et on l'examine, depuis l'œsophage compris, jusqu'au rectum : on s'attache particulièrement au mode de colo-

ration de la muqueuse, à ses différens états de congestion, d'arborisation, à son épaisseur, à son adhérence à la tunique musculaire, à son degré de consistance, à son élasticité dans ses différentes régions ; on fait savoir s'il y existe des ulcérations, des fongosités, des cicatrices, etc. On indique les parties qui étaient en contact avec des liquides, des matières fécales, etc.

La grande fréquence des maladies de la muqueuse gastro-intestinale, et les discussions qui s'élèvent continuellement au sujet de son inflammation, nous engagent à donner ici les caractères physiques de cette membrane dans l'état sain.

314. *État de la membrane muqueuse gastro-intestinale, en santé.* 1°. L'épaisseur et la ténacité de la membrane muqueuse gastro-intestinale diminuent en général depuis l'estomac jusqu'à l'anus ; son degré d'adhérence va en diminuant dans le sens inverse.

2°. Elle est molle et très-hygrométrique dans l'enfance ; elle acquiert chez l'adulte une densité qui fait des progrès chez le vieillard; dans quelques cas, chez ce dernier, elle redevient molle comme dans le premier âge.

3°. Son aspect est d'un beau rose chez le fœtus, d'un blanc laiteux dans le premier âge, et d'un blanc cendré chez l'adulte. Pendant l'acte de la digestion, la muqueuse gastrique et duodénale, et même celle du commencement du jéjunum, sont légèrement rosées.

4°. La membrane de l'estomac n'est jamais marbrée ni parsemée de taches noirâtres dans l'état sain.

5°. L'âge, le genre de mort, les derniers efforts de la vie, le voisinage de certains organes, la nature des matières contenues dans le canal alimentaire, le temps qui s'est écoulé depuis la mort, la position donnée au cadavre, surtout lorsqu'il était encore chaud, et le contact de l'air, sont autant de causes qui peuvent modifier l'aspect de la membrane muqueuse.

6°. Les villosités ou saillies que l'on remarque à la surface de cette membrane sont abondantes dans l'estomac et surtout au pylore, ainsi que dans le duodénum ; elles deviennent plus rares à mesure qu'on s'éloigne de cette région.

7°. Les glandes mucipares peuvent ne pas être apparentes ou n'apparaître qu'en petit nombre à la surface interne de l'estomac et du tube intestinal.

315. Après l'examen du canal digestif on passe tour-à-tour en revue les différens organes renfermés dans l'abdomen : le foie, la vésicule biliaire, la rate, le mésentère, ses ganglions, les reins, les uretères, la vessie, les organes génitaux, l'aorte abdominale, la veine cave, etc. ; puis l'on jette un coup-d'œil sur la peau, les articulations, les nerfs, etc.

316. Nous terminerons ici ce que nous avons à dire sur la manière de pratiquer les ouvertures de cadavre, en recommandant d'examiner dans toutes les fièvres exanthématiques, et notamment dans la variole, l'état de la membrane interne des principaux vaisseaux artériels et veineux. Une précaution qu'on ne doit jamais omettre, est d'indiquer, en tête de la description de l'autopsie cadavérique, au bout de combien d'heures après la mort a été faite la nécropsie, combien

de temps le cadavre est resté dans son lit sur le dos ; et quelle position lui a été donnée lorsqu'il a été porté à la salle des morts (1), car la position influe considérablement sur la congestion sanguine des organes.

317. Nous allons actuellement compléter la somme de connaissances nécessaires à l'observateur pour décrire convenablement les diverses espèces d'altérations dont les organes sont susceptibles, en lui mettant sous les yeux les caractères anatomiques des tissus accidentels qui n'ont point d'analogues dans l'économie. De cette manière il pourra les distinguer facilement sur le cadavre, et les représenter plus fidèlement dans ses observations.

318. *Tubercules*. Tissu morbide propre à tous les organes, le plus commun de tous les tissus accidentels du même genre, existant presque toujours en grand nombre. Les tubercules se présentent sous la forme de tumeurs sphéroïdes ou de masses infiltrées dans le tissu où ils se sont développés; leur volume varie depuis celui d'un grain

(1) Ceci s'applique aux ouvertures de corps pratiquées dans les hôpitaux.

de millet jusqu'à celui d'un œuf de poule ; tantôt ils adhèrent intimement au tissu qui les environne, et paraissent formés à ses dépens (tubercules non enkystés) ; tantôt ils sont enveloppés dans une membrane distincte, de nature celluleuse ou fibro-cartilagineuse, qui les isole complètement du tissu dans lequel ils existent (tubercules enkystés).

319. Dans l'état de crudité, les tubercules consistent en une substance organique grisâtre, transparente, comme demi-cartilagineuse, ne présentant aucune trace de vaisseaux, et devenant plus tard opaque et d'une couleur jaune.

320. Dans l'état de ramollissement, travail qui se fait toujours du centre à la circonférence, les tubercules se convertissent en une matière caséiforme, pultacée, puis en un liquide caillebotté, puriforme et homogène, qui est expulsé au dehors ou résorbé à l'intérieur, et fait place à une cavité ulcéreuse : cette dernière peut, dans certains cas rares, se cicatriser au moyen d'un tissu fibro-cartilagineux.

321. *Squirrhe.* Tissu d'un blanc un peu

bleuâtre ou grisâtre, légèrement demi-transparent, peu coloré ou incolore, dont la consistance (dans l'état de crudité varie depuis celle de la couenne du lard, avec laquelle il a beaucoup d'analogie pour l'aspect, jusqu'à la dureté des cartilages ou des ligamens intervertébraux. Ce tissu est ordinairement divisé en masses irrégulières, rarement lobulées, homogènes, et subdivisées elles-mêmes en lobules réunis par des intersections fibreuses ou par un tissu cellulaire très-serré; quelquefois il offre un aspect alvéolaire, ou seulement rayonné régulièrement, comme on l'observe à l'intérieur du navet; alors le squirrhe crie sous le scalpel lorsqu'on le gratte.

322. Dans l'état de ramollissement ce tissu prend graduellement la consistance et l'aspect d'une gelée de viande figée ou d'un liquide sirupeux dont la transparence est troublée par une teinte d'un gris sale ou par un peu de sang; d'autres fois il devient semblable à du miel, à de la gomme, ou à une matière grise pultacée.

323. *Encéphaloïde*. La matière encéphaloïde, dans son état de crudité, est un peu

plus blanchâtre et opaque, mais un peu moins consistante que le tissu squirrheux ; elle forme des masses de grosseur variée, lobées ou lobulées, ordinairement contournées comme les circonvolutions cérébrales, séparées par un tissu cellulaire imparfait, très-fin, peu ferme, d'une mollesse extrême, et dans lequel se trouvent des vaisseaux assez volumineux, à parois très-minces et peu consistantes. Les subdivisions de ces lobes sont, comme dans le squirrhe, indiquées par des lignes d'un blanc plus mat que le reste de la tumeur ; elles n'ont jamais aucune régularité, et sont quelquefois très-peu marquées.

324. Dans son état de ramollissement, l'encéphaloïde se rapproche de l'aspect et de la consistance de la substance médullaire d'un cerveau un peu mou, et laisse suinter des gouttelettes de sang lorsqu'on l'incise. Lorsque ce ramollissement est complet, cette matière forme une sorte de bouillie d'une couleur rosée ou violacée, dont la consistance n'est pas la même dans tous les points. Ces masses présentent souvent des épanchemens de sang caillé ou liquide, qui

ont quelque ressemblance avec ceux que l'on observe dans le cerveau à la suite des hémorrhagies de cet organe ; d'autres fois, le mélange du sang avec la matière encéphaloïde la rapproche davantage des caillots qui se trouvent dans les tumeurs anévrysmales, avec lesquelles on pourrait même la confondre, si l'on n'avait un moyen de la distinguer de ces dernières par quelques portions de matière encéphaloïde, qui conservent encore assez de caractères pour en faire reconnaître la véritable nature.

325. Les masses encéphaloïdes sont quelquefois enveloppées d'une espèce de membrane, ou de kyste à parois demi-cartilagineuses, dont la surface interne est doublée de tissu cellulaire mou et vasculaire ; dans d'autres cas, elles n'ont pas de membrane distincte, mais elles sont entourées par une couche de tissu cellulaire très-friable ; quelquefois le kyste est incomplet dans son développement ; enfin il peut exister des infiltrations séreuses dans le tissu cellulaire ambiant, ou dans la substance même de l'encéphaloïde, qui acquiert alors une con-

sistance semblable à celle que l'on observe dans le ramollissement blanc du cerveau. Exposée à l'air, la matière encéphaloïde devient d'un gris verdâtre à sa surface ; elle prend de la fétidité, et tombe en putrilage.

326. *Mélanose*. La mélanose peut exister sous forme de masses isolées, enveloppées dans un kyste, infiltrées dans les tissus, ou sous celle de plaques existant à la surface des membranes. Les masses de mélanose varient depuis le plus petit volume jusqu'à celui d'une noix ; quelquefois elles sont régulières, mamelonnées ou lobulées ; du tissu cellulaire réunit entre elles ces différentes masses, dans lesquelles ne pénètrent jamais de vaisseaux. La mélanose a peu de tendance à s'étendre et à se multiplier.

327. Dans l'état de crudité, la mélanose se présente sous l'aspect d'une matière noire ou brune, opaque, sans odeur, sans saveur, homogène, un peu humide et d'une consistance analogue aux glandes lymphatiques.

328. Dans l'état de ramollissement, ce tissu accidentel laisse suinter par la pres-

sion un liquide d'abord roussâtre et ténu, mêlé de petits grumeaux noirâtres. Lorsque ce ramollissement est complet, la matière morbifique se convertit en une sorte de bouillie noire et assez épaisse, qui peut alors s'épancher ou s'infiltrer de manière à colorer les humeurs et les tissus environnans.

329. Examinée chimiquement, la mélalose paraît composée, 1°. de fibrine colorée; 2°. d'une matière colorante noirâtre, soluble dans l'acide sulfurique affaibli, ainsi que dans la solution de sous-carbonate de soude, et susceptible de rougir ces liquides; 3°. d'une petite quantité d'albumine, de chlorure de sodium, de sous-carbonate de soude, de phosphate de chaux et d'oxide de fer.

330. *Cyrrhose.* Dans son état de crudité, ce tissu est d'une couleur fauve plus ou moins foncée, tirant quelquefois sur le verdâtre, et ayant beaucoup de ressemblance avec les capsules surrénales de l'adulte. Ce tissu, quoique fort consistant, a une sorte de flaccidité qui se rapproche de celle de certains fongus : il est mat, compact et hu-

mide; on n'y distingue aucune trace de fibres, quoiqu'il présente dans certains cas des divisions sous forme squammeuse.

331. Lorsque ce tissu se ramollit, il prend une couleur d'un brun verdâtre et l'aspect d'un putrilage un peu gluant et sans odeur.

332. M. Laënnec, qui a décrit le premier ce tissu accidentel, en admet trois espèces : 1°. cyrrhoses en masse; 2°. en plaques; 3°. en kystes.

333. Lorsqu'il existe des cyrrhoses dans le foie, et c'est l'organe qui les présente le plus généralement, elles forment ordinairement de petites masses dont le volume ne surpasse jamais celui d'un noyau de cerise, et quelquefois égale à peine celui d'un gros grain de millet. Ces masses sont toujours extrêmement nombreuses, et tout le tissu du foie en est parsemé : lorsqu'on incise une portion de ce viscère, dans lequel il en existe un grand nombre, leur petitesse fait que son tissu paraît, au premier coup-d'œil, homogène et d'une couleur jaune-fauve assez semblable à celle qu'on nomme communément cuir-de-botte; mais si l'on examine plus attentivement le tissu du foie,

on s'aperçoit facilement qu'il est rempli d'une innombrable quantité de corpuscules assez analogues, pour l'aspect, à ces lobules de graisse durcis et roussâtres que l'on trouve communément dans le tissu cellulaire sous-cutané de la cuisse et de la jambe des sujets affectés d'anasarque. Ces petites masses sont quelquefois unies très-intimement au tissu du foie; mais assez souvent elles sont séparées par une couche mince de tissu cellulaire qui leur forme une enveloppe ténue, et alors elles se détachent assez facilement. La surface du foie, dans ces différens cas, se flétrit, devient rugueuse et se racornit.

334. On n'a encore trouvé les cyrrhoses que dans les reins, la prostate, l'épididyme, l'ovaire et la glande thyroïde.

335. *Sclérose*. Tissu ressemblant à la cyrrhose, d'un blanc mat, trouvé à l'état d'infiltration, dans le tissu cellulaire sous-péritonéal d'un individu affecté de cancer. Ce tissu paraît avoir de la propension à s'étendre : on ne l'a point observé dans l'état de ramollissement.

336. *Squirrhe squammeux*. Tissu blanc

mat, demi-transparent, feuilleté comme la chair de la morue, trouvé par M. Laënnec dans un kyste existant chez un individu affecté de cancer.

DIAGNOSTIC.

MÉTHODE D'ANALYSE APPLIQUÉE AU DIAGNOSTIC.

337. Le diagnostic est, sans aucun doute, la partie la plus importante de la pathologie, puisque c'est par lui seul que le médecin peut s'élever à la connaissance de la maladie qu'il a sous les yeux, et conséquemment à celle du traitement qu'elle exige. Jusqu'ici nous n'avons appris encore qu'à reconnaître des symptômes, nous ne nous sommes occupé que des moyens de distinguer les différens phénomènes sous lesquels se présentent les maladies; mais actuellement il s'agit d'assigner une valeur à ces phénomènes, de voir en eux des signes, en un mot de mettre l'observateur à même de savoir, dans une affection donnée, quel est l'organe malade, et comment il est malade.

338. Si les maladies s'offraient toujours, et à toutes leurs périodes, sous des formes identiques ; si les phénomènes qu'elles déterminent n'étaient pas sujets à des modifications et à des variétés infinies, dépendant d'une foule de causes inconnues, et des sympathies accidentelles que l'organe affecté peut avoir avec d'autres plus ou moins éloignés, le diagnostic ne serait point enveloppé de tant d'obscurité, et les symptômes locaux, c'est à dire ceux qui sont la suite du trouble de la fonction départie à l'organe malade, suffiraient, dans le plus grand nombre des cas, pour résoudre le problème qui nous occupe ici. Mais il n'en est point ainsi : souvent l'organe principal d'une fonction est profondément altéré, et cette fonction n'éprouve qu'un léger dérangement ; d'autres fois, au contraire, une fonction est dans un désordre considérable, et la maladie a son siége dans un organe qui ne lui paraît que très-indirectement lié. Cependant, malgré tout ce qui peut exister d'exception dans cette grande loi physiologique, que la maladie d'un organe s'exprime par le trouble de la fonction à laquelle elle

préside, ce n'est pas moins vers cette fonction qu'il faut chercher les bases du diagnostic; seulement il faut y apporter d'autant plus de soin et de sagacité, que la maladie est plus ancienne, sa marche plus lente, et en conséquence ses symptômes moins évidens.

339. Dans l'exposé qui va suivre, et dans lequel nous ne nous occuperons que des maladies les plus fréquentes, nous nous attacherons plutôt à établir un diagnostic solide, qu'à étaler un luxe dont la science est encore bien loin de pouvoir faire parade; il vaut mieux avouer son ignorance et rester dans le doute, que de compromettre la certitude médicale, qui, pour être d'un autre ordre que la certitude physique, n'en existe pas moins, en portant un diagnostic que l'autopsie cadavérique viendra trop souvent démentir; c'est d'après ces principes que nous allons chercher à résoudre ce problème : *Une maladie étant donnée, déterminer l'organe malade et comment il est malade.*

340. Existe-t-il une céphalalgie plus ou moins forte, un changement notable dans

l'état des facultés intellectuelles, un trouble évident de la sensibilité et de la motilité sans aucun signe de gastro-entérite aiguë, que ces phénomènes persistent pendant un temps plus ou moins long, ou qu'ils n'apparaissent qu'instantanément, l'encéphale est malade.

341. Les troubles de la sensibilité et de la motilité portent-ils d'un seul coté du corps, le cerveau est affecté du côté opposé.

342. Ce trouble consiste-t-il dans un état de paralysie avec résolution musculaire, survenue brusquement et sans prodromes, la substance cérébrale proprement dite est désorganisée, ou, ce qui revient au même, il existe un épanchement sanguin à l'intérieur ou à la surface du cerveau.

343. Ce trouble consiste-t-il en une paralysie, avec semi-rigidité musculaire ou en accès convulsifs momentanés, et a-t-il été précédé de céphalalgie et autres symptôme cérébraux, le cerveau est enflammé, ou dans un simple état d'irritation, dépendant de la présence d'un corps étranger, tel que du sang, de la sérosité, etc., en contact avec lui.

344. Les fonctions de l'intelligence sont-elles troublées, désordonnées, dans un véritable état de délire; cet état a-t-il succédé à une violente céphalalgie sans qu'il existe concurremment de paralysie d'un côté du corps, ni de signes d'inflammation de la muqueuse gastro-intestinale, la pie-mère ou l'arachnoïde qui recouvrent les parties supérieures du cerveau sont enflammées.

345. Après une céphalalgie vive, particulièrement chez les enfans, est-il survenu, sans délire transitoire, un coma alternant ou coïncidant avec des convulsions des deux côtés du corps, des mouvemens spasmodiques du globe des yeux, une dilatation consécutive des pupilles, l'arachnoïde ou la pie-mère de la base du lobe moyen du cerveau sont enflammées.

346. Les fonctions de l'intelligence sont-elles intactes, existe-t-il une douleur vive dans un point de la colonne vertébrale, et à ces symptômes se joint-il un trouble de la respiration, de la motilité et de la sensibilité des membres, ou de la vessie et du rectum, la moelle épinière ou ses membranes sont malades. Le trouble de la motilité et de

la sensibilité consiste-t-il dans une paralysie, la substance médullaire est altérée du même côté que se manifeste cette paralysie.

347. La paralysie porte-t-elle sur les membres thoraciques et les muscles qui concourent à la respiration, la substance médullaire est altérée dans sa portion cervicale.

348. La paralysie, au contraire, porte-t-elle sur les membres abdominaux, sur la vessie et le rectum, l'altération de la moelle épinière existe dans la portion lombaire.

349. Le malade accuse-t-il une violente douleur dans un point de la colonne vertébrale, et cette douleur a-t-elle été suivie d'un renversement du rachis en arrière, les membranes sont enflammées.

350. Au lieu des symptômes que nous venons de relater plus haut, et qui se rapportent tous au trouble des fonctions de l'encéphale, la respiration se trouve-t-elle gênée, existe-t-il une douleur dans un point de la poitrine ou de ses dépendances, de la toux, un changement dans la nature des crachats, les organes de la respiration sont affectés.

351. La douleur a-t-elle son siége au larynx, s'accompagne-t-elle d'une altération

de la voix, d'une toux aiguë ou rauque, l'auscultation de cette région donne-t-elle lieu à du râle, le larynx est enflammé.

352. Aux symptômes ci-dessus décrits se joint-il des accès de toux avec dyspnée extrême, expectoration de crachats membraniformes, il existe un croup.

353. La toux coïncide-t-elle avec des crachats transparens ou opaques, visqueux ou puriformes, incolores ou d'un jaune verdâtre, la poitrine est-elle sonore dans toutes ses régions, la respiration s'y fait-elle entendre en même-temps qu'un râle muqueux, il existe un catarrhe pulmonaire aigu ou chronique.

354. Aux symptômes précédens se joint-il une dyspnée considérable, une stase du sang dans les vaisseaux capillaires de la face, une fréquence considérable du pouls sans aucun signe de maladies du cœur, le catharre pulmonaire a son siége dans les dernières ramifications des bronches.

355. Les crachats sont-ils ronds, opaques, avec des stries blanches; une des régions de de la poitrine donne-t-elle lieu au phénomène connu sous le nom de *pectoriloquie*,

il existe une phthisie avec excavation pulmonaire.

356. La poitrine a-t-elle perdu de sa sonoréité, existe-t-il des crachats rouillés, visqueux, la respiration est-elle incomplète et accompagnée de râle crépitant ou sibilant, qu'il y ait ou non de la douleur, le poumon est enflammé.

357. La douleur, au contraire, est-elle vive, la respiration nulle, sans râle, la parole détermine-t-elle de l'*égophonie*, il y a pleurésie.

358. La poitrine résonne-t-elle plus qu'à l'ordinaire dans un de ses côtés, et la respiration y est-elle complètement suspendue, on peut diagnostiquer un pneumo-thorax.

359. La gêne de la respiration coïncide-t-elle avec un trouble des battemens du cœur, sans autres signes de lésions pulmonaires, l'organe central de la circulation est malade.

360. Les battemens du cœur sont-ils faibles, s'entendent-ils dans une grande étendue, déterminent-ils un bruit clair, la cavité du cœur est dilatée et ses parois amincies: si ces effets ont lieu à gauche, la maladie

existe de ce côté; si, au contraire, ils se font sentir à la base du sternum, la dilatation a son siége dans les cavités droites.

361. Les battemens du cœur sont-ils circonscrits, forts; la région précordiale donne-t-elle un bruit sourd à la percussion, il existe une hypertrophie du cœur, du côté droit ou du côté gauche, selon que ces phénomènes s'observent à la base du sternum, ou entre la cinquième et la septième côte gauche.

362. Un bruit de râpe se fait-il sentir au côté gauche, en même temps que la contraction du ventricule et du pouls, les valvules sygmoïdes aortiques et mitrales sont dans un état d'induration; ce sont au contraire les valvules tricuspides et sygmoïdes de l'artère pulmonaire qui sont affectées, si le bruit se fait entendre à la base du sternum.

363. Le ventre est-il sensible dans un de ses points; s'y joint-il quelque trouble dans les fonctions des organes contenus dans cette cavité, la maladie a son siége dans l'abdomen.

364. Existe-t-il des vomissemens ou du

dévoiement, la langue est-elle couverte d'un enduit quelconque, les digestions sont-elles troublées, le tube digestif est malade.

365. La langue est-elle rouge, sa pointe tend-elle à se dessécher, existe-t-il des vomissemens, de la douleur à l'épigastre, de l'anorexie, de la fièvre, la membrane muqueuse de l'estomac est enflammée.

366. A ces symptômes se joint-il du dévoiement, une douleur dans les régions ombilicale et iliaque, du côté droit particulièrement, l'inflammation s'étend aux intestins.

367. Outre les phénomènes indiqués plus haut, la langue, les lèvres et les dents se couvrent-elles d'un enduit fuligineux, le malade est-il plongé dans la stupeur, les facultés intellectuelles sont-elles plus ou moins troublées, la gastro-entérite est portée à un très-haut degré.

368. La langue est-elle blanche et large, existe-t-il des coliques, un météorisme partiel avec dévoiement, une douleur vive à la moindre pression des régions colique et cœcale, qu'il y ait ou non de la fièvre, les gros intestins sont enflammés.

369. Le ventre est-il dur, rétracté ; est-il le siége de coliques violentes, surtout dans la région ombilicale ; la pression augmente-elle peu, ou même diminue-t-elle ces douleurs ; existe-t-il une constipation opiniâtre, souvent même des vomissemens ; enfin le pouls ne prend-il aucune fréquence, ou est-il au contraire rare, le malade est affecté de coliques nerveuses ou métalliques.

370. Le ventre est-il balonné, excessivement sensible dans l'une de ses régions ou dans toute son étendue, ne peut-il supporter sans une grande douleur la moindre pression ; la constipation est-elle opiniâtre, la langue blanchâtre et humide ; le pouls est-il petit, serré et fébrile ; les traits de la face sont-ils grippés, qu'il y ait des vomissemens ou qu'il n'y en ait pas, le péritoine est le siége de l'inflammation.

371. Existe-t-il une tumeur dure, irrégulière à l'épigastre ; les digestions sont-elles difficiles, pénibles, accompagnées de rapports, de vomissemens de matières brunâtres, les parois de l'estomac ont éprouvé une dégénérescence squirrheuse, cancéreuse, etc.

372. Une douleur sourde a-t-elle son siége dans l'hypocondre droit, et la pression du bord des fausses côtes droites est-elle sensible, les garde-robes sont-elles supprimées ou grisâtres, la peau et les muqueuses prennent-elles une teinte jaune ; les urines sont-elles troubles, safranées ; le décubitus a-t-il lieu sur le côté douloureux, le foie est enflammé.

373. Nous bornerons à cet exposé des maladies les plus communes aux organes contenus dans les trois cavitées splanchniques, les données générales que nous avons cru devoir fournir sur la manière de procéder à la connaissance du diagnostic. Nous espérons qu'à l'aide de ce procédé analytique, et en marchant ainsi par voies d'exclusion, l'observateur reconnaîtra dans le plus grand nombre de cas, la cavité qui renferme l'organe malade, cet organe lui-même et la manière dont il est affecté. Nous renvoyons pour de plus amples développemens à la seconde partie de cet ouvrage.

DEUXIÈME PARTIE.

SIGNES DIAGNOSTIQUES

ET

ANATOMIE PATHOLOGIQUE.

MALADIES DE L'ENCÉPHALE

ET DE SES DÉPENDANCES.

FONGUS DE LA DURE-MÈRE.

374. *Signes diagnostiques.* Maladie rare, propre à tous les âges, n'occasionant quelquefois aucun phénomène pathologique, ou n'ayant que des signes très-incertains, susceptible à peine d'être reconnue lorsque, chez un sujet atteint de syphilis ancienne, ou à la suite d'une contusion du crâne, de violentes céphalalgies, gravatives ou lancinantes, continues ou intermittentes,

accompagnées ou non de symptômes cérébraux, épileptiformes, comateux ou paralytiques, sont suivies, au bout d'un temps assez long, de l'apparition d'une tumeur, dont le siége occupe ordinairement la voûte ou la base du crâne, quelquefois même l'orbite, et qui présente les caractères suivans : tumeur plus ou moins dure, indolente ou très-douloureuse, faisant des progrès peu rapides, offrant des pulsations de soulèvement, pouvant être quelquefois réduite en partie ou en totalité, et permettant alors de sentir les bords de l'ouverture qui lui a donné passage, lesquels sont irréguliers et couverts d'aspérités. Cette tumeur donne lieu à des symptômes paralytiques ou comateux lorsqu'on la comprime de haut en bas, de manière à exercer une pression sur le cerveau; elle ne développe, au contraire, que de la douleur, ou même aucun effet particulier, lorsque la compression ne porte que sur elle, sans agir sur l'encéphale. Quelquefois les accidens cérébraux diminuent sensiblement ou cessent complètement lorsque le fongus s'est fait jour hors du crâne.

375. *Maladies qu'on peut confondre.*

Cette maladie peut être confondue, dans sa première période, avec toutes les dégénérescences du cerveau ou de ses enveloppes, et, dans la seconde, avec l'encéphalocèle, avec des végétations vasculaires de la dure-mère, consécutives à des blessures, avec des abcès, avec certaines loupes, enfin avec l'anévrysme des artères temporale et occipitale.

376. *Caractères anatomiques.* Tumeurs fibreuses, souvent traversées par de nombreux vaisseaux sanguins très-développés, présentant quelquefois des points de ramollissement ou de dégénérescence, avec du sang épanché dans leur tissu, pouvant être uniques ou multiples, enkystées, circonscrites, plus ou moins irrégulières, aplaties lorsqu'elles n'ont point encore fait issue à travers le crâne, ou, dans le cas contraire, ayant la forme d'un champignon, dont le pédicule correspond à l'ouverture pratiquée à cette boîte osseuse. La portion d'os en contact avec le fongus est ordinairement le siége d'une érosion qui s'observe surtout à sa face interne; souvent il existe des aspérités qui pénètrent dans la tumeur et sont la cause

des violentes douleurs qui s'y font ressentir. Dans quelques cas, les fongus de la dure-mère paraissent appartenir à la dégénérescence cancéreuse de cette membrane, et ils coïncident alors avec une dégénérescence semblable de plusieurs autres tissus.

ENCÉPHALOCÈLE.

377. *Signes diagnostiques.* Tumeur arrondie, molle, sans changement de couleur à la peau, peu ou point douloureuse, offrant des pulsations isochrones à celles du pouls, diminuant ou disparaissant complètement sous la pression, augmentant par les cris, la toux, l'éternuement et l'expiration forcée, ne s'accompagnant, en général, d'aucun symptôme cérébral, à moins de complication, s'observant de préférence chez les enfans, et surtout chez les nouveau-nés, existant alors vers les fontanelles et les sutures, dont l'ossification a été tardive ; pouvant également avoir lieu à tous les autres âges de la vie, à la suite de carie du crâne ou de plaies avec perte de substance des os, déterminant des phénomènes comateux, paralyti-

ques et quelquefois spasmodiques, lorsqu'on la comprime fortement dans quelque sens que ce soit ; enfin laissant distinguer au toucher les bords de l'ouverture qui existe à sa base.

378. *Maladies qu'on peut confondre*. Les engorgemens sanguins du tissu cellulaire sous-cutané du crâne, chez les enfans nouveau nés, et les fongus de la dure-mère chez les adultes.

379. *Caractères anatomiques*. L'encéphalocèle congéniale est le plus ordinairement formée par le cerveau, rarement par le cervelet ; elle est renfermée tantôt dans les méninges et tantôt dans les seuls tégumens du crâne, les premières ayant été détruites ; souvent alors il existe des altérations variées de la pulpe cérébrale ou des épanchemens de diverse nature dans le sac qui contient la tumeur. Dans l'encéphalocèle accidentelle la dure-mère est plus ou moins épaissie et altérée, quelquefois même elle est adhérente au cuir chevelu ; le cerveau est alors presque toujours sain.

INFLAMMATION DE LA DURE-MÈRE.

380. *Signes diagnostiques.* Cette inflammation est très-rare, à moins qu'elle ne soit le résultat de fortes contusions du crâne, de fractures ou de plaies avec perte de substance de ces os. Elle donne lieu à une céphalalgie violente qui se complique souvent avec l'arachnitis, l'encéphalite ou les épanchemens sanguins. Elle s'accompagne, dans le plus grand nombre des cas, d'une paralysie dont les progrès sont gradués, qui a été précédée de frissons, et dans laquelle on n'a point observé de délire, ni de phénomènes spasmodiques préalables. Cette paralysie porte sur un des côtés du corps, opposé ordinairement à celui où existe la contusion. Elle est plus ou moins partielle, selon que l'épanchement purulent couvre une surface plus ou moins étendue. Lorsque le crâne est fracturé et qu'il existe un intervalle sensible entre les fragmens osseux, le pus se fait jour à travers. Si la plaie est avec perte de substance, et que la dure-mère soit mise à nu, il est facile de constater son inflammation

par la présence de bourgeons celluleux et vasculaires qui se montrent à sa surface, et par le pus qui s'en écoule.

381. *Maladies qu'on peut confondre.* L'arachnitis, l'épanchement sanguin consécutif à une lésion externe, la première période des tumeurs fongueuses de la dure-mère et celle de certaines dégénérescences cancéreuses du cerveau.

382. *Caractères anatomiques.* Rougeur plus ou moins intense, souvent tirant sur le brun ou le violacé, avec développement de végétations vasculaires, qui se réunissent quelquefois à de semblables, existant sur le crâne ou sur les tégumens enflammés, et passent dans certains cas à l'état cartilagineux ou osseux; épaississement et quelquefois exfoliation de cette membrane; présence du pus sur sa surface, surtout vers les parties latérales et inférieures, où ce liquide se réunit.

ARACHNITIS CÉRÉBRALE.

383. Cette inflammation présente des signes diagnostiques différens, selon qu'elle existe à la convexité, à la base du cerveau,

ou dans les ventricules, et qu'elle est aiguë ou chronique. Nous allons la faire connaître dans l'un et l'autre de ces cas.

384. *Signes diagnostiques de l'arachnitis de la convexité.* Age de 15 à 40 ans; causes exerçant une action directe sur la tête, telles que contusion du crâne, ustion, insolation, érysipèle du cuir chevelu, ou prédisposant par leur nature au développement d'inflammations, comme suppression de flux sanguin, abus de boissons spiritueuses, coïncidence de phlegmasies de toutes les autres séreuses. Début par une céphalalgie dont le siége est variable, qui devient bientôt violente, et coexiste souvent avec une chaleur vive de la tête, une coloration de la face et une injection des conjonctives; quelquefois à cette époque, vomissemens spontanés, se répétant ordinairement après l'ingestion des liquides, et existant sans aucuns signes de gastrite, à moins que l'arachnitis ne soit consécutive à cette dernière maladie; état d'agitation ou d'inquiétude, augmentation de l'irritabilité de la vue, mobilité de l'œil, parole brève, prononciation un peu altérée, mémoire infidèle, mouve-

mens brusques, fièvre concomitante. Plus tard, délire remplaçant la céphalalgie, se liant le plus ordinairement à l'état de réaction générale du sujet, offrant des formes très-variées, cessant quelquefois par instant, et la céphalalgie reparaissant alors, s'accompagnant de mouvemens désordonnés, mais cependant volontaires, déterminant un état d'ivresse et de stupeur de la face, un air hébété ou une diminution générale de la sensibilité. Enfin, l'arachnitis de la convexité présente une troisième période caractérisée par le passage gradué du désordre intellectuel à un anéantissement, à une suspension plus ou moins complète des facultés mentales et de la sensibilité générale, ainsi qu'à un état d'immobilité des pupilles; ce coma se joint ordinairement à un trismus, moins souvent à des soubresauts des tendons dans l'un ou l'autre bras, ou bien à une rigidité des muscles avec ou sans convulsions, portant alors sur les deux côtés du corps et de préférence sur les membres supérieurs; à ces différens symptômes succède une résolution générale qui bientôt est suivie de la mort. L'inflammation de l'arachnoïde peut aussi débuter par l'une des deux dernières périodes que nous venons de décrire, et ne pas présenter la première.

385. L'arachnitis peut encore, lorsqu'elle a été déterminée par une contusion de la tête, déterminer une paralysie des membres d'un côté du corps. L'hémiplégie ne survient alors qu'au bout de quelques jours; elle est précédée de délire ainsi que des différens symptômes indiqués ci-dessus, et ne s'établit jamais que d'une manière successive.

386. Chez les sujets lymphatiques, faibles et capables de peu de réaction, le délire peut être remplacé par des rêvasseries, un état d'affaissement devenir le caractère principal de la maladie, la stupeur être plus marquée, le coma plus prompt, et les symptômes cérébraux et fébriles, en général, moins bien dessinés.

387. *Signes diagnostiques de l'arachnitis de la base et des ventricules.* Phelgmasie propre à l'enfance, pouvant cependant se développer chez l'adulte, mais coïncidant le plus ordinairement alors avec celle de la convexité, caractérisée par une céphalalgie

qui occupe de préférence le front et les tempes, qui s'accompagne de fièvre, de langueur générale, d'abattement, de tristesse, souvent de vomissemens spontanés et d'une somnolence plus ou moins continuelle, sans aucun désordre de l'intelligence. A ces phénomènes succède fréquemment d'une manière brusque une perte complète des sens, de la sensibilité générale et des fonctions intellectuelles, avec des spasmes variés, de l'un et l'autre côté du corps, continus, ou revenant par accès plus ou moins prolongés, et ayant principalement leur siége aux yeux, à la bouche et aux membres supérieurs; quelquefois il s'y joint un renversement de la tête en arrière, ce qui indique alors que l'arachnoïde de la protubérance cérébrale a pris part à l'inflammation. Souvent aussi pendant le cours de cette maladie, on observe des rémissions marquées, qui bientôt sont suivies de nouveaux accidens convulsifs et comateux, jusqu'à l'époque où ces derniers persistent seuls et s'accompagnent de la résolution des membres; le pouls éprouve quelquefois dans ce cas un ralentissement très-marqué.

C'est à cette période que les pupilles offrent le plus constamment une dilatation considérable.

388. Chez l'adulte, la langueur et la somnolence remplacent les phénomènes spasmodiques que l'on observe chez l'enfant; il n'y a point de délire, mais une faiblesse et une inactivité intellectuelle plus ou moins marquées: les réponses sont justes, et le malade peut parler raisonnablement lorsqu'on l'excite; enfin le coma et la résolution des membres vont croissant jusqu'à l'issue funeste de la maladie.

389. *Signes diagnostiques de l'arachnitis chronique.* Des congestions sanguines, continues et fréquemment répétées la précèdent et l'entretiennent; sa marche est essentiellement lente; ses symptômes dans son principe sont faiblement dessinés; ils se rapportent tous à ceux dont nous avons parlé plus haut. La parole est d'abord embarrassée; les idées offrent de légères incohérences lorsque l'inflammation débute par l'arachnoïde de la convexité, ce qui est le plus ordinaire; la démarche est vacillante, les membres sont souvent agités de trem-

blemens continuels; le trouble intellectuel fait des progrès peu rapides, mais constans, puis finit par constituer un véritable délire maniaque, dont l'exagération dans les idées et l'ambition font le caractère dominant, selon M. Bayle, qui le premier a décrit cette variété de l'arachnitis. Les mouvemens généraux deviennent de plus en plus difficiles de l'un et l'autre côté du corps, l'intelligence s'affaiblit progressivement, et la démence remplace la manie; la prononciation est alors très-embarrassée ou nulle; enfin l'idiotisme et la paralysie générale terminent cette maladie, dont la durée peut être de plusieurs années, et pendant le cours de laquelle les fonctions organiques, telles que la digestion, la circulation et la respiration, restent parfaitement libres, tandis que les phénomènes paralytiques et le désordre intellectuel sont toujours dans des rapports égaux. Souvent on observe pendant les derniers temps, des spasmes accompagnés de perte de connaissance, continus, périodiques, ou revenant à des époques irrégulières.

390. Nous ne devons pas terminer l'his-

toire diagnostique de l'arachnitis, sans faire remarquer que lorsqu'il existe une complication de phlegmasie grave des organes thoraciques ou abdominaux, les phénomènes cérébraux sont toujours beaucoup plus obscurs, et exigent en conséquence une attention plus scrupuleuse.

391. *Maladies qu'on peut confondre.* Les maladies que l'on peut confondre avec l'inflammation de l'arachnoïde sont, pour l'arachnitis de la convexité, les congestions permanentes de la pie-mère, l'encéphalite surtout lorsqu'elle est superficielle et générale, la gastro-entérite, certains typhus et quelques empoisonnemens; pour celle de la base, l'hydropisie des ventricules, le ramollissement double des hémisphères cérébraux, celui du corps calleux ou du cervelet; la présence de vers dans le canal alimentaire; enfin, pour l'arachnitis chronique, l'hydrocéphale et les diverses dégénérescences chroniques du cerveau.

392. *Caractères anatomiques.* Les régions de l'arachnoïde les plus communément enflammées correspondent pour leur ordre de

fréquence (1) à la convexité des hémisphères, à l'entrecroisement des nerfs optiques, au cervelet, à l'intérieur des ventricules, à la protubérance annulaire, enfin à la face interne des hémisphères cérébraux. Lorsque l'arachnitis n'a duré que quelque jours, et qu'elle a été légère, cette membrane ne présente aucun changement appréciable; elle conserve sa transparence et sa ténuité naturelles, et ne peut être détachée des circonvolutions cérébrales sans se déchirer; à plus forte raison encore ne la sépare-t-on qu'avec la plus grande difficulté de la pie-mère. La rougeur et la consistance qu'elle paraît offrir dans ce cas appartiennent entièrement à cette dernière membrane, dont les vaisseaux et le tissu cellulaire sont augmentés de volume et considérablement injectés. A une époque plus avancée de la maladie l'arachnoïde acquiert une augmentation réelle d'épaisseur et de densité; elle perd de sa transparence et de-

---

(1) Voyez nos *Recherches sur l'inflammation de l'arachnoïde*, pag. 76, 204.

vient d'une couleur plus ou moins laiteuse. Ces différens états sont d'autant plus marqués que l'inflammation a été intense et a duré plus long-temps : cependant jamais cet épaississement n'est bien considérable, et rarement il parvient à donner à l'arachnoïde l'aspect de la plèvre; la séreuse cérébrale peut alors être facilement détachée de la pie-mère, par fragmens assez étendus pour constater l'altération de son tissu, et pour qu'on puisse reconnaître que cette augmentation d'épaisseur ne tient point aux filamens cellulaires qui y adhèrent toujours si fortement. La pie-mère, dans ces cas, est moins injectée; le tissu cellulaire sous-arachnoïdien et celui qui réunit ses nombreux vaisseaux sont pénétrés par un fluide séreux ou albumineux, qui leur est intimement combiné, de manière à ne former qu'une seule membrane épaisse et blanchâtre, dont il est souvent possible d'exprimer par la pression un liquide séroso-purulent. La pie-mère présente ordinairement ces caractères sur une étendue plus ou moins large du cerveau, et surtout vers la partie supérieure de ses hémisphères. Dans les régions où le tissu sous-arachnoïdien est plus lâche et plus abondant, comme entre les circonvolutions cérébrales, dans les scissures de Sylvius, et particulièrement vers l'entrecroisement des nerfs optiques et aux environs de la protubérance annulaire, la sérosité, en s'enfiltrant dans les mailles de ce tissu, lui donne l'aspect d'un fluide gélatineux répandu sur l'encéphale. Le pus existe quelquefois par couche sur l'arachnoïde, principalement lorsque l'inflammation de cette membrane a été déterminée par une contusion de la tête; mais plus ordinairement au lieu de pus, on y trouve un liquide séreux ou séro-sanguinolent. Dans certains cas l'arachnoïde est recouverte par des fausses membranes plus ou moins épaisses, et plus ou moins étendues. Rarement on trouve des adhérences entre les deux feuillets de la séreuse, et plus rarement encore l'inflammation est bornée à son feuillet crânien. Il serait utile alors de constater si la rougeur appartient à la séreuse, ou si elle dépend de l'injection de la dure-mère. Les adhérences de la pie-mère à la pulpe cérébrale sont au contraire très-communes. Enfin, l'arachnoïde, surtout celle des ventricules, peut être dépolie, rugueuse, chagrinée et couverte de petites granulations, qui, lorsqu'elles sont peu marquées, lui donnent un aspect pulvérulent, et ne peuvent être bien distinguées qu'en examinant cette membrane horizontalement et au grand jour. Lorsque ces granulations existent à la partie supérieure des hémisphères, il faut faire attention à ne point les confondre avec les glandes de Pacchioni, lesquelles sont toujours beaucoup plus nombreuses, plus rapprochées, plus grosses et plus blanchâtres. Des bulles d'air infiltrées au-dessous de la pie-mère pourraient également donner lieu à une semblable méprise, mais il est facile de s'en garantir en détachant la membrane de dessus le cerveau. L'arachnoïde ainsi que la pie-mère peuvent encore être complètement détruites par le fait d'une inflammation qui étend alors ses effets jusqu'à la partie correspondante de l'encéphale. D'autres fois on trouve dans l'épaisseur de cette membrane de petites lames blanchâtres, plus épaisses à leur centre que partout ailleurs, qui peuvent, au premier abord, en imposer pour un liquide savonneux répandu sur sa surface, et qui se rapprochent beaucoup du tissu cartilagineux. Enfin, on rencontre fréquemment, dans les ventricules, des épanchemens séreux, séro-sanguinolens ou séro-purulens, qui sont d'autant plus abondans que l'inflammation est plus voisine de la base, ou qu'elle a lieu dans les ventricules eux-mêmes. Souvent, dans ces cas, la portion du cerveau qui forme les parois des ventricules latéraux, principalement chez les enfans, se ramollit dans une étendue plus ou moins considérable, surtout vers la cavité digitale, la voûte à trois piliers et le corps calleux. Ce ramollissement, qui ne s'accompagne alors d'aucune injection sanguine et dans lequel la pulpe cérébrale conserve une couleur d'un blanc mat, peut être porté jusqu'à la diffluence.

HYDROCÉPHALE AIGUE ESSENTIELLE.

393. *Signes diagnostiques.* Céphalalgie frontale ou temporale, augmentant d'une manière graduée, survenant pendant

le premier septenaire de la vie et souvent pendant le travail de la dentition; vomissemens fréquens; lenteur des mouvemens, qui n'ont lieu qu'avec répugnance; inquiétude, malaise, irritabilité de la vue, ordinairement avec resserrement et immobilité des pupilles; tendance à l'assoupissement, réveil en sursaut, sommeil léger, pendant lequel il existe souvent des grincemens de dents. Plus tard, la céphalalgie n'est plus sentie, ou l'enfant ne l'exprime alors que par des cris aigus et en portant automatiquement ses mains vers la tête. Le décubitus a lieu sur le dos, l'assoupissement fait des progrès rapides, la sensibilité se perd de plus en plus, le coma est interrompu par des convulsions momentanées, dont le siége ordinaire est l'œil, la bouche et les membres thoraciques; quelquefois il s'y joint un strabisme permanent ou le renversement de l'œil en haut; les pupilles sont dilatées et immobiles, ou, dans quelque cas même, agitées d'oscillations continuelles; le pouls se ralentit et devient irrégulier; enfin assez constamment il existe de la constipation. C'est à cette époque surtout que l'on remarque des rémissions dans les principaux symptômes, qui se dissipent plus ou moins complètement, et pendant la durée desquelles le malade recouvre l'intelligence et accuse alors de la céphalalgie. Lorsque la mort n'a pas lieu dans la période comato-convulsive, un collapsus succède à cette dernière, les pupilles se dilatent de plus en plus, les membres sont dans un état de résolution et d'insensibilité générale, le pouls reprend de la fréquence, la peau se refroidit ou se couvre de sueur, la respiration devient irrégulière, et la mort vient mettre un terme à cet état, qui peut se prolonger ainsi pendant quelques jours.

394. *Maladies qu'on peut confondre*. L'arachnitis de la base du lobe moyen, le ramollissement des parois des ventricules latéraux, la présence des vers dans le canal intestinal.

395. *Caractères anatomiques*. L'arachnoïde des ventricules latéraux et de la base du cerveau ne présente aucune altération; celle de la convexité est sèche; les circonvolutions supérieures des hémisphères sont aplaties et effacées, et on y sent une fluc-

tuation manifeste ; les ventricules latéraux, considérablement dilatés, sont remplis par une sérosité limpide, citrine et sans flocons ; la dilatation a lieu particulièrement vers la cavité digitale ; le troisième et le quatrième ventricule participent peu à cette hydropisie ; l'ouverture de communication des ventricules latéraux avec le moyen est considérablement augmentée. Quelquefois on ne trouve pas de sérosité dans ces cavités quoiqu'elles soient dilatées ; mais alors c'est que le liquide a été résorbé quelque temps avant la mort. La pie-mère qui enveloppe la surface extérieure du cerveau peut être gorgée de sang ; mais souvent aussi cet état n'existe pas, et dans aucun cas il ne doit être regardé comme la cause de l'hydropisie des ventricules latéraux. Enfin, lorsque la maladie a duré long-temps, la cavité digitale, la voûte à trois piliers et le corps calleux peuvent être ramollis, ainsi que nous l'avons fait connaître en parlant de l'arachnitis des ventricules.

HYDROCÉPHALE CHRONIQUE.

396. *Signes diagnostiques.* Ordinairement originaire, et reconnaissable alors à une augmentation excessive du volume de la tête, avec écartement des sutures, transparence des fontanelles et fluctuation sensible à la pression. L'activité des sens et de l'intelligence est considérablement diminuée ou complètement nulle; les mouvemens sont faibles ou tout-à-fait anéantis; quelquefois des convulsions ont lieu; la tête ne peut être soutenue, et retombe continuellement sur les épaules ou sur la poitrine. Dans quelques cas, le crâne a conservé son diamètre naturel, mais on observe alors vers l'occipital, rarement au front, une tumeur fluctuante, ordinairement transparente, sans douleur, ni chaleur, ni rougeur, enveloppée par les méninges, et dont la pression, en faisant refluer le liquide dans le cerveau, détermine des symptômes comateux ou convulsifs. Si l'hydrocéphale est survenue après la première année, l'augmentation successive du crâne et l'affaiblis-

sement gradué des fonctions sensitives et locomotrices suffisent pour la faire reconnaître ; la céphalalgie devient de moins en moins intense à mesure que la maladie fait des progrès.

397. *Maladies qu'on peut confondre.* L'hydrocéphale congéniale pourrait quelquefois être confondue avec l'encéphalocèle; chez l'adulte elle peut l'être avec diverses dégénérescences chroniques du cerveau, comme avec les tumeurs hydatiques, dont dont souvent elle n'est que la suite.

398. *Caractères anatomiques.* Épanchement de sérosité citrine plus ou moins abondante, avec écartement des sutures et ossification incomplète des os auxquels elles appartiennent ; dans certains cas même, quelques-uns d'entre eux peuvent manquer complètement. Lorsque le sujet a survécu plusieurs années à la maladie, les fontanelles sont occupées par une substance fibreuse, et les os présentent un amincissement et un élargissement considérables. Si l'épanchement existe à la surface du cerveau, ce viscère, réduit à un petit volume, est refoulé vers la base du crâne ; si, au con-

traire, l'épanchement occupe les ventricules latéraux, les hémisphères cérébraux sont changés en une vaste poche membraniforme, dont la surface extérieure est accolée aux méninges.

HYDATIDES DU CERVEAU.

399. *Signes diagnostiques.* Nul signe ne peut faire distinguer cette maladie des diverses tumeurs développées dans le cerveau. Les hydatides existent souvent sans donner lieu à aucun phénomène pathologique ; d'autres fois elles déterminent des céphalalgies irrrégulières, des vertiges, des extases et des convulsions, auxquels il est impossible de reconnaître une cause occasionelle quelconque. La mort survient ordinairement d'une manière brusque.

400. *Maladies qu'on peut confondre.* Toutes les dégénérescences chroniques du cerveau et des méninges.

401. *Caractères anatomiques.* Corps vésiculaires appartenant aux genres acéphalocyste, polycéphale et échinococcus, pouvant être multiples ou solitaires ; ils occupent

de préférence les ventricules latéraux, et plus rarement l'épaisseur des hémisphères; dans ce dernier cas, ils se forment une seconde enveloppe aux dépens de la substance cérébrale, qui augmente de densité et prend l'aspect d'une membrane blanchâtre, semblable à la pellicule d'un œuf; sa surface interne, celle qui est contiguë à l'hydatide, est lisse, et peut se détacher très-facilement du cerveau. Les vers vésiculaires offrent des volumes variés, depuis un pois jusqu'à un gros œuf.

ÉPANCHEMENT SANGUIN (hors de la pulpe).

402. *Signes diagnostiques.* Le plus ordinairement, après une contusion violente sur la tête, une paralysie subite avec rigidité ou avec flaccidité des muscles se développe d'un seul côté du corps ou des deux, en s'accompagnant quelquefois de phénomènes spasmodiques, et plus souvent d'un état comateux; dans les cas, au contraire, où les facultés intellectuelles ne sont pas complètement anéanties, le malade peut accuser une forte céphalalgie ou

même délirer. Cette maladie, qui entraîne si souvent à sa suite l'arachnitis et la céphalite, tient de ces deux inflammations, et rentre naturellement dans chacune d'elles.

403. *Maladies qu'on peut confondre.* La désorganisation d'une portion de l'encéphale, la congestion du cerveau, sa simple commotion.

404. *Caractères anatomiques.* Épanchement de sang entre le crâne et la dure-mère, dans la cavité de l'arachnoïde, ou entre la pie-mère et le cerveau, résultant le plus généralement de la rupture de quelque vaisseau, et rarement d'une exhalation sanguine. Le liquide, dans ces différens cas, est coagulé et étendu en nappe sur l'encéphale ou entre ses circonvolutions; quelquefois il en existe dans les ventricules latéraux, dont la cloison peut etre déchirée. Les méninges sont toujours alors le siége d'une congestion excessivenment considérable, et particulièrement la pie-mère, dont tous les vaisseaux sont gorgés de sang. Le cerveau participe souvent à cet état.

CONGESTION CÉRÉBRALE. (Coup de sang.)

405. *Signes diagnostiques.* Pesanteurs de tête, vertiges suivis d'une perte de connaissance subite ou d'un embarras dans la parole avec résolution complète des membres des deux côtés du corps ou d'un seul, et quelquefois symptômes spasmodiques momentanés. Ces divers phénomènes, qui ne sont que de courte durée, de plusieurs heures ordinairement, ne se prolongent guères au-delà de trois à quatre jours, et se terminent par la mort ou le retour à la santé.

406. *Maladies qu'on peut confondre.* L'hémorrhagie de la substance cérébrale, certaines hydropisies des ventricules, l'encéphalite, la fièvre nerveuse.

407. *Caractères anatomiques.* La substance cérébrale et ses diverses enveloppes sont le siége d'une congestion sanguine considérable: le sang s'échappe du cerveau par petites gouttelettes lorsqu'on l'incise; mais sa consistance n'est nullement diminuée.

APOPLEXIE. (Hémorrhagie de la substance cérébrale.)

408. *Signes diagnostiques*. Age de 50 à 70 ans ; hypertrophie du ventricule gauche, disposition héréditaire à l'apoplexie, ou attaques précédentes ; apparition subite d'une paralysie plus ou moins complète du sentiment et du mouvement, n'étant précédée, en général, d'aucun prodrome et d'aucune douleur de tête, ayant lieu de tout un côté du corps, ou seulement dans une de ses régions, et s'accompagnant d'une résolution immédiate des muscles des parties affectées. Dans l'hémorrhagie cérébrale, la paralysie est toujours longue, et sa durée se prolonge d'autant plus que l'épanchement est plus considérable. L'intelligence, quoique affaiblie, se conserve cependant, à moins qu'il n'existe un coma très-profond. La respiration est plus ou moins stertoreuse. Dans le principe on n'observe point de fièvre, le pouls est dur et plein ; point de céphalalgie pendant le cours de la maladie, point de vomissemens répétés à son début ; au contraire, difficulté de

les provoquer ; constipation ou rétention d'urine. Lorsque la paralysie porte sur la face, ce qui est généralement constant, la pointe de la langue est dirigée du côté paralysé ; la commissure du côté sain est tirée en haut et en dehors, quand le malade met cet organe en mouvement, tandis que, de l'autre, elle est pendante et abaissée, ou seulement immobile ; moins souvent les muscles de la joue du côté paralysé et ceux de la paupière sont dans un état de relâchement plus ou moins complet ; la pupille est insensible, et quelquefois dilatée ; enfin, la tête est entraînée par les muscles restés sains, tandis que ceux du côté opposé sont dans un état de résolution. Rarement la paralysie survient en même temps des deux côtés du corps ; mais si cet effet a lieu, le malade est alors plongé dans un carus profond. Il arrive quelquefois qu'après une première paralysie, une seconde se déclarant sur le côté resté sain, pourrait faire croire à l'existence d'une paralysie double, survenue dans le même moment ; mais le commémoratif préviendra facilement cette erreur.

409. *Maladies qu'on peut confondre.* L'apoplexie peut être confondue avec l'encéphalite, le ramollissement du cerveau, avec l'épanchement sanguin à sa surface, et dans quelques cas avec certaines névralgies.

410. *Caractères anatomiques.* Épanchement de sang plus ou moins considérable dans l'hémisphère du cerveau opposé à celui où existe la paralysie. Ce liquide est réuni dans un seul foyer, ou répandu dans une multitude de petites cavités; d'autres fois il est intimement combiné à la substance cérébrale, et forme une bouillie d'un rouge brun. Lorsque l'épanchement est récent, qu'il ne date que de quelques jours, le sang est noirâtre, en partie coagulé, adhérent à la pulpe cérébrale, et pouvant en être complètement débarrassé par des lotions aqueuses, qui en emportent alors des fragmens. La portion de cerveau qui sert de parois au caillot sanguin est déchirée, et présente des anfractuosités nombreuses; sa consistance est de beaucoup diminuée; sa couleur est d'un rouge d'acajou foncé, qui s'éclaircit à mesure que l'on s'éloigne du centre du foyer; cette altéra-

tion des parois ne s'étend guères au-delà de deux à trois lignes d'épaisseur. Des lambeaux de substance cérébrale, plus ou moins ramollis, simulent souvent des caillots, et sont mêlés au fluide épanché.

411. A une époque plus avancée, la substance cérébrale qui entoure le caillot, après s'être ramollie, devient plus ferme et d'une couleur rougeâtre, puis passe au jaune d'ocre; une exhalation séreuse s'établit autour du caillot, qui lui-même diminue graduellement de volume, en prenant de la densité et en perdant de sa couleur primitive; après avoir été noirâtre, rougeâtre, jaunâtre, et enfin grisâtre, il finit par être absorbé; les parois de la caverne se rapprochent alors, contractent des adhérences et finissent par présenter une véritable cicatrice linéaire, tirant un peu sur le jaune, et qui se forme au moyen de liens celluleux et vasculaires; d'autres fois, ces parois sont vides et ne font que se rapprocher par contiguité; enfin, dans quelques cas, les parois du foyer sanguin se recouvrent d'une fausse membrane très-tenue, qui prend successivement de la consistance, et se change en un kyste

contenant une sérosité rouge, roussâtre, puis jaunâtre, dans laquelle nage le caillot, qui lui-même passe par les différens états dont nous avons parlé tout-à-l'heure. Après son absorption complète, les parois du kyste peuvent se réunir, comme cela a lieu pour les simples cavités. Souvent il existe dans le même hémisphère ou dans l'autre plusieurs de ces cavernes résultant d'anciennes attaques d'apoplexie. Dans l'hémorrhagie de la pulpe, les portions restées saines présentent, en général, à la section, une infinité de gouttelettes de sang, qui reparaissent lorsqu'on les essuie. Les vaisseaux de la pie-mère sont constamment gorgés de liquide, ainsi que les sinus de la dure-mère.

Les régions du cerveau où les épanchemens sanguins sont les plus communs, sont les corps striés, les couches optiques et les parties qui sont dans leur voisinage; assez souvent le sang pénètre dans le ventricule correspondant, ou même se fait jour dans celui du côté opposé, après avoir déchiré la cloison.

ENCÉPHALITE.

412. *Signes diagnostiques.* Tous les âges en sont atteints depuis l'enfance jusqu'à la vieillesse. Assez souvent il existe des phénomènes précurseurs, consistant en pesanteur de tête, tintemens d'oreille, illusions d'optique, irritabilité de la rétine, engourdissement d'un côté du corps, avec fourmillement ou douleur des membres, lorsque tout-à-coup il survient des contractions ou des convulsions, continues ou intermittentes, des muscles d'un côté du corps ou d'une seule de ses régions. Si les facultés intellectuelles ne sont pas complètement anéanties, le malade accuse de la céphalalgie, ordinairement du côté opposé à celui des contractions permanentes. L'intelligence n'est point alors troublée, il n'y a pas de délire, elle n'est qu'affaiblie. Quelquefois les membres contractés sont douloureux, surtout lorsqu'ils sont fléchis et qu'on veut les étendre; la pupille de ce côté est, dans quelques cas, resserrée; la paupière est fermée, et alors elle l'est par la contraction de l'or-

biculaire ; la commissure des lèvres est tirée en dehors lors même que la bouche est immobile ; mais quand elle opère des mouvemens volontaires, la commissure du côté opposé éprouve une déviation ; les muscles du col sont dans un état de rigidité et entraînent la tête de ce côté. Cependant ces divers phénomènes d'irritation diminuent graduellement d'intensité, et sont remplacés par des symptômes de collapsus; les muscles tombent dans un état de paralysie, avec flaccidité ; l'occlusion de la paupière a lieu par relâchement; la commissure des lèvres, naguères contractée, est pendante ; la tête et la bouche sont tirées en sens inverse de ce qu'elles étaient précédemment, c'est-à-dire du côté resté libre; la pupille se dilate, la sensibilité du côté affecté devient nulle, et l'intelligence s'anéantit complètement. Nous ferons remarquer que pour suivre ces divers effets, il faut observer le malade dès les premiers jours de l'encéphalite.

413. Si l'état de rigidité musculaire se développe après une paralysie subite, avec flaccidité, c'est que l'encéphalite succède à l'apoplexie. L parois du foyer où s'était fait

l'épanchement sanguin sont pris alors d'inflammation.

414. S'il survient des convulsions dans le côté du corps resté sain, et que ces convulsions ne soient pas suivies de paralysie, c'est qu'une arachnitis s'établit. Si, au contraire, une paralysie s'y développe, c'est qu'une nouvelle encéphalite s'empare de l'hémisphère du côté opposé.

415. Enfin, lorsque l'encéphalite succède à une arachnitis, surtout à celle de la base, comme cela a lieu ordinairement chez les enfans, un des côtés affectés de convulsions est pris de paralysie.

Selon que l'encéphalite présente tel ou tel phénomène, on peut soupçonner la désorganisation de telle ou telle région du cerveau.

416. Les lésions d'un membre thoracique paraissent se rapporter à l'altération des radiations postérieures de la couche optique du côté opposé; celles de l'extrémité abdominale, aux radiations de la moitié antérieure du corps strié.

417. La paralysie des deux côtés du corps avec ou sans symptômes spasmodiques, dé-

note l'altération de la partie centrale de la protubérance annulaire.

418. L'absence de paralysie et de rigidité musculaire de l'un et l'autre coté du corps, une excessive sensibilité des tégumens du tronc au moindre contact, et la coïncidence d'un coma progressif, peuvent faire présumer l'inflammation du corps calleux, du septum lucidum ou de la voûte à trois piliers.

419. La perte de la parole paraît dépendre de l'altération des lobules antérieures des hémisphères.

420. Le strabisme, la rotation du globe de l'œil, la dilatation, le resserrement, l'immobilité et l'oscillation permanente de la pupille, d'un côté, indiquent assez souvent l'altération de la superficie des tubercules quadrijumeaux opposés.

421. L'altération de la glande pituitaire, de sa tige et de la lame grise où elle se rend, entraîne dans quelques cas la cécité de l'œil opposé au nerf optique altéré ou comprimé derrière l'entrecroisement.

422. Quant aux altérations de transparence des membranes et des humeurs de l'œil, et à la paralysie des sens d'un côté de

la face, elles paraissent dépendre ou d'une altération du ganglion de la cinquième paire sur le rocher, ou d'une lésion des parois correspondantes du quatrième ventricule.

423. Enfin les désordres de la circulation, de la respiration et de l'appareil générateur, sans paralysie des membres des deux côtés du corps, à moins qu'il n'existe un épanchement d'un seul côté, indiquent la lésion de l'un ou de l'autre lobe du cervelet.

424. *Maladies qu'on peut confondre.* Le ramollissement, l'hémorragie de la substance cérébrale, la fièvre nerveuse, quelques cas d'arachnitis, surtout lorsqu'elle est circonscrite, des épanchemens locaux.

425. *Caractères anatomiques.* La substance cérébrale enflammée s'offre avec des caractères variés, selon l'époque à laquelle la maladie est parvenue. Lorsqu'elle ne date que de plusieurs jours, la matière blanche, et surtout la grise, prennent une couleur rosée ou légèrement rougeâtre; on y aperçoit des filamens vasculaires; la section, dans ce cas, ne laisse point écouler, comme dans la congestion, de petites gouttelettes de sang qui se renouvellent lorsqu'on les

essuie, et la densité du cerveau est toujours sensiblement diminuée dans ce point. Cet état, qui existe fréquemment dans la substance corticale des circonvolutions, à la suite d'arachnitis et des congestions de la pie-mère, présente souvent aussi une foule innombrable de petits points rouges, que les lotions ne peuvent complètement effacer. A un degré plus avancé de l'encéphalite, le cerveau est rouge, l'injection vasculaire est très-marquée, le ramollissement est plus considérable. Enfin, dans quelques cas, le sang est intimement combiné à la substance cérébrale, dont la couleur se rapproche de l'amaranthe, du rouge violet, ou de la lie de vin, sans qu'il existe d'épanchement sanguin, si ce n'est dans quelques points, où l'on en trouve de la grosseur d'une tête d'épingle; souvent alors le cerveau est dans un état de ramollissement extrême.

426. Lorsque l'inflammation parvient aux deux degrés dont on vient de parler, sans être suivie de mort, la pulpe perd graduellement de sa mollesse, et finit par devenir beaucoup plus dense que dans l'état na-

turel, en conservant pendant long-temps une couleur rougeâtre qui finit par passer au jaune d'ocre.

427. Le troisième degré de l'encéphalite est celui qui s'accompagne le plus ordinairement de suppuration; la couleur rouge se perd insensiblement; le sang fait place à un liquide séroso-purulent qui se combine à la pulpe cérébrale, s'y infiltre, et prend une couleur grisâtre, d'un blanc sale ou d'un vert jaunâtre, selon qu'il se trouve plus ou moins mélangé avec la substance même du cerveau. Le pus se réunit souvent alors dans des points plus ou moins étendus; tantôt il n'y en a qu'une ou deux gouttes, mais il est toujours évident et très-facile à reconnaître par sa ressemblance avec le pus phlegmoneux; tantôt il se trouve rassemblé et donne lieu à de longues fusées, ainsi qu'on l'observe surtout dans les circonvolutions; tantôt, enfin, il occupe tout le centre d'un hémisphère, ou, extravasé dans la substance cérébrale, il y forme des clapiers, dans lesquels on rencontre des fragmens de cette même substance; d'autres fois, plusieurs petits foyers se réunis-

sent entre eux pour en former un grand

428. Les foyers du cerveau peuvent, dans certains cas, en être isolés par une membrane accidentelle, développée aux dépens de sa substance, et formée des débris du tissu cellulaire et des vaisseaux qui n'ont point été détruits par la suppuration ; ceux-ci, refoulés à la circonférence de ces cavernes, s'entrelacent en réseau vasculaire et celluleux, s'organisent insensiblement, prennent de l'accroissement et se changent en une membrane, dont l'épaisseur et la densité augmentent graduellement. La surface interne de ces kystes devient lisse ; le pus qu'ils renferment prend de plus en plus les caractères du pus du tissu cellulaire, par la fonte progressive de la substance cérébrale, et finit par devenir blanc, jaunâtre ou verdâtre, bien lié, et parfaitement homogène. Souvent, lorsque l'abcès est situé vers les circonvolutions, la pie-mère et l'arachnoïde épaissies concourent à la formation de ses parois. Il est assez rare que le pus des abcès enkystés du cerveau ait de l'odeur ; mais il n'en est point de même de celui qui survient à la suite de la carie

des os du crâne, et particulièrement du rocher : dans ce cas, il est toujours infect, et les membranes du cerveau sont altérées et perforées.

429. Le siége le plus ordinaire de l'encéphalite est dans la substance grise. Le corps strié, la couche des nerfs optiques, les circonvolutions, la protubérance annulaire et le cervelet sont les parties le plus généralement affectées.

RAMOLLISSEMENT DU CERVEAU.

430. *Signes diagnostiques.* Les mêmes que ceux de l'encéphalite, si ce n'est que les prodromes sont plus communs. Nous ajouterons seulement que quand l'intelligence se conserve sans aucun trouble, que la céphalalgie persiste long-temps, que la somnolence devient le symptôme principal, que la sensibilité et la myotilité diminuent graduellement, qu'enfin il n'existe ni paralysie, ni rigidité musculaire, ni convulsion, mais un simple état comateux, que les pupilles offrent de la dilatation, et qu'il s'y joint du strabisme, on peut soupçonner un

ramollissement du corps calleux, du septum lucidum ou de la voûte à trois piliers (1).

431. *Maladies qu'on peut confondre.* Le ramollissement est très-facile à confondre avec l'encéphalite, la fièvre nerveuse, l'arachnitis de la base chez l'adulte, et s'il existe des convulsions, avec la même inflammation chez l'enfant.

432. *Caractères anatomiques.* Mollesse plus ou moins considérable de la pulpe cérébrale, sans la moindre injection vasculaire, sans aucun changement de couleur appréciable, la portion médullaire étant d'un blanc mat, homogène, et la substance grise entièrement semblable à ce qu'elle est dans l'état naturel. Quel que soit le degré du ramollissement, quelle que soit sa diffluence, il est impossible d'y trouver la moindre trace de véritable pus; les sections que l'on fait au cerveau ne laissent point écouler de gouttelettes de sang. Si ce sont les circonvolutions qui sont affectées, la pie-mère correspondante n'offre point

(1) Pour ce qui est relatif aux lésions des autres régions du cerveau, voyez Encéphalite.

d'injection. Ce mode de désorganisation de l'encéphale ne s'accompagne jamais d'aucune odeur. Le ramollissement, sauf qu'il est borné à des régions plus ou moins étendues, présente absolument les mêmes caractères physiques qu'un cerveau conservé pendant plusieurs jours, et qui commence à se décomposer. Les parties les plus constamment affectées ne sont pas toujours celles dont la cohésion est la moindre dans l'état naturel; c'est ainsi que les parois des ventricules, les corps striés et les couches optiques sont plus fréquemment ramollis que le cervelet.

TUBERCULES ET CANCER DU CERVEAU.

433. *Signes diagnostiques.* Les seuls symptômes qui peuvent faire soupçonner l'existence des dégénérescences tuberculeuse, squirrheuse ou cancéreuse du cerveau, sont des céphalalgies violentes, continues ou intermittentes, coïncidant avec une perte complète de connaissance, et des phénomènes spasmodiques des deux côtés du corps, ou d'un seul; dans quelques cas,

il s'y joint une paralysie consécutive, et une diminution ou une abolition de l'intelligence et des sens. Ces diverses tumeurs se terminent en général par une encéphalite, qui offre les mêmes phénomènes que ceux dont nous avons parlé en traitant de cette maladie. Chez les enfans, les tubercules sont communs, et entraînent assez constamment à leur suite une hydropisie aiguë des ventricules, dont la forme, comme nous l'avons dit, est un état comato-convulsif. Souvent aussi ces tumeurs ne donnent lieu à aucun signe appréciable.

434. *Maladies qu'on peut confondre.* L'arachnitis de la base et des ventricules, l'encéphalite, le fongus de la dure-mère, les hydatides du cerveau.

435. *Caractères anatomiques.* Le tissu squirrheux, encéphaloïde ou tuberculeux, qui constitue ordinairement les dégénérescences du cerveau, se présente sous la forme de masses rondes et irrégulières, de la grosseur d'un pois à celle d'un œuf, dont la surface extérieure est souvent bosselée et d'une couleur grisâtre ou rougeâtre. Tantôt un seul de ces tissus entre dans la composition

de ces tumeurs ; tantôt plusieurs s'y trouvent combinés entre eux. Lorsqu'on les incise, on distingue à quelle espèce de dégénérations ils appartiennent. Souvent leur intérieur est ramolli et contient du sang épanché ; la portion de cerveau qui les entoure est en général dans un état de ramollissement plus ou moins considérable ; d'autres fois, au contraire, la dégénérescence se perd insensiblement dans la substance cérébrale, sans offrir aucune ligne de démarcation. Lorsque la tumeur s'étend jusque dans les circonvolutions, il est ordinaire de trouver une phlegmasie chronique de la pie-mère et de l'arachnoïde.

ÉPILEPSIE.

436. *Signes diagnostiques*. Affection chronique, apyrétique et intermittente, survenant par accès, avec convulsions générales, perte de l'intelligence, absence complète de tous mouvemens de coordination des diverses parties du corps, qui sont toutes plongées dans la même insensibilité, mais sans paralysie consécutive, du mouvement ou du sentiment. Au mo-

ment où le malade s'y attend le moins, il perd connaissance, les yeux s'ouvrent largement, les pupilles restent immobiles, la direction des yeux est changée, la face est tirée d'un côté, la bouche est portée vers l'oreille, et les dents sont resserrées; puis après quelques minutes, les muscles du cou deviennent roides, la tête se contourne, les jugulaires se gonflent, la face est dans un état de turgescence violacée; les muscles du visage sont pris alors de contractions spasmodiques fréquemment répétées; une écume couvre la bouche; les membres supérieurs et inférieurs, et surtout les premiers, sont agités de secousses convulsives; les pouces s'enfoncent dans la paume des mains. Cependant le thorax reste fixe et immobile; la respiration est haute et entrecoupée, et la suffocation paraît imminente. A cet état, qui dure de deux à huit minutes, ordinairement, et qui peut se répéter à des intervalles très-rapprochés, succède un relâchement général du système musculaire, une pâleur de la face et le retour gradué de la liberté de la respiration; le faciès conserve quelque temps encore un air d'hébétude; les facultés intellectuelles et sensitives, plongées dans la stupeur, reprennent peu à peu leur activité, et le patient commence à sentir un brisement de tout le corps. D'autres fois, les accès épileptiques sont beaucoup moins forts, et ne consistent qu'en une perte de connaissance momentanée avec des convulsions légères et partielles des yeux, de la bouche, d'un bras ou d'un doigt, pouvant s'accompagner ou non de chute; enfin, dans certains cas, l'attaque est précédée d'une sensation variable dans une partie quelconque du corps, laquelle se dirige vers le cerveau, et détermine seulement alors la perte de connaissance avec les différens phénomènes mentionnés ci-dessus; c'est ce qui constitue l'*aura epileptica*. L'épilepsie est une maladie de tous les âges, qui va généralement croissant, et dont les accès se rapprochent de plus en plus; elle entraîne après elle l'altération de la mémoire, et tend essentiellement à développer la manie, la démence et l'idiotisme.

437. *Maladies qu'on peut confondre.* Cette maladie peut être confondue avec

l'hystérie, avec l'invasion d'une hydrocéphale aiguë, d'une céphalite, et enfin avec diverses tumeurs du cerveau ou de ses enveloppes.

438. *Caractères anatomiques.* Il n'en existe aucun qui soit propre à l'épilepsie ; cependant les différentes altérations du cerveau ou de la moelle épinière peuvent déterminer des phénomènes épileptiques, comme on peut s'en convaincre par l'histoire de ces affections.

HYSTÉRIE.

439. *Signes diagnostiques.* Maladie chronique, intermittente et irrégulière, survenant par accès et s'observant particulièrement chez la femme, depuis l'âge de puberté jusqu'à l'époque critique, ayant son point de départ tantôt dans le système nerveux et tantôt dans les organes générateurs, se développant ordinairement à la suite de suppression ou de diminution des menstrues, affectant de préférence les personnes irritables ou d'un tempérament nerveux, qui ont abusé des plaisirs vénériens ou

en ont été long-temps privées ; débutant par des bâillemens, des engourdissemens des membres, des pleurs involontaires ou des éclats de rire, avec des alternatives de pâleur ou de rougeur de la face ; s'accompagnant du sentiment d'une boule qui semble partir de l'hypogastre et se porter vers l'abdomen et la poitrine, pour venir se fixer à la gorge, où elle fait éprouver une violente constriction avec menace de suffocation ; mouvemens spasmodiques des différentes parties du corps, des deux côtés, ou roideur tétanique et perte plus ou moins absolue du sentiment, mais sans paralysie consécutive. Les convulsions hystériques ont cela de particulier, que tout mouvement coordonné n'est pas suspendu ; ainsi les malades portent la main au col, à la poitrine, etc. pour arracher quelque chose qui les suffoque. L'insensibilité et la stupeur ne sont point complètes dans toutes les régions du corps, et il est des parties qui sont encore sensibles aux stimulations. En général, les attaques d'hystérie ne surviennent pas instantanément et sans aucune cause, comme les accès d'épilepsie ; un chagrin, une douleur, une émotion morale, en déterminent ordinairement l'invasion. L'hystérie ne tend pas essentiellement à faire des progrès, et n'entraîne guères à sa suite un état de démence, d'idiotisme ou de manie. Souvent elle se lie à une maladie de l'utérus.

440. *Maladies qu'on peut confondre.* L'épilepsie, certaines affections de l'utérus.

441. *Caractères anatomiques.* Ils sont tout-à-fait inconnus.

CATALEPSIE.

442. *Signes diagnostiques.* Suspension du sentiment et du mouvement, survenant subitement, que le malade soit assis, debout ou couché, et s'accompagnant d'une immobilité complète des différentes parties du corps, de telle sorte qu'elles conservent la position qu'elles avaient avant l'attaque, ou qu'on leur donne pendant son cours. La circulation et la respiration ne sont pas troublées; quelquefois seulement elles sont ralenties. Ces accès, qui reviennent à des époques plus ou moins irrégulières, durent ordinairement de quelques minutes à plu-

sieurs heures, et même une journée. Cette maladie est très-rare et souvent simulée; elle doit plutôt être regardée comme un symptôme que comme une affection essentielle.

443. *Caractères anatomiques*. L'anatomie pathologique n'a rien appris jusqu'ici sur le mode d'altération dont les organes peuvent être affectés dans la catalepsie.

CHORÉE.

444. *Signes diagnostiques*. Mouvemens continuels, désordonnés, involontaires, d'une partie ou de la totalité des muscles soumis à l'empire de la volonté, ce qui donne lieu à des grimaces et à des contorsions singulières. Assez souvent la maladie est bornée à un seul côté du corps, ou du moins s'y fait sentir à un degré plus marqué. Souvent cette incohérence des mouvemens s'accompagne d'engourdissemens, de picotemens et de frémissemens dans les muscles affectés. La chorée est beaucoup plus commune chez les enfans que chez les adultes; elle attaque particulièrement les sujets du sexe féminin.

445. *Maladies qu'on peut confondre*.

L'encéphalite chronique, les tubercules du cerveau lorsque la chorée a lieu par accès, certaines affections de la moelle épinière.

446. *Caractères anatomique.* On ignore à quelles lésions de l'encéphale la chorée correspond.

HYPOCONDRIE.

447. *Signes diagnostiques.* Maladie chronique, dont la marche est très-irrégulière, souvent intermittente, affectant en général les adultes et surtout les hommes; fréquemment consécutive à la gastro-entérite, lorsque les sujets qui en ont été atteints sont doués d'un tempérament nerveux, qu'il existe chez eux une prédominance du système hépatique, ou que leurs habitudes morales et physiques tendent à troubler les fonctions digestives, en même temps qu'à exalter celles de l'entendement. Les principaux effets de l'hypocondrie se rapportent aux désordres de l'intelligence et à ceux de la digestion et des fonctions du foie; ce sont la tristesse, l'irascibilité, la terreur, la méfiance dans ses meilleurs amis,

les inquiétudes continuelles, et particulièrement la crainte de la mort : le sommeil est court et agité ; souvent il existe de la céphalalgie et même des vertiges ; les digestions sont lentes, pénibles, s'accompagnent de gonflement et de tension de l'estomac et du tube intestinal, de borborygmes, de coliques, de rapports, de flatuosités, de constipation dans le plus grand nombre des cas, et quelquefois de diarrhée ; le pouls est tantôt fréquent, serré, intermittent, tantôt lent et irrégulier. Le malade exaspère toujours ses douleurs, et les peint avec des termes exagérés ; il éprouve des sensations variées et passagères, telles que crampes, tremblemens, palpitations, défaillances, pulsations irrégulières dans l'abdomen. Souvent la respiration est gênée et entrecoupée. L'hypocondrie se termine fréquemment par la monomanie.

448. *Maladies qu'on peut confondre.* L'hypocondrie peut être confondue avec la gastro-entérite chronique et avec la manie.

449. *Caractères anatomiques.* On trouve souvent des altérations variées de l'encéphale ou des différens organes de l'abdo-

men; mais il est très-difficile de décider si elles sont la cause unique de l'hypocondrie.

MANIE.

450. *Signes diagnostiques.* Désordre plus ou moins marqué, mais de longue durée, d'une ou de plusieurs fonctions de l'entendement, sans trouble notable dans les sensations et les mouvemens volontaires, ne s'accompagnant point de fièvre, si ce n'est pendant la période d'excitation, et se manifestant le plus ordinairement par du délire, de la céphalalgie, de l'insomnie et des hallucinations variées. Lorsque le malade est dominé par une idée unique et constante, il y a alors *monomanie.* Les fonctions organiques sont rarement altérées, si ce n'est la nutrition, qui s'opère constamment mal; d'où résulte le manque d'embonpoint des aliénés. La manie peut être continue ou périodique, avec des accès réguliers ou irréguliers; souvent elle se termine par la démence.

451. *Maladies qu'on peut confondre.*

La manie est susceptible d'être confondue, dans son principe, avec l'arachnitis, avec l'ivresse et avec certains empoisonnemens.

452. *Caractères anatomiques.* La manie peut exister avec des altérations du cerveau ou de ses enveloppes ; mais souvent aussi elle a lieu sans qu'on puisse lui reconnaître cette cause. D'autres fois elle dépend d'une phlegmasie chronique du tube digestif.

DÉMENCE.

453. *Signes diagnostiques.* Diminution plus ou moins considérable des fonctions de l'entendement, avec affaiblissement ou perte de la mémoire ; indifférence absolue ou incohérence des idées et des actions, qui n'ont aucun but déterminé. Cette maladie, qui est plus commune chez les personnes avancées en âge, et qui ne s'accompagne ni de fièvre, ni d'aucun trouble des fonctions organiques, ne se développe jamais que chez des sujets qui ont joui précédemment de leur intelligence, et chez eux elle est toujours alors consécutive à une affection cérébrale.

454. *Maladies qu'on peut confondre.* L'arachnitis chronique, quelques dégénérescences du cerveau.

455. *Caractères anatomiques.* Ceux qui appartiennent aux diverses altérations de l'encéphale, si la démence est symptomatique; quelquefois l'atrophie du cerveau par les progrès de l'âge.

IDIOTISME.

456. *Signes diagnostiques.* Développement incomplet ou nul des fonctions de l'entendement, commençant avec la vie ou dans un âge qui précède l'établissement complet de l'intelligence, et dépendant d'un vice d'organisation du cerveau; sens plus ou moins obtus; prononciation presque nulle, hurlemens ou cris; sensibilité générale peu développée; membres atrophiés, paralysés ou mal conformés; co-existence de tempérament lymphatique et souvent d'affections scrofuleuses; nulle altération de la digestion, de la circulation et de la nutrition.

457. *Cretins.* Variété d'idiots qui présentent les particularités physiques suivantes : Tête plus grosse que petite, front et occiput ordinairement aplatis, visage carré et couvert de rides, nez gros, court et large; bouche très-grande, oreilles épaisses et allongées, goîtres plus ou moins volumineux pendant sur la poitrine, thorax étroit et aplati, organes génitaux très-développés, mains et doigts d'une longueur extrême, taille ne s'élevant guère au-dessus de quatre pieds.

458. *Caractères anatomiques.* Le crâne des idiots offre constamment une conformation vicieuse : la tête est le plus ordinairement petite ; le front est aplati, court et fuyant en arrière, et l'occiput déprimé ; il existe une différence souvent remarquable entre le développement de l'un et l'autre côté du crâne. Le cerveau offre une organisation également imparfaite.

MALADIES

DE LA MOELLE ÉPINIERE.

ARACHNITIS SPINALE.

459. *Signes diagnostiques.* Renversement de la tête en arrière, contraction permanente des muscles de la région postérieure du tronc, douleur plus ou moins violente le long de la colonne vertébrale et surtout dans certaines régions; liberté complète des facultés intellectuelles. Mouvemens de la tête à droite et à gauche, si l'inflammation existe au commencement de la moelle allongée (1). On aura une puissante raison de croire à l'inflammation de l'arachnoïde rachidienne, si le malade a fait quelque chute, a reçu un coup sur la colonne vertébrale, ou s'il existe déjà des signes d'arachnitis cé-

(1) Voyez nos *Recherches sur l'Inflammation de l'Arachnoïde cérébrale et spinale*, pag. 547.

rébrale ; et dans ce dernier cas les symptômes seront alors mixtes.

460. *Maladies qu'on peut confondre.* L'arachnitis spinale peut être confondue avec le tétanos et avec les différentes altérations aiguës de la moelle épinière.

461. *Caractères anatomiques.* Les mêmes dont nous avons parlé en traitant de l'arachnitis cérébrale.

HYDRORACHIS.

462. *Signes diagnostiques.* L'hydrorachis ou spina-bifida, quoique plus ordinairement congénitale, peut cependant s'observer à des époques plus avancées de la vie : une ou plusieurs tumeurs arrondies, pédiculées, ou élargies à leur base, d'une grosseur variable, rénitentes, et en général transparentes, sans changement de couleur à la peau, existent alors vers la région des lombes, et plus rarement aux parties supérieures du rachis. La pression exercée sur l'une d'elles augmente le volume des autres, s'il y en a plusieurs, en même temps qu'elle détermine des symptômes de compression cérébrale ; le même effet a lieu lorsqu'on con-

prime le crâne, si toutefois il y a coïncidence d'hydrocéphale. Les membres sont faibles, peu développés; le rectum et la vessie sont paralysés.

463. *Caractères anatomiques.* Lorsque la peau sert d'enveloppe à la tumeur, elle est quelquefois épaissie, ou bien elle est mince et transparente; dans d'autres cas, au contraire, elle manque, et les parois sont formées par la dure-mère, l'arachnoïde et la pie-mère, ou par ces deux dernières membranes seulement; la pie-mère est, en général, très-injectée et rouge. Tantôt les arcs latéraux des vertèbres correspondantes n'existent pas, et tantôt ils n'offrent qu'un léger écartement; d'autres fois enfin, ce qui est rare, la vertèbre est divisée complètement dans sa totalité. Un liquide séreux et limpide, sanguinolent ou purulent, est contenu dans la cavité de l'arachnoïde, et peut même communiquer avec celle du cerveau, ou seulement être renfermé dans la pie-mère; mais alors on trouve un canal intérieur dans la moelle. Cette dernière offre, dans quelques cas, une division plus ou moins étendue, ou bien ne laisse plus que quelques

traces de son existence dans l'endroit où est la tumeur.

INFLAMMATION ET RAMOLLISSEMENT DE LA MOELLE ÉPINIÈRE.

464. *Signes diagnostiques.* Maladie survenant ordinairement après des contusions de la colonne vertébrale, reconnaissable à une douleur existant dans un point du rachis, souvent avec sensation d'élancemens ou de fourmillemens dans les membres; nulle lésion des facultés intellectuelles et des sens, à moins que l'inflammation existe dans le voisinage de la protubérance annulaire; alors il peut y avoir perte complète de connaissance, aphonie, trismus, renversement de la tête en arrière, paralysie de tout le corps, avec embarras de la respiration.

465. Lorsque la portion cervicale est affectée, on observe ordinairement une rigidité du col, des contractions permanentes ou des convulsions des membres thoraciques, auxquelles succèdent une paralysie et un trouble très-marqué de la respiration; ces symp-

tômes ont lieu du même côté qu'existe l'altération de la moelle.

466. Si c'est la portion dorsale qui est le siége de la maladie, le tronc est quelquefois agité de secousses convulsives et continues, coïncidant avec des palpitations, une fièvre forte et une gêne plus ou moins considérable de la respiration.

467. Enfin, si c'est la portion lombaire qui est altérée, il y a paralysie des membres inférieurs, constipation, rétention d'urine ou évacuations alvines involontaires. Lorsque la maladie est chronique, souvent il n'existe pas de douleur, et la paralysie des membres abdominaux, de la vessie et du rectum ne survient que graduellement.

468. *Maladies qu'on peut confondre.* Certains rhumatismes, des névralgies des membres.

469. *Caractères anatomiques.* Les mêmes que ceux de l'inflammation et du ramollissement du cerveau.

TUMEUR DE LA MOELLE ÉPINIÈRE ET DE SES ENVELOPPES.

470. *Signes diagnostiques.* Il est impossible, dans l'état actuel de la science, de donner quelques signes à l'aide desquels on puisse reconnaître l'existence des diverses tumeurs qui se développent dans la moelle épinière ou dans ses enveloppes : on peut seulement dire qu'elles entraînent souvent à leur suite des paraplégies et des accidens épileptiques variés.

471. *Maladies qu'on peut confondre.* Des tumeurs développées en dehors de la colonne et comprimant des filets nerveux.

472. *Caractères anatomiques.* Ces tumeurs se rapportent le plus ordinairement aux tubercules, aux squirrhes et aux vers hydatides.

MALADIES

DE LA POITRINE.

MALADIES

DES VOIES AÉRIENNES.

ANGINE LARYNGÉE.

473. *Signes diagnostiques.* Douleur dans la région du larynx, augmentant par la pression de cet organe, ainsi que par l'acte de la déglutition, de la toux et de la parole; râle muqueux, pouvant être reconnu à l'aide du stéthoscope, d'autant plus évident que le liquide qui le détermine est plus abondant et moins épais, s'accompagnant d'un dégagement de bulles d'air plus ou moins facile, selon le degré de consistance de ce même liquide. Altération notable de la voix, qui devient rauque;

toux fréquente, augmentant lorsque le malade parle, étant également rauque, douloureuse, suffocante, et suivie d'une expectoration dont le produit est variable, et qui tantôt consiste dans un fluide muqueux, et tantôt dans du pus, ou dans le mélange de ces deux matières.

474. *Caractères anatomiques.* Rougeur plus ou moins diffuse, ou par plaques, de la muqueuse qui tapisse le larynx, et particulièrement la glotte et l'épiglotte, avec gonflement plus ou moins considérable de cette membrane; fluide visqueux ou purulent répandu sur sa surface. Lorsque la maladie a duré long-temps, la rougeur disparaît et fait place à une augmentation d'épaisseur de la muqueuse; souvent alors on y trouve de petites ulcérations dont le siége le plus ordinaire est vers les côtés de la glotte.

TRACHÉITE.

475. *Signes diagnostiques.* Douleur existant à la partie inférieure du col, au-dessous du larynx, se prolongeant derrière le sternum, augmentant par la pres-

sion et par l'inspiration, s'accompagnant d'un râle muqueux trachéal qui a le même caractère que celui de la laryngite, et n'est point appréciable dans les poumons, même à la racine des bronches; voix peu altérée dans son timbre, ou ne l'étant que par intervalle, lorsque le fluide sécrété par la trachée s'accumule dans le larynx : il suffit de faire expectorer le malade pour dissiper cet état rauque de la voix.

476. *Caractères anatomiques.* Rougeur de la muqueuse, qui est couverte d'un fluide visqueux ou purulent; si la trachéite est chronique, sa membrane interne présente assez fréquemment de petites ulcérations, mais toujours moins nombreuses que dans le larynx. Ces ulcérations ne s'étendent guères au-delà de la muqueuse qui en forme les bords, tandis que le fond l'est par le tissu fibreux subjacent. Dans quelques cas les parois de la trachée-artère sont complètement perforées.

CROUP.

477. *Signes diagnostiques.* Laryngo-trachéite, avec spasme de la glotte; altération particulière de la voix et de la toux, survenant par accès de plus en plus rapprochés, s'accompagnant d'une dyspnée extrême et d'un sifflement de la respiration. Tantôt cette maladie, qui attaque plus spécialement les enfans, quoiqu'elle puisse se montrer également chez l'adulte, commence par une toux légère avec douleur peu vive au larynx ou à la trachée, à laquelle se joint quelquefois un râle muqueux laryngo-trachéal; tantôt, au contraire, elle débute d'une manière brusque sans signes précurseurs; la voix devient bientôt rauque, et le malade, au milieu de la nuit ordinairement, ou pendant un sommeil paisible, est réveillé tout-à-coup par une violente quinte de toux, qui est sèche d'abord, ou suivie de l'expectoration d'un fluide visqueux, quelquefois purulent, ou combiné à des flocons de substance albumineuse. Cette toux peut être aiguë et éclatante, et ressembler au chant d'un jeune coq;

d'autres fois elle est rauque, sourde et grave; la voix prend également ce caractère de raucité, qui est toujours d'autant plus marqué; que l'inflammation se rapproche davantage de la glotte. L'inspiration est sifflante, surtout lorsque la phlegmasie est intense; elle est constamment en rapport avec le spasme de la glotte, et se fait entendre à une longue distance. L'enfant éprouve une vive constriction à la gorge; il porte fréquemment ses mains au cou; la face est tuméfiée et devient le siége d'une forte congestion; enfin il existe un dyspnée considérable.

478. Cependant les accidens diminuent et une rémission leur succède; mais la toux reste croupale et la voix plus ou moins rauque: un second accès plus violent se déclare et détermine des quintes qui font expectorer un fluide muqueux ou purulent, des portions de fausses membranes, ou même des tuyaux membraneux: ce qui, en général, apporte quelque soulagement.

479. Lorsque l'expectoration s'accompagne d'un liquide visqueux, on entend un râle muqueux avec dégagement facile de bulles d'air; dans l'expectoration purulente, le râle

est souvent sibilant pendant l'expiration ; il donne lieu à une sensation qui annonce la présence, dans le larynx ou dans la trachée, d'un fluide plus épais ; enfin, lorsque ce sont des fausses membranes qui sont expectorées, il n'existe pas de râle, mais une espèce de claquement analogue à celui d'une soupape, lequel ne se fait entendre que par instans et quand la fausse membrane est soulevée par le passage de l'air dans le larynx. Lorsque ce claquement s'observe pendant l'inspiration, c'est un signe que la fausse membrane se détache par son extrémité supérieure ; lorsqu'au contraire il se fait entendre pendant l'expiration, ce détachement s'opère à son extrémité inférieure.

480. Enfin, la voix et la toux deviennent rauques, et d'autant plus que l'inflammation fait davantage de progrès ; souvent même il survient alors une aphonie, qui peut cesser momentanément par le fait de l'expectoration ; les accès se rapprochent, la toux prend de la fréquence, à mesure que la matière expectorée perd de sa consistance ; et la mort, si l'issue doit

être funeste, a lieu avec des angoisses inexprimables.

481. *Maladies qu'on peut confondre.* Une simple angine laryngée, le catharre suffocant, l'œdème de la glotte.

482. *Caractères anatomiques.* La membrane muqueuse du larynx et de la partie supérieure de la trachée, et, dans quelques cas même, celles des grandes divisions des bronches, est le siége d'une rougeur plus ou moins marquée, qui se dissipe assez promptement. Tantôt elle est recouverte par des fausses membranes d'une couleur blanchâtre, jaunâtre ou grisâtre, d'autant plus épaisses que l'inflammation a été plus intense et plus étendue; ces membranes tapissent toute la surface du larynx, de la trachée-artère et même du commencement des grosses bronches; elles sont parfaitement moulées en forme de tuyaux, ou se présentent seulement sous l'aspect de fragmens isolés, mêlés à des mucosités ou à des flocons albumineux. Ces fausses membranes sont quelquefois séparées de la muqueuse par un fluide purulent ou visqueux : d'autres fois

elles y adhèrent plus ou moins intimement, d'autant plus que l'inflammation a été plus forte dans cet endroit, et que son siége se rapproche davantage de la glotte. Si la maladie n'a été que de courte durée, il est ordinaire qu'elles ne soient bornées qu'au larynx. La rougeur de la muqueuse et le gonflement de ses follicules sont très-prononcés. Souvent la glotte est obstruée par la fausse membrane ou par la matière purulente qui la remplace assez fréquemment; la face interne de l'épiglotte en est également tapissée dans beaucoup de cas. Enfin, il peut n'exister sur la muqueuse des voies aériennes, qu'une quantité plus ou moins grande d'un liquide visqueux ou d'un véritable pus; la mort survient alors aussi promptement et avec les mêmes accidens que quand on trouve de véritables fausses membranes.

Les individus qui meurent du croup offrent ordinairement une congestion intense des poumons et des vaisseaux de l'encéphale.

OEDÈME DE LA GLOTTE.

483. *Signes diagnostiques.* Douleur ou sentiment de malaise dans la région supérieure du larynx, donnant au malade la sensation d'un corps étranger, mobile lors de la déglutition, et susceptible alors de se placer dans l'ouverture de la glotte, ou de se déjeter sur ses côtés, lors de l'expiration. Respiration offrant, dès le début de la maladie, une difficulté extrême, revenant surtout par accès, et s'accompagnant d'une suffocation imminente; inspiration sonore ou sifflante; expiration libre et facile. Voix rauque, plus ou moins affaiblie, quelquefois complètement éteinte. Si l'on porte le doigt jusqu'à la base de la langue, vers l'extrémité supérieure du larynx, on sent une tumeur molle, en forme de bourrelet, au pourtour de l'ouverture de la glotte. Les accès de suffocation se rapprochent de plus en plus, et le malade succombe en général d'une manière brusque.

484. *Maladies qu'on peut confondre.* Le

catarrhe suffocant; le catarrhe des dernières ramifications bronchiques, le croup.

485. *Caractères anatomiques*. Bords de la glotte gonflés, épaissis, formant un bourrelet plus ou moins volumineux, dû à l'infiltration séreuse, et moins souvent à une infiltration séroso-purulente du tissu cellulaire subjacent, sans rougeur constante de la membrane muqueuse qui le recouvre. Un boursoufflement semblable à celui qui occupe les lèvres de la glotte s'étend quelquefois à la surface interne du larynx. Il offre beaucoup de ressemblance avec les phlyctènes qui résultent de l'application d'un vésicatoire à la peau; souvent l'épiglotte participe à cet état. Dans quelques cas, on trouve des altérations du larynx qui ont été la cause de l'œdème

CATARRHE SUFFOCANT.

486. *Signes diagnostiques*. Invasion très-rapide, ayant ordinairement lieu la nuit, et par accès, avec gêne considérable de la respiration; menace de suffocation, sentiment de compression du thorax, et toux

plus ou moins douloureuse; à cet état succède une rémission qui est bientôt suivie d'un second accès plus intense, et, en général, d'une mort assez prompte.

487. *Maladies qu'on peut confondre.* Le croup, l'œdème de la glotte, l'asthme.

488. *Caractères anatomiques.* Inconnus.

CATARRHE PULMONAIRE.

489. *Signes diagnostiques.* Au début de la maladie, irritation de la gorge, s'accompagnant d'une toux sèche, qui ne tarde pas à être suivie de crachats limpides et ténus d'abord, puis visqueux et de moins en moins transparens. Mouvemens des côtes restés libres; percussion du thorax sonore, à moins que le catarrhe ne soit très-intense; suspension ou diminution momentanée et partielle de la respiration, qui redevient bientôt forte ou puérile, là même où elle venait de cesser, tandis qu'elle conserve ce caractère dans toutes les parties restées saines; râle sibilant dès le principe; sonore ou grave, se déplaçant avec la plus grande facilité, étant entendu

dans toutes les parties affectées, et principalement vers la racine des bronches; persistant ainsi lorsque le catarrhe est sec, et finissant par devenir muqueux et moins mobile, lorsqu'il s'accompagne d'expectoration. Lorsque le catarrhe est chronique, les crachats perdent leur viscosité, deviennent diffluens, jaunâtres ou verdâtres. Dans quelques cas on entend une résonnance de la voix qui se rapproche plus ou moins de la pectoriloquie; quelquefois même il existe un véritable gargouillement; ces effets dépendent alors d'une dilatation des bronches.

490. Lorsque l'inflammation porte sur les dernières ramifications des bronches, la toux est violente, revient par accès, la dyspnée est considérable, le sang stagne dans les capillaires de la face, le thorax a conservé sa sonoréité, le pouls a beaucoup de fréquence, le malade est dans un état d'asphyxie, et cependant il n'existe aucun signe de maladie du cœur; la marche de ce catarrhe est très-rapide; la mort en est souvent la suite.

491. *Maladies qu'on peut confondre.* Le

catarrhe aigu peut être confondu avec l'emphysème du poumon, avec le croup, et, lorsqu'il est chronique, avec la phthisie.

492. *Caractères anatomiques.* Rougeur pointillée par plaques, ou avec injection des vaisseaux capillaires de la membrane interne des bronches et du tissu cellulaire subjacent, laquelle est plus ou moins épaissie et couverte de mucosités. Lorsque le catarrhe est chronique, la muqueuse s'épaissit, quelquefois au point de donner lieu à un rétrécissement ou même à l'oblitération des tuyaux bronchiques; elle perd sa vive rougeur et devient livide, violacée, brunâtre; d'autres fois au contraire, elle reste blanchâtre. Les ulcères sont rares dans les bronches, et d'autant plus que celles-ci sont d'un plus petit diamètre. Les petits rameaux bronchiques, particulièrement ceux du sommet des poumons, présentent souvent une dilatation contre nature, d'où résulte que le diamètre des rameaux offre plus de largeur que la tige qui leur a donné naissance. Ces dilatations varient de la grosseur d'un grain de chenevis à une amande; les cerceaux cartila-

gineux des bronches passent ordinairement alors à l'état de tissu fibreux.

COQUELUCHE.

493. *Signes diagnostiques*. Maladie propre à l'enfance, souvent épidémique, dont la durée est toujours longue, débutant par des symptômes de catarrhe pulmonaire ou laryngé qui persistent une quinzaine de jours; survient alors une toux convulsive, prenant par quintes plus ou moins rapprochées, mais courtes, ayant lieu avec beaucoup d'efforts, et consistant en une longue inspiration sonore, suivie de plusieurs expirations rapides et brusques, avec congestion de la face, et souvent déjections involontaires. Ces quintes, qui s'accompagnent d'un sentiment de strangulation et d'une suffocation plus ou moins imminente déterminent des vomissemens fréquens de mucosités abondantes, et une expectoration de crachats transparens et visqueux dans le principe, mais devenant ensuite épais et opaques; elles sont suivies d'une rémission complète et de toutes les apparences de la santé.

494. *Maladies qu'on peut confondre.* Cette maladie peut être confondue momentanément avec le catarrhe suffocant des enfans et avec le croup.

495. *Caractères anatomiques.* On ne peut rien décider sur les causes de la coqueluche d'après les ouvertures cadavériques ; on trouve assez souvent une inflammation de la muqueuse du larynx, de la trachée ou des bronches, et quelquefois même des ulcérations de ces parties.

PLEURODYNIE.

496. *Signes diagnostiques.* Douleur dans un côté de la poitrine, avec immobilité des côtes, lors des mouvemens de la respiration, qui est elle-même plus ou moins incomplète. Bruit respiratoire faible ou tout-à-fait nul, dans une étendue plus ou moins considérable du thorax ; inspiration et pression des muscles douloureuses ; percussion donnant un son clair. Absence des divers phénomènes propres aux autres maladies de la poitrine, tels que toux, râle, égophonie, pectoriloquie, etc., etc.

497. *Maladies qu'on peut confondre.* La pleurésie, la péritonite.

498. *Caractères anatomiques.* N'ont point été décrits.

OEDÈME DU POUMON.

499. *Signes diagnostiques.* Ils sont d'autant plus faciles à apprécier que la maladie est plus intense. Respiration faible, difficile, souvent avec orthopnée, contrastant avec la grande dilatation du thorax; bruit respiratoire à peine distinct; léger râle crépitant, se faisant particulièrement entendre à la base des poumons et à leur partie postérieure; poitrine sonore à la percussion, des deux côtés également; toux suivie d'expectoration aqueuse. La nature du râle et les symptômes généraux les distinguent du catarrhe.

500. *Maladies qu'on peut confondre.* L'œdème du poumon peut être confondu avec la pneumonie et avec le catarrhe pulmonaire.

501. *Caractères anatomiques.* Tissu pulmonaire d'une couleur grisâtre, plus dense,

plus pesant que dans l'état naturel, crépitant, s'affaissant complètement lorsqu'on le prive, par la compression, du liquide dont il est pénétré; vaisseaux du poumon contenant peu de sang, et gorgés de sérosité incolore, transparente et très-spumeuse; cellules aériennes conservant leur texture.

PNEUMONIE.

502. *Signes diagnostiques*. Respiration difficile, incomplète, plus fréquente et moins sonore que dans l'état de santé, provoquant la toux, nullement en rapport avec le degré de dilatation des parois thoraciques, devenant abdominale lorsque la phlegmasie existe dans les deux poumons; immobilité des côtes dans le point enflammé; douleur gravative dans une région de la poitrine, mais n'étant point constante; râle crépitant plus ou moins sonore, se faisant entendre dans toute l'étendue des parties affectées, tandis que la respiration devient puérile dans celles qui sont restées saines. Percussion donnant un son de plus en plus obscur dans la partie malade. A une époque

plus avancée, cessation du râle crépitant, absence complète de la respiration, excepté dans quelques points correspondans à de grosses bronches, où la respiration devient alors caverneuse, et où la voix résonne; chez quelques sujets, même, elle détermine le phénomène de la bronchophonie; le son du thorax est tout-à-fait mat; l'expectoration, plus ou moins difficile, amène des crachats blancs ou légèrement jaunâtres, demi-transparens, visqueux, adhérant fortement au vase, contenant des bulles d'air, mêlés de stries de sang pur, ou intimement combinés à ce liquide, et ayant alors une couleur safranée, rouillée, ou tout-à-fait rouge.

503. Lorsqu'une cavité se forme dans une portion de poumon enflammée et passée à la fonte purulente, les mouvemens de la poitrine deviennent de plus en plus petits et difficiles; un râle muqueux à grosses bulles s'établit, d'abord dans quelques points, puis finit par se concentrer et dégénérer en gargouillement ou en véritable pectoriloquie; lorsque le foyer vient à communiquer avec les bronches, il s'y joint alors une expectoration de crachats purulens.

504. *Maladies qu'on peut confondre.* La pneumonie, dans son premier degré, peut être confondue avec la pleurodynie ; plus tard avec l'apoplexie pulmonaire, la pleurésie et l'œdème du poumon.

505. *Caractères anatomiques.* Dans le premier degré de la pneumonie, augmentation de pesanteur et de densité du tissu pulmonaire, qui est assez crépitant, et infiltré d'une sérosité sanguinolente et spumeuse, toujours abondante ; possibilité de distinguer encore sa texture alvéolaire ; couleur livide et violacée de sa surface extérieure, tandis que l'intérieure est d'un rouge plus ou moins foncé. Au second degré, le poumon perd de sa cohésion, devient friable, prend l'aspect, la densité et la pesanteur du foie, et cesse d'être crépitant ; sa couleur extérieure est moins violacée que dans le degré précédent ; son intérieur est rougeâtre et offre des taches blanches qui sont dues aux vaisseaux et aux cellules pulmonaires ; quelquefois ils sont entremêlés de taches noires qui lui donnent l'apparence de granit. La sérosité sanguinolente dont il est infiltré diminue beaucoup

d'abondance et ne s'écoule pas par la section. Dans le troisième degré, l'extérieur et l'intérieur du poumon deviennent d'une teinte jaune pâle; son aspect granuleux se prononce davantage; lorsqu'on l'incise, il en suinte un liquide purulent que l'on peut ramasser avec la lame du scalpel. Enfin le pus infiltré dans la substance du poumon peut se réunir dans quelques-uns de ses points, et en envahir une plus ou moins grande étendue, de telle sorte qu'il en résulte de véritables abcès. Le pourtour de ces foyers est réduit à un état de détritus et de ramollissement purulent, qui diminue à mesure que l'on s'éloigne de leur centre; leurs parois ne présentent aucune trace de fausses membranes.

PLEURÉSIE.

506. *Signes diagnostiques.* Au début, avant la formation de toute fausse membrane et de tout liquide, apparition d'une douleur aiguë dans un des points de la poitrine, immobilité des côtes, percussion donnant encore du son, mais développant

de la douleur; respiration fréquente, surtout si la pleurésie est double, entrecoupée, douloureuse, brusque lors de l'inspiration, lente pendant l'expiration, et diminuant rapidement à mesure que l'épanchement se forme, de telle sorte qu'elle cesse presque complètement en quelques heures, excepté le long de la colonne vertébrale et dans les points où il peut exister des adhérences celluleuses anciennes; la respiration devient puérile dans le côté sain. Le son de la poitrine est de plus en plus obscur, et finit par être mat là où existe l'épanchement, quelle que soit la position que l'on donne au malade : l'absence de son s'observe particulièrement à la base et aux parties latérales ou postérieures du poumon, à moins que la pleurésie ne soit circonscrite, ou que l'épanchement ne se soit formé entre d'anciennes brides; dans ces deux cas, elle peut avoir lieu dans toute l'étendue du thorax; enfin la toux est sèche, ou s'accompagne de crachats muqueux et incolores. Lorsque l'épanchement est encore peu considérable, on entend l'égophonie d'abord vers l'omoplate, puis dans un plus grand espace, à mesure que l'épanchement fait lui-même des progrès; elle cesse complètement lorsque le liquide est trop abondant. L'égophonie peut cependant persister, ou même devenir plus intense, si des brides anciennes unissent les deux feuillets de la plèvre. Si l'épanchement augmente encore, les espaces intercostaux s'élèvent, s'élargissent, et le côté affecté devient plus ample que celui qui est resté sain. Dans le cas, au contraire, où l'épanchement diminue, l'égophonie, qui avait cessé complètement, reparaît, puis s'affaiblit graduellement. La respiration commence à redevenir appréciable vers les points où il existe des adhérences celluleuses anciennes, et dans le dos; ensuite elle se rétablit, quoique toujours avec lenteur, aux parties supérieures et antérieures, puis au sommet de l'épaule, sous les omoplates, sur les parties latérales et dans les régions inférieures. La percussion donne pendant longtemps un son mat; les espaces intercostaux s'effacent; enfin la résonnance du thorax et la respiration ne deviennent parfaites que quand les adhérences de la plèvre sont converties en tissu celluleux, fibro-cartilagineux ou osseux; c'est alors que la poitrine se rétrécit et reste en partie immobile de ce côté.

507. *Maladies qu'on peut confondre.* La pleurodynie, la pneumonie chronique, l'hydro-thorax essentiel, la péricardite, l'hépatite et la phthisie.

508. *Caractères anatomiques.* Rougeur pointillée de la plèvre, existant par plaques, pénétrant l'épaisseur de la séreuse, ou ayant lieu par injection, et ne portant jamais alors que sur les vaisseaux du tissu cellullaire subjacent. Dans la pleurésie aiguë, la plèvre n'est presque jamais épaissie. Epanchement d'un liquide séreux, transparent, de couleur citrine, ou semblable à du petit-lait non clarifié, contenant des portions de fausses membranes qui se sont détachées, et dont il existe encore des portions plus ou moins considérables sur la plèvre. C'est dans la pleurésie diaphragmatique que les fausses membranes sont susceptibles d'acquérir le plus d'épaisseur; elles adhèrent avec celles qui se forment sur le feuillet contigu de la plèvre, lorsque celui-ci

a été en même temps atteint d'inflammation, au moyen de lames ou filamens qui traversent le liquide épanché entre les deux pseudo-membranes. Lorsque ces deux dernières sont rouges et parcourues par des vaisseaux sanguins, la plèvre subjacente paraît également plus rouge dans cet endroit, et le liquide épanché participe lui-même à cette couleur. La couche superficielle du poumon, au-dessous de la plèvre, est saine, mais un peu moins crépitante et plus dense que dans l'état naturel. Dans le cas où l'épanchement est considérable, le poumon est aplati, exsangue et affaissé sur lui-même. Si la pleurésie est chronique, il est refoulé vers la colonne vertébrale et réduit souvent à une simple lame membraneuse, qui pourrait, au premier abord, faire croire à sa destruction; la plèvre est plus rouge, quelquefois épaissie; l'épanchement séreux plus abondant, moins limpide, souvent comme puriforme par la quantité de flocons albumineux qui y sont contenus; les fausses membranes sont aussi plus friables que dans l'état d'acuité. Lorsque la résolution s'opère et que la résorption du liquide a lieu, le poumon se remplit d'air; la fausse membrane s'organise et contracte des adhérences avec celle du côté opposé ; ces adhérences, qui deviennent très-intimes, sont le plus ordinairement de nature celluleuse, quelquefois fibro-cartilagineuses, et, dans quelques cas même, offrent des points osseux : les fausses membranes présentent la même organisation. Pendant ce temps, les côtes se rapprochent les unes des autres, la poitrine se resserre, et le côté où la pleurésie avait son siége se rétrécit. Lorsque la pleurésie est circonscrite et qu'un épanchement existe au milieu d'adhérences très-intimes, on pourrait croire à la présence d'un kyste du poumon, surtout si ces adhérences pleurétiques avaient lieu entre les scissures des lobes du poumon, car, dans ce dernier cas, cet organe se trouvant refoulé contre la colonne vertébrale, rendrait la méprise plus facile, en faisant croire à sa destruction; mais en détachant de dessus la plèvre la fausse membrane qui la recouvre, on évitera une semblable erreur.

509. Dans quelques cas la plèvre peut se gangréner, et alors elle se présente sous la for-

me de taches d'un brun noirâtre ou verdâtre, circonscrites, pénétrant l'épaisseur de la membrane, qui peut être complètement détruite, et s'étendant, dans quelques cas, jusqu'au tissu cellulaire subjacent, ou même à la superficie des autres parties molles, qui sont infiltrées d'un liquide séreux. Si la gangrène a été le résultat d'une pleurésie intense, ce qui est très-rare, les fausses membranes formées à la suite de cette phlegmasie, peuvent participer à l'état gangréneux de la plèvre, et offrir le même aspect grisâtre ou verdâtre, ainsi que la même odeur gangréneuse; comme la séreuse, les fausses membranes qui se forment à sa surface se ramollissent et tombent en détritus. Dans le cas où la gangrène de la plèvre a été produite par la rupture d'un abcès gangréneux du poumon, ouvert dans la cavité de la séreuse, une pleurésie avec formation de fausses membranes se développe et la gangrène ne survient que consécutivement. Les parois thoraciques peuvent elles-mêmes participer à la désorganisation; un abcès résultant de l'infiltration du liquide épanché proémine alors à l'extérieur.

HYDRO-THORAX ESSENTIEL.

510. *Signes diagnostiques.* Egophonie lorsque l'épanchement est peu abondant, se faisant entendre dans les mêmes lieux que dans la pleurésie, et offrant les mêmes modifications; son mat de la poitrine; absence de la respiration, excepté le long de la colonne vertébrale; enfin aucun des signes qui indiquent une pleurésie chronique.

511. *Maladies qu'on peut confondre.* La pleurésie, la péricardite.

512. *Caractères anatomiques.* Épanchement de sérosité citrine, quelquefois rougeâtre, transparente et sans flocons albumineux, dans la cavité de la plèvre. Poumons vides d'air et refoulés vers le médiastin. Lorsqu'au lieu de sérosité la plèvre a exhalé du sang, cette membrane est alors parsemée de petits points rouges, et couverte de ce liquide à demi coagulé; autrement elle est comme dans l'état naturel.

EMPHYSÈME DU POUMON. (Asthme.)

513. *Signes diagnostiques.* Dyspnée habituelle, augmentant par accès irréguliers et par les diverses causes qui gênent la respiration ; inspiration courte et rapide relativement à l'expiration, qui est longue et difficile, augmentation du son de la poitrine, dont les mouvemens sont étendus, mais inégaux, tandis que la respiration est irrégulière et ne s'entend que très-faiblement ou point du tout, si ce n'est à la racine du poumon ; râle sibilant ou sonore, imitant toujours le roucoulement de la tourterelle ; toux constante, revenant par quintes fortes, ordinairement sèche, ou s'accompagnant d'une expectoration visqueuse et transparente ; enfin, quand l'emphysème est ancien et étendu, espaces intercostaux plus larges, thorax bombé en avant et en arrière, d'un ou des deux côtés, selon que la maladie est simple ou double.

514. *Maladies qu'on peut confondre.* On peut confondre l'emphysème pulmonaire avec le catarrhe et le pneumo-thorax.

515. *Caractères anatomiques*. Distension des vésicules pulmonaires qui occupent la surface des poumons, et peuvent égaler le volume d'un grain de millet, ou même celui d'une noix; rupture des cloisons celluleuses qui les séparent, et déplacement facile de l'air qui y est contenu; dilatation des petits rameaux bronchiques de la portion de poumon affectée d'emphysème. Cet organe ne s'affaisse pas à l'ouverture du thorax, et surnage sur l'eau, lorsqu'on l'y plonge. Le mucus qui obstrue les bronches est très-visqueux.

PHTHISIE PULMONAIRE.

516. *Signes diagnostiques*. Dans la première période, toux sèche, expectoration de salive et de mucus guttural et buccal, formant un liquide filant, incolore, un peu spumeux, dans lequel sont suspendus des flocons arrondis et mêlés de points noirâtres. Cependant ces divers effets sont loin d'être toujours constans; l'inspiration est encore appréciable, la respiration est faible, le thorax résonne; quelquefois seulement il

est moins sonore sous les clavicules. A une période plus avancée, la partie supérieure et antérieure de la poitrine fait entendre le phénomène de la pectoriloquie; d'autres fois un tintement métallique se développe par la percussion; le son est clair, surtout au sommet des poumons, et la respiration y devient semblable au bruit d'un soufflet; ce bruit est d'autant plus prononcé qu'il existe une excavation plus grande, et que la portion du poumon qui lui sert de paroi est plus compacte; expectoration de crachats opaques, jaunâtres, diffluens, purulens, contenant des fragmens de tubercules, ou se présentant sous forme de plaques arrondies.

517. *Maladies qu'on peut confondre.* La phthisie peut être confondue avec la pneumonie chronique, tant qu'il n'existe pas de pectoriloquie, et, quand cette dernière a lieu, avec certains catarrhes chroniques compliqués de dilatation des bronches.

518. *Caractères anatomiques.* Tubercules miliaires, grisâtres, transparens dans le principe, offrant souvent à leur centre un point noir qui se dissipe lorsqu'ils acquièrent plus de volume, et formant par leur réunion

des masses opaques répandues dans le poumon. D'autres fois le tissu de cet organe est infiltré de matière tuberculeuse, et devient dur, grisâtre et transparent; il est lisse et poli lorsqu'on l'incise; l'air ne peut le pénétrer; il a cessé d'être crépitant, si ce n'est dans quelques intervalles où il est encore perméable à l'air. D'autres portions de poumon sont le siége de tubercules parvenus à un degré plus avancé; ils sont jaunes dans leur épaisseur, ou seulement à leur centre. Ils se présentent alors sous la forme de masses irrégulières, infiltrées dans le poumon, ou de tumeurs arrondies, fermes et lisses qui ne se réunissent jamais en groupe, et sont enveloppées par du tissu pulmonaire resté sain. Quelquefois le poumon est pénétré d'une matière gélatiniforme combinée avec des points de matière tuberculeuse au deuxième degré, c'est-à-dire à l'état opaque et jaunâtre. Enfin, il existe des excavations le plus souvent multiples, résultant du ramollissement des tubercules, et communiquant avec les tuyaux bronchiques voisins. Ces excavations sont entourées de tubercules crus ou parvenus déjà au deuxième degré;

quelquefois elles sont traversées par des brides formées par du tissu pulmonaire infiltré de matière tuberculeuse non encore ramollie, ou, ce qui est très-rare, par des vaisseaux oblitérés. Quant aux gros vaisseaux, ils sont ordinairement déjetés, écartés, aplatis, mais rarement oblitérés par le développement de la matière tuberculeuse, ce qui n'arrive guère qu'aux petits rameaux. On n'observe point de ramifications bronchiques dans l'intérieur de ces excavations. Lorsque ces cavités se vident, il se développe à leur surface interne une fausse membrane molle, friable, ou seulement une exsudation moins épaisse et plus transparente, qui n'existe qu'en quelques endroits, et présente des points plus épais les uns que les autres. Lorsque cette exsudation coexiste avec la membrane dont nous venons de parler, on trouve cette dernière au-dessous et en partie déchirée. Dans d'autres cas, ces excavations sont tapissées par des plaques semi-cartilagineuses, demi-transparentes, d'un blanc grisâtre, adhérentes au tissu pulmonaire, se réunissant par leur accroissement progressif, et se continuant avec la membrane interne des bronches. Souvent des adhérences celluleuses ou fibro-cartilagineuses réunissent les parois de ces excavations, et forment une cicatrice dans laquelle peuvent exister différentes substances, telles que la matière noire, des productions crétacées, etc. Enfin les parois des excavations peuvent être formées par le tissu pulmonaire lui-même, durci, rouge, ou infiltré de matière tuberculeuse. Ces cavités, dont la forme est plus ou moins anfractueuse, contiennent une matière de la consistance d'un pus épais, ou une substance friable sous le doigt et nageant dans un fluide séreux et limpide. Quelquefois, au contraire, les tubercules pulmonaires sont renfermés dans des kystes demi-cartilagineux très-adhérens au tissu du poumon par leur surface externe, mais lisses et polis à leur intérieur. C'est surtout dans les glandes bronchiques qu'on les observe.

PRODUCTIONS ACCIDENTELLES DÉVELOPPÉES DANS LES POUMONS.

519. *Signes diagnostiques*. Dyspnée proportionnée au volume de ces tumeurs, quelquefois avec toux sèche, ou expectoration de crachats de nature variée, sans aucun trouble de la nutrition et sans fièvre. Diminution lente et graduée du son de la poitrine et de la respiration dans les points où existent les productions accidentelles, puis absence complète, lorsqu'elles ont acquis un certain volume. Dans les cas où ces productions se ramollissent, on observe alors des phénomènes entièrement semblables à ceux qui accompagnent la même dégénérescence dans les tubercules, et dont nous avons traité à l'article *phthisie*.

520. *Maladies qu'on peut confondre*. La phthisie tuberculeuse, la pleurésie et la péricardite chroniques.

521. *Caractères anatomiques*. Souvent ces tumeurs, dont le volume est plus ou moins considérable, sont dues à des kystes du poumon; elles sont enveloppées ordinairement

par une membrane de la nature des séreuses, ou se rapprochant dans quelques cas de l'organisation des muqueuses; d'autres fois ces productions accidentelles sont formées par un tissu celluleux ou fibreux, et quelquefois même cartilagineux, dans le centre duquel on trouve quelques lamelles osseuses ou des concrétions crétacées. Ces ossifications et ces concrétions existent aussi sans kyste, et adhèrent alors immédiatement au tissu pulmonaire, ou bien se développent dans une masse de tissu cartilagineux ou tuberculeux.

HÉMOPTYSIE (par exhalation de la muqueuse).

522. *Signes diagnostiques*. Expectoration d'un sang spumeux, rouge, vermeil, plus ou moins abondant, toujours précédée d'une toux et d'une titillation dans la région du larynx, de la trachée-artère ou des bronches, selon que la congestion existe dans l'un ou l'autre de ces points; sentiment d'irritation et de bouillonnement dans la poitrine; conservation du son du thorax; nulle lésion de la respiration; râle mu-

queux, abondant et à grosses bulles. L'hémoptysie peut être périodique et remplacer un flux sanguin habituel.

523. *Maladies qu'on peut confondre*. L'hémoptysie peut être, mais difficilement, confondue avec l'hématémèse et avec l'épistaxis.

524. *Caractères anatomiques*. Muqueuse des voies aériennes couverte de sang, offrant une multitude de points rouges; nulle trace d'érosion ou de déchirure à la surface de cette membrane.

APOPLEXIE PULMONAIRE.

525. *Signes diagnostiques*. Invasion très-prompte, avec dyspnée intense et subite, et quelquefois même menace de suffocation. Percussion de la poitrine n'offrant que très-peu d'altération dès le principe, mais donnant bientôt lieu à un son tout-à-fait mat dans la région affectée; râle crépitant borné à quelques points du thorax seulement, laissant des intervalles où la respiration s'entend fort bien, et où quelque

fois même elle devient puérile; plus tard, râle muqueux à grosses bulles, lesquelles traversent les bronches, viennent s'y crever, et sont suivies d'une expectoration de sang rutilant et spumeux.

526. *Maladies qu'on peut confondre.* On peut confondre l'apoplexie pulmonaire avec le catarrhe et avec le premier degré de la pneumonie.

527. *Caractères anatomiques.* Portions de poumon ordinairement circonscrites à quelques pouces, offrant une densité semblable à celle du tissu pulmonaire hépatisé, et une couleur d'un rouge noir très-foncé; les lavages ne lui font point perdre sa consistance. Si l'on incise ces portions de poumon, on trouve quelquefois dans leur centre du sang coagulé; leur aspect est celui d'un caillot veineux à tissu granulé et homogène; il est impossible d'y distinguer les taches noires pulmonaires, ni la trace des vaisseaux, des bronches ou des intersections celluleuses qui les unissent. Le tissu qui les entoure est crépitant, souvent pâle, quelquefois rouge et infiltré de sang; mais la ligne de démarcation avec les parties

frappées d'apoplexie est toujours brusque et bien tranchée.

GANGRÈNE DU POUMON.

528. *Signes diagnostiques.* Ceux d'une légère pneumonie avec prostration générale dès le début, puis expectoration de crachats diffluens, verdâtres, très-fétides, d'une odeur gangréneuse, avec toux fréquente, et quelquefois hémoptysie abondante; pectoriloquie, s'il se forme une excavation dans le poumon, et tintement métallique au stéthoscope, si cette excavation communique avec la plèvre; marche de la maladie ordinairement rapide; symptômes généraux adynamiques.

529. *Caractères anatomiques.* Si la gangrène n'est pas circonscrite, elle se confond insensiblement avec le tissu sain, et ce passage a lieu par une inflammation au deuxième ou au troisième degré. Le tissu du poumon est alors plus facile à déchirer, plus humide, plus divisé que dans la pneumonie au premier degré. Il est d'un blanc sale, d'un vert brunâtre ou noir, entremêlé par

des portions de poumon d'un rouge livide, infiltrées d'un sang très-liquide, tandis que dans d'autres points il est ramolli et tombe en déliquescence; lorsqu'on l'incise, il s'en écoule un liquide sanieux, verdâtre et d'une fétidité gangréneuse. Quelquefois, au contraire, la gangrène est circonscrite et se présente sous la forme d'une escarre d'un noir verdâtre, assez semblable à celle que produit sur la peau l'application de la potasse caustique. Dans quelques cas, cette escarre est isolée par une excavation, mais le plus généralement elle est convertie en bouillie putride et sanguinolente, qui s'ouvre dans les bronches ou dans la plèvre, et quelquefois dans les deux ensemble. L'excavation ulcéreuse qui en résulte, après une inflammation préalable, se recouvre d'une fausse membrane grise et molle, qui sécrète une sanie noire et d'odeur gangréneuse. Lorsque cette fausse membrane n'existe pas, ce sont les parois de la caverne qui sécrètent le fluide sanieux; ils sont d'un rouge brun; leur tissu est grenu, quelquefois fongueux et mollasse. Souvent des vaisseaux dénudés et intacts traversent ces cavités; d'autres fois, au contraire, ils sont détruits et s'ouvrent dans leur intérieur.

PNEUMO-THORAX.

530. *Signes diagnostiques.* Marche brusque, état général grave, percussion donnant un son plus clair du côté malade que du côté sain, à moins qu'il n'existe des adhérences anciennes, et alors la résonnance n'est naturelle que dans ces points seulement. Dans le cas où le pneumo-thorax est compliqué d'épanchement dans la plèvre, la poitrine résonne très-bien dans la portion qui contient l'air, tandis qu'elle est mate là où s'accumule le liquide. La respiration est complètement suspendue dans le côté malade, si ce n'est vers la racine des poumons, où elle est ordinairement peu sensible; du côté sain, qui est moins sonore, on l'entend, au contraire, très-bien. Lorsque l'épanchement est considérable, le côté affecté est dilaté. Dans tous ces cas, il y a absence de toute espèce de râle. S'il existe une fistule bronchique en même temps que pneumo-thorax, on observe la

résonnance et la respiration métalliques. S'il y a épanchement gazeux et liquide, avec fistule bronchique, outre le tintement, la résonnance et la respiration métalliques, la succussion détermine un bruit qui résulte de l'agitation du liquide épanché. Dans le cas où l'épanchement liquide et gazeux existe sans fistule bronchique, ce dernier phénomène et le tintement métallique ont lieu seulement.

531. *Maladies qu'on peut confondre.* L'emphysème porté à un degré extrême.

532. *Caractères anatomiques.* Fluide élastique épanché dans la cavité de la plèvre, contenant quelquefois de l'hydrogène sulfuré, existant rarement sans aucune lésion sensible, mais coïncidant le plus généralement avec un épanchement séroso-purulent, et surtout avec une perforation bronchique; d'autres fois résultant de la rupture d'une cavité tuberculeuse dans la plèvre, ou même d'une escarre gangréneuse du poumon; dans ce dernier cas, on retrouve toujours les traces d'une pleurésie; enfin le pneumothorax peut dépendre de la gangrène de la plèvre, d'un épanchement sanguin

dans cette membrane, ou de la rupture des cellules pulmonaires.

PRODUCTIONS ACCIDENTELLES DÉVELOPPÉES DANS LA PLÈVRE.

533. *Signes diagnostiques*. Nul signe ne peut les faire reconnaître à l'état de crudité ou lorsqu'elles sont peu volumineuses; ce n'est qu'à l'époque où il se forme un épanchement séreux, que ces tissus se ramollissent et que l'on voit paraître les signes de l'hydro-thorax, c'est-à-dire l'égophonie dès le début, l'absence de la respiration, la dilatation et le son mat de la poitrine; quelquefois même il s'y joint des phénomènes propres à la pleurésie.

534. *Maladies qu'on peut confondre*. Les productions accidentelles développées dans les poumons, la pneumonie, la pleurésie, la péricardite.

535. *Caractères anatomiques*. Les productions de la plèvre offrent beaucoup de variétés quant à la nature des tissus qui les composent; tantôt elles sont formées par de la matière encéphaloïde qui se présente

sous la forme de petites tumeurs peu nombreuses et combinées quelquefois à de la mélanose, la plèvre, à laquelle elles adhèrent, étant assez souvent rouge dans ce point; tantôt elles sont dues à des tubercules qui sont en général petits, granulés, transparens, grisâtres, et réunis par une fausse membrane, dans laquelle ils paraissent plutôt développés que dans la plèvre elle-même; plus tard on les trouve opaques et jaunâtres; rarement ils sont à l'état de ramollissement. La plèvre présente quelquefois encore à sa surface de petites granulations blanches et opaques, assez analogues au tissu fibreux, et qui paraissent être la suite d'une inflammation, ainsi qu'on l'observe sur les autres séreuses. Enfin, on trouve dans quelques cas des incrustations fibro-cartilagineuses, cartilagineuses et osseuses, développées à la surface de cette membrane.

MALADIES DU COEUR

ET

DE SES DÉPENDANCES.

AORTITE.

536. *Signes diagnostiques*. Augmentation considérable des pulsations de l'aorte, et quelquefois même de toutes les grosses artères; possibilité d'apprécier celles de l'aorte thoracique vers l'échancrure du sternum; dans quelques cas, sensation de chaleur et de douleur dans la région enflammée, pouvant s'accompagner d'anxiétés ou de défaillance. Lorsque l'aortite devient chronique, la circulation artérielle se ralentit ordinairement, et l'on observe assez souvent alors des signes de dilatation ou d'hypertrophie du cœur.

537. *Maladies qu'on peut confondre.*

Des corps étrangers développés sur le trajet de l'aorte peuvent simuler l'aortite, surtout lorsque leur densité facilite la transmission des battemens de cette artère.

538. *Caractères anatomiques*. Rougeur variable de la membrane interne de l'aorte ou du cœur, qui paraît, dans quelques cas, comme peinte (1). Cette couleur, qui peut être écarlate, violette, plus moins foncée, surtout lorsqu'elle existe dans les cavités droites et dans l'artère pulmonaire, est en général circonscrite. La membrane interne n'offre pas d'injection bien évidente, mais il n'en est pas de même de la celluleuse; son épaississement est peu marqué; quelquefois il existe à sa surface une exsudation albumineuse; fréquemment aussi elle est le siége de lames fibreuses, fibro-cartilagineuses ou d'incrustations osseuses ou calcaires; dans ce dernier cas, toutes les membranes de l'artère sont épaissies, en-

(1) Quelques médecins regardent cette couleur comme dépendant d'une simple imbibation sanguine.

durcies, friables et ont perdu de leur élasticité. Quelquefois on trouve des ulcérations, qui n'intéressent que la membrane interne ou pénètrent plus profondément dans son épaisseur.

ANÉVRYSME DE L'AORTE.

539. *Signes diagnostiques.* Battemens forts, très-éclatans, isochrones avec ceux du pouls, se faisant par expansion, accompagnés quelquefois de bruit de soufflet, variant pour leur siége, selon le lieu qu'occupe la tumeur, et déterminant un sifflement particulier pendant l'acte de la respiration ou de la parole, lorsque l'anévrysme comprime la trachée-artère ou les bronches; diminution du son de la poitrine; quelquefois bruissement au-dessus du cœur, sensible à la main et surtout au stéthoscope.

540. Les battemens artériels se font sentir sous le sternum et les cartilages des côtes, lorsque l'anévrysme affecte la portion ascendante de l'aorte; ils existent le long des vertèbres dorsales, si c'est l'aorte descen-

dante qui est dilatée; enfin, on les observe dans le ventre, à un degré d'intensité extrême et dans une grande étendue, quand la maladie porte sur l'aorte abdominale. Lorsque la tumeur proémine à l'extérieur, son diagnostic devient, en général, assez facile.

541. *Maladies qu'on peut confondre.* L'anévrysme de l'aorte pectorale peut être confondu avec le rétrécissement des orifices du cœur; celui de l'aorte abdominale est quelquefois simulé par des tumeurs placées sur le trajet de cette artère.

542. *Caractères anatomiques.* La dilatation contre nature de l'aorte s'observe le plus généralement dans sa portion ascendante et dans sa courbure; elle peut exister dans toute la circonférence de cette artère ou n'en occuper qu'une partie, et, dans ce dernier cas, son siége ordinaire a lieu vers les régions antérieure et latérales. Les trois membranes artérielles présentent presque toujours de la rougeur, des exsudations, des ulcérations ou des plaques osseuses. Dans certains cas, la dilatation ne porte pas sur toutes les tuniques du vaisseau, comme

dans l'anévrysme vrai ; les membranes interne et moyenne sont détruites, et la celluleuse est la seule qui forme les parois de l'anévrysme. Enfin, les tuniques artérielles sont quelquefois dilatées et déchirées en même temps, et le sang est épanché au-dessous de la membrane celluleuse qui lui sert de sac. La partie fibrineuse du sang qui tapisse les parois des tumeurs anévrysmales est disposée sous forme de couches successives, juxtaposées ou concentriques. Ces dernières offrent d'autant plus de densité et de décoloration, et sont unies entre elles d'autant plus intimement qu'elles sont plus extérieures : elles sont beaucoup moins épaisses dans l'anévrysme vrai que dans celui qui s'accompagne de l'ulcération des deux tuniques internes, ou de la rupture complète des parois de l'artère.

INDURATIONS ET VÉGÉTATIONS DES VALVULES DU COEUR.

543. *Signes diagnostiques.* Dyspnée habituelle dès le principe, augmentant par le moindre exercice ; palpitations ; son âpre,

étouffé, lors des contractions du cœur; légère infiltration autour des malléoles: tels sont les phénomènes qui peuvent faire soupçonner un rétrécissement commençant; mais quand il devient considérable, on le reconnaît aux signes suivans: Si la maladie affecte les orifices auriculo-ventriculaires, on entend, pendant la contraction des oreillettes, qui se prolonge alors plus long-temps que de coutume, un bruit léger de râpe ou de soufflet, lequel existe d'une manière continue: le premier a lieu lorsque le rétrécissement dépend de l'induration osseuse des valvules; le second, quand il coïncide avec l'induration cartilagineuse, fibro-cartilagineuse, ou avec des végétations de ces mêmes parties. Lorsque le rétrécissement a son siége aux orifices artériels (*ventriculo-pulmonaire et aortique*), le bruit indiqué est isochrone aux contractions des ventricules et du pouls; si les orifices gauches (*valvules mitrales et sigmoïdes aortiques*) sont rétrécis, le bruit de râpe ou de soufflet se fait entendre plus particulièrement dans la région des cartilages des cinquième, sixième et septième côtes gauches; tandis que, si le rétrécissement occupe les orifices droits (*valvules tricuspides et sigmoïdes de l'artère pulmonaire*), le même bruit a lieu plus spécialement à la partie inférieure du sternum. Ce bruissement ou frémissement cataire est quelquefois sensible à la main appliquée sur la région précordiale, lorsque la valvule mitrale est ossifiée et que le rétrécissement auriculo-ventriculaire gauche est considérable. Dans cette maladie les palpitations sont fréquentes; les battemens du cœur généralement intermittens, inégaux et souvent très-énergiques, tandis que ceux du pouls, au contraire, sont petits et concentrés; ils sont plus irréguliers lorsque les orifices gauches sont affectés, que quand ce sont ceux du côté droit. La face est violacée; les membres sont infiltrés; le malade est en proie à une dyspnée qui fait des progrès successifs, et finit par devenir extrême.

544. *Maladies qu'on peut confondre*. la dilatation, l'hypertrophie du cœur, les palpitations, la péricardite.

545. *Caractères anatomiques*. Lorsque les valvules du cœur sont affectées dans toute

leur étendue, elles sont déformées et roulées sur elles-mêmes, de manière à former une espèce de bourrelet dont l'épaisseur varie, et qui peut rétrécir l'orifice qu'elles entourent, jusqu'à ne plus lui laisser que trois à quatre lignes. La surface de la valvule qui est le siége de l'induration est quelquefois très-rouge; elle est toujours lisse et polie, à moins qu'il n'y existe des végétations ou des aspérités osseuses; sa consistance devient celle d'un fibro-cartilage, d'un cartilage, ou du tissu osseux. Souvent la zone fibreuse qui existe entre les feuillets de la base de la valvule est affectée seule; d'autres fois ce sont ses pointes qui contractent entre elles des adhérences très-intimes, de manière à effacer complètement l'orifice auriculo-ventriculaire gauche, lequel prend alors la forme d'un canal osseux; dans quelques cas on ne trouve dans les duplicatures de la valvule qu'une incrustation cartilagineuse ou calcaire, qui peut même la percer, et se trouver ainsi en contact immédiat avec le sang; enfin, les valvules peuvent contenir dans leur bord libre de petites concrétions pisiformes. Ces diverses altérations s'observent particulièrement aux valvules mitrales et sigmoïdes aortiques, surtout aux premières, tandis qu'au contraire elles sont excessivement rares pour les valvules tricuspides et sigmoïdes de l'artère pulmonaire.

546. Les végétations des valvules se présentent sous l'aspect de verrues, et ont ordinairement leur siége à la surface des valvules des cavités gauches, ou beaucoup plus rarement sur les oreillettes : elles sont rondes, raboteuses, allongées, isolées, rapprochées, de couleur bleuâtre, violacée ou seulement rosée ; elles adhèrent aux parties subjacentes d'une manière très-intime ; leur texture est charnue et se rapproche beaucoup des concrétions polypeuses les plus compactes : il existe quelquefois dans leur centre un petit grumeau de sang noir. Ces végétations se présentent, dans quelques cas, sous la forme de petits kystes très-adhérens à la valvule ; elles occupent de préférence leur bord libre, et s'observent principalement aux valvules aortiques et mitrales.

PÉRICARDITE.

547. *Signes diagnostiques.* Ils sont très-douteux ; cependant, lorsque les phénomènes suivans existent, on peut soupçonner la péricardite : contractions du cœur, survenant spontanément chez un homme sain, donnant une impulsion forte, ou même déterminant un bruit plus intense que dans l'état naturel ; pulsations plus faibles et plus courtes par intervalles, et correspondant à des intermittences du pouls, qui est très-petit, insensible et fréquent : dans quelques cas, on entend un bruit semblable au craquement du cuir neuf, mais il n'existe que pendant quelques heures. Dyspnée plus ou moins grande, angoisses, anxiété considérable, syncopes au moindre mouvement ; quelquefois sensation de douleur aiguë ou lancinante, de chaleur ou d'un poids à la région du cœur ; dans quelques cas, son mat de cette partie du thorax. Si la maladie est chronique, ces symptômes sont moins apparens et surviennent plus lentement ; dans le cas d'ad-

hérence du péricarde au cœur, on distingue, d'après le Docteur Sander, un mouvement ondulatoire perpétuel au-dessous de l'ondulation qu'on sent naturellement dans la région du cœur. Quelquefois les contractions des oreillettes sont plus obscures que dans l'état de santé. Pour établir le diagnostic de la péricardite, il faut que ces divers symptômes soient réunis, et encore est-il toujours très-douteux.

548. *Maladies qu'on peut confondre.* La pleurésie, l'hydropéricarde, des tumeurs developpées dans le voisinage du cœur.

549. *Caractères anatomiques.* Rougeur peu intense du péricarde, souvent ponctuée, plus marquée lorsque la maladie est chronique, existant par plaques, et sans épaississement bien sensible de cette membrane. Dans le plus grand nombre des cas, il se forme une exsudation albumineuse concrète, plus ou moins épaisse, très-adhérente, consistante et couvrant toute la surface de la séreuse, ou plus rarement une seule de ses régions : une sérosité citrine, ordinairement abondante, contenant quelques petits grumeaux albumineux, est

renfermée dans le péricarde; elle diminue beaucoup de quantité lorsque la maladie est ancienne. Plus tard, l'exsudation albumineuse est transformée en tissu lamineux, plus ou moins serré et court, au moyen duquel les deux feuillets du péricarde sont unis ensemble. Souvent on trouve à la surface du cœur des plaques blanches, opaques, consistantes, très-adhérentes à la séreuse, et qui paraissent être la suite de péricardites anciennes.

HYDRO-PÉRICARDE.

550. *Signes diagnostiques.* Très-douteux; sensation d'un poids énorme dans la région précordiale, qui résonne moins que dans l'état naturel; battemens du cœur sensibles dans une grande étendue, et variant d'intensité et de siége à chaque instant, existant tantôt à droite, tantôt à gauche, mais toujours tumultueux et obscurs; pouls petit, fréquent, irrégulier; œdématie des extrémités, du tronc et de la région précordiale; suffocation imminente par la position horizontale; fréquentes syncopes; palpitations rares.

551. *Maladies qu'on peut confondre.* La péricardite, la pleurésie et certaines affections du cœur.

552. *Caractères anatomiques.* Epanchement plus ou moins abondant, dans le péricarde, de sérosité incolore, transparente et citrine, rarement sanguinolente, moins considérable lorsque cet épanchement est lié à une hydropisie générale, que lorsqu'il est purement local : quelquefois il existe en même temps un peu d'air dans cette membrane séreuse. Le péricarde est toujours sain, ainsi que le cœur.

HYPERTROPHIE DU COEUR.

553. *Signes diagnostiques.* Très-forte impulsion du ventricule gauche, entre les cartilages de la cinquième et de la septième côte, espace dans lequel ses battemens sont quelquefois très-circonscrits, et où la percussion ne développe qu'un bruit sourd ; impulsion du ventricule d'autant plus prolongée que l'hypertrophie est plus considérable. La contraction de l'oreillette, au contraire, est très-brève, peu sonore, et à peine

sensible, lorsqu'elle est explorée dans la région précordiale, tandis qu'elle donne un son éclatant à la partie supérieure du sternum et sous les clavicules. Battemens du cœur ne s'entendant que dans une petite étendue, à peine appréciables sous la clavicule gauche et le haut du sternum, très-peu marqués dans le côté droit, et continuellement entendus par le malade. Palpitations peu fortes, rarement irrégulières et intermittentes. Assez souvent aussi on observe la force et le développement du pouls, l'absence complète du son à la région précordiale, et la teinte rouge de la face, symptômes secondaires, mais auxquels on doit cependant prêter attention.

554. Lorsque l'hypertrophie affecte le ventricule droit, on la reconnaît à une impulsion des battemens de ce ventricule, qui se fait entendre plus fortement sous la partie inférieure du sternun qu'entre les cartilages des cinquième et septième côtes sternales, et d'une manière plus marquée dans le côté droit que dans le côté gauche de la poitrine; cette impulsion coïncide, en général, avec un son mat de cette région

et avec des hémoptysies assez fréquentes.

555. Lorsque l'hypertrophie du ventricule droit coexiste avec celle du côté gauche, les signes propres à l'un et à l'autre ont lieu, mais en général avec prédominance de ceux qui indiquent l'hypertrophie du ventricule droit.

556. *Maladies qu'on peut confondre.* Le rétrécissement des orifices du cœur et de l'aorte, l'aortite.

557. *Caractères anatomiques.* Ils présentent quelques différences, selon le ventricule affecté. Lorsque l'hypertrophie occupe le ventricule gauche, il y a augmentation d'épaisseur et surtout de densité de ses parois et de sa base: l'épaississement diminue insensiblement vers la pointe, tandis qu'il est moindre à la cloison inter-ventriculaire; il est en proportion avec celui des colonnes charnues et des piliers des valvules; sa cavité se rétrécit dans le rapport de l'augmentation d'épaisseur de ses parois : la substance musculaire est plus ferme et plus colorée que dans l'état naturel. Le ventricule droit est diminué de volume dans le rapport de l'augmentation du gauche; il est aplati et

paraît pratiqué dans l'épaisseur de ce dernier. Lorsque l'hypertrophie porte sur le ventricule droit, son épaisseur et sa densité sont toujours moindres qu'à gauche; il ne s'affaisse pas quand on l'incise; l'épaississement est presque partout uniforme, si ce n'est vers les valvules tricuspides et l'origine de l'artère pulmonaire. Les colonnes charnues des piliers des valvules sont, au contraire, considérables.

DILATATION DES VENTRICULES ET DES OREILLETTES DU COEUR.

558. *Signes diagnostiques*. Si c'est le ventricule gauche qui est dilaté, les contractions du cœur déterminent un son clair et bruyant entre les cartilages des cinquième et septième côtes sternales, lequel est d'autant plus marqué et d'autant plus étendu que la dilatation est plus considérable. Lorsqu'au contraire la dilatation existe du côté droit, le son du cœur est bruyant sous la partie inférieure du sternum ou bien entre les cinquième et septième cartilages des côtes droites; l'étendue du son donne la

mesure de la dilatation. S'il existe des palpitations, leur impulsion est plus faible que dans l'état naturel. Les veines jugulaires externes sont gonflées, mais ne déterminent pas de battement; assez ordinairement la face est livide. En général, la dilatation du cœur porte sur les deux ventricules en même temps.

559. *Maladies qu'on peut confondre.* Le rétrécissement des orifices du cœur.

560. *Caractères anatomiques.* Augmentation de capacité des ventricules ou des oreillettes, coïncidant avec une diminution d'épaisseur de leurs parois, particulièrement à la pointe du ventricule droit et en avant, et étant moindre à la cloison inter-ventriculaire; quelquefois la dilatation des ventricules est partielle ou bornée à un seul point. Le tissu du cœur est d'un rouge plus ou moins foncé; dans quelques cas, il est décoloré et sa cohésion est considérablement diminuée.

DILATATION AVEC HYPERTROPHIE DES VENTRICULES.

561. *Signes diagnostiques.* Impulsion des ventricules forte et se faisant avec bruit; impulsion des oreillettes, sonore. Grande étendue des battemens du cœur, qui s'entendent, surtout chez les sujets maigres et les enfans, jusque dans la région postérieure du côté droit. Les contractions des ventricules sont sensibles à la main, sur la région précordiale; elles sont quelquefois interrompues par des battemens brusques, secs et violens. L'auscultation donne de semblables résultats entre la cinquième et la septième côte gauche, lorsque c'est ce côté du cœur qui est malade; ordinairement alors le pouls est fort, dur, vibrant et résistant. Ces contractions ont lieu, au contraire, à la partie inférieure du sternum, si ce sont les cavités droites qui sont affectées. Les deux cotés du cœur sont malades, si ces effets existent dans ces deux régions.

562. *Maladies qu'on peut confondre.* L'inflammation du cœur.

563. *Caractères anatomiques.* Ceux que nous avons décrits en parlant de chacune de ces maladies.

DILATATION ET HYPERTROPHIE DES OREILLETTES.

564. *Signes diagnostiques.* Bruit sourd des contractions des oreillettes, au lieu d'un son éclatant, comme cela existe dans l'état naturel. La dilatation de l'oreillette gauche étant la suite nécessaire d'un rétrécissement de l'orifice auriculo-ventriculaire du même côté, et la dilatation de l'oreillette droite étant le résultat du rétrécissement de l'orifice auriculo-ventriculaire droit, on observe, conjointement avec le son étouffé des oreillettes, tous les signes des indurations des valvules. Lorsque la dilatation avec hypertrophie des oreillettes coïncide avec l'hypertrophie des ventricules, les contractions des oreillettes, si ces dernières ne sont pas malades, donnent un son éclatant dans la région supérieure du sternum et sous les clavicules.

565. *Maladies qu'on peut confondre.* Le

rétrécissement des orifices auriculo-ventriculaires droit ou gauche.

566. *Caractères anatomiques.* La dilatation des oreillettes s'accompagne toujours d'une augmentation d'épaisseur de leurs parois, de même que leur hypertrophie entraîne constamment une augmentation de leur capacité.

CARDITE.

567. *Signes diagnostiques.* Ils sont tellement obscurs, qu'il n'est pas possible de les donner dans l'état actuel de la science.

568. *Maladies qu'on peut confondre.* La péricardite, la pleurésie du côté gauche, l'aortite.

569. *Caractères anatomiques.* Rarement on observe la cardite, et encore n'est-elle bornée qu'à quelques points de la substance du cœur; on a trouvé alors le pus interposé entre les fibres charnues, ou quelquefois réuni en petit foyer. Quand il existe des ulcérations, elles ont lieu plutôt à sa surface interne qu'à l'externe.

RAMOLLISSEMENT DU COEUR.

570. *Signes diagnostiques.* Très-obscurs ; on peut à peine en soupçonner l'existence lorsque, la maladie étant à l'état aigu, on observe de l'anxiété, un pouls accéléré, petit et mou, des contractions du cœur vives, précipitées, et comme convulsives, un son obscur, une impulsion très-faible et une tendance aux lipothymies ; souvent la mort a lieu subitement. Lorsque le ramollissement du cœur est chronique, ses battemens, ainsi que ceux du pouls, sont très-fréquens et très-mous ; les contractions de cet organe perdent de leur vivacité ; elles deviennent tantôt lentes, et tantôt précipitées.

571. *Maladies qu'on peut confondre.* Cette maladie peut être très-facilement confondue avec la péricardite.

572. *Caractères anatomiques.* Le tissu du cœur a considérablement perdu de sa cohésion ; il se déchire avec la plus grande facilité ; il est mou, friable et facile à pénétrer avec le doigt ; ce mode d'altération

peut, dans certains cas, n'exister que d'un seul côté du cœur. Ce viscère prend une couleur d'un rouge foncé ou même brunâtre, lorsque la maladie est aiguë, tandis qu'au contraire il est décoloré, pâle ou jaunâtre, si elle est chronique. Les parois des ventricules, lors même qu'elles sont le siége d'une hypertrophie, s'affaissent quand on les incise. Lorsque le ramollissement est suivi de rupture, ce qui est très-rare, cet effet s'observe dans le ventricule gauche, qui est alors affecté à sa face antérieure et près de sa pointe.

ENDURCISSEMENT DU COEUR.

573. *Signes diagnostiques*. Lorsque cette maladie commence, on observe les phénomènes de l'hypertrophie; mais à mesure que l'endurcissement fait des progrès, l'énergie des battemens du cœur diminue; si l'induration est à un degré moyen, les contractions de cet organe sont très-fortes; on peut même les entendre à une certaine distance du malade, lorsqu'une moitié, ou une seule cavité du cœur, est passée à l'état

cartilagineux ou osseux. Cette affection exige encore de nouvelles recherches, pour que son diagnostic ait quelque solidité.

574. *Maladies qu'on peut confondre.* L'hypertrophie des ventricules.

575. *Caractères anatomiques.* Le tissu du cœur est quelquefois d'un rouge rosé; il présente peu d'altération, se rapproche de la consistance des fibro-cartilages, et crie sous l'instrument lorsqu'on l'incise : d'autres fois sa densité est plus considérable; elle est semblable à celle des cartilages, et le cœur résonne alors comme un cornet. Cet état d'endurcissement, qui peut varier du plus au moins, n'a pas encore été observé dans toute l'étendue du cœur; souvent il est borné à l'une ou l'autre de ses surfaces seulement. Cette induration, qui, dans quelques cas, se présente sous forme d'incrustations, semble n'être que la propagation d'une induration semblable développée primitivement dans le péricarde. L'endurcissement du cœur peut exister avec ou sans augmentation ou diminution de la cavité affectée.

CONCRÉTIONS POLYPEUSES DU COEUR.

576. *Signes diagnostiques.* Lorsque les concrétions du cœur sont récentes, elles sont susceptibles d'être reconnues à des battemens obscurs, confus et impossibles à analyser, survenant subitement chez un sujet qui jusque-là n'avait offert que des battemens réguliers. On peut présumer que l'obstacle au cours du sang existe dans les cavités droites, si ces phénomènes ont lieu sous la partie inférieure du sternum : ce sont les cavités gauches, au contraire, qui sont rétrécies, si les battemens sont sensibles entre les cartilages des cinquième et septième côtes gauches. Le diagnostic devient presque certain quand le trouble des mouvemens du cœur n'existe que d'un seul côté. Lorsque ces concrétions sont très-anciennes, elles déterminent alors une dyspnée considérable, une anxiété extrême et une infiltration générale, ou bornée seulement aux parties supérieures ou inférieures du corps, selon que les concrétions occupent la veine cave supérieure ou inférieure ;

quelquefois l'œdématie n'existe que dans une seule région.

577. *Maladies qu'on peut confondre.* La péricardite, le rétrécissement des orifices.

578. *Caractères anatomiques.* Lorsque les concrétions sont très-récentes, elles forment autour du caillot une légère couche blanchâtre et opaque qui n'adhère pas aux parois du cœur ou des vaisseaux; mais, plus tard, cette adhérence s'établit. Ces concrétions sont en grande partie privées de la matière colorante du sang, et ressemblent à une masse fibrineuse d'une ténacité plus ou moins considérable; dans quelques cas, elles peuvent s'organiser. Chez les sujets hydropiques, elles sont demi-transparentes et gélatiniformes lorsqu'elles commencent à se former. En général, on les trouve de préférence dans le sinus de l'oreillette droite, dans les veines caves et dans le ventricule gauche, dont elles doublent les parois dans certains cas; les colonnes charnues, auxquelles elles adhèrent alors, en sont quelquefois même aplaties. Les parois des oreillettes, et les sinus particulièrement, sont encore le siége de concrétions d'une consis-

tance beaucoup moindre que les précédentes, assez analogues à une pâte sèche et friable, et n'ayant nullement la texture fibrineuse.

COMMUNICATION ENTRE LES CAVITÉS DU COEUR.
(Cyanose.)

579. *Signes diagnostiques.* Coloration livide, bleuâtre ou violette, de la totalité de la peau et des membranes muqueuses, surtout lorsque cette maladie existe chez de jeunes sujets et depuis la naissance; gêne continuelle de la respiration, palpitations de cœur, syncopes très-fréquentes, diminution de la chaleur générale, grande sensibilité à l'impression du froid, altération de la forme des doigts, et dans quelques cas coïncidence des signes propres à l'hypertrophie des cavités droites.

580. *Maladies qu'on peut confondre.* Les maladies qui peuvent simuler la cyanose sont certains ictères noirs de la peau et le rétrécissement des ouvertures auriculo-ventriculaires ou des orifices artériels; mais comme cette dernière affection ne se déve-

loppe le plus communément qu'à l'âge viril, elle peut facilement en être distinguée.

581. *Caractères anatomiques.* Conservation, ou quelquefois rétablissement du trou de Botal; les deux lames de la valvule qui existent chez le fœtus ne sont pas complètement réunies, de sorte qu'on peut y faire pénétrer un stylet. On trouve presque toujours alors un épaississement des parois du ventricule droit, une dilatation de l'oreillette de ce côté, ou quelque obstacle au passage du sang, soit dans le ventricule, soit dans l'artère pulmonaire. Dans quelques cas, le trou oval et le canal artériel sont conservés. D'autres fois, la cloison qui sépare les ventricules a souffert une perforation plus ou moins large, et même si considérable, que les deux ventricules semblent n'en faire qu'un; cette ouverture accidentelle est ordinairement placée vers la base du cœur, et disposée de telle sorte, que l'aorte reçoit le sang du ventricule droit comme du gauche. On a encore trouvé les deux oreillettes imparfaitement séparées et s'ouvrant dans le ventricule droit, qui communiquait librement avec le gau-

che, privé d'orifice auriculaire et donnant naissance à l'aorte. Enfin la cyanose peut reconnaître pour cause divers autres vices de conformation du cœur, coexistant avec la conservation du trou de Botal.

ANGINE DE POITRINE.

582. *Signes diagnostiques.* Sensation d'une forte constriction de la poitrine, avec douleur très-aiguë, lancinante, dans la région du cœur, survenant tout-à-coup et par accès, principalement pendant le jour, lorsque la maladie est récente, et n'ayant qu'une durée très-instantanée, de quelques secondes. Dyspnée augmentant considérablement lorsque le malade marche contre le vent. Le pouls, lors de l'attaque, est fréquent et presque insensible; mais il n'est ni intermittent, ni irrégulier, à moins de complication; la douleur se propage au bras gauche, et plus rarement au droit. Le malade est en proie à de violentes angoisses, à des palpitations et à une suffocation imminente. A mesure que la maladie fait des progrès, l'engourdissement douloureux du

bras s'étend à l'avant-bras, et même aux doigts; les accès deviennent plus longs et plus fréquens, et l'idée d'une fin prochaine tourmente de plus en plus le malade. La durée de cette affection, qui est constamment mortelle, n'a rien de fixe, rien de régulier; il en est à-peu-près de même pour le retour des accès.

583. *Maladies qu'on peut confondre*. L'angine de poitrine peut, dans quelques cas, être confondue avec l'emphysème des poumons, diverses affections du cœur, et surtout avec sa dilatation; elle peut l'être également avec l'hydro-thorax, l'hydro-péricarde et des abcès situés dans le médiastin antérieur.

584. *Caractères anatomiques*. Ils sont entièrement inconnus. Dans quelques cas on a trouvé une très-grande quantité de graisse autour du cœur, de ses gros vaisseaux et de ses enveloppes; des altérations diverses des valvules, des adhérences anciennes du péricarde, et l'ossification des artères coronaires.

MALADIES

DE L'ABDOMEN.

MALADIES

DE L'APPAREIL DIGESTIF

ET DE SES DÉPENDANCES.

INFLAMMATION DES GENCIVES.

585. *Signes diagnostiques*. Tuméfaction et rougeur des gencives, qui laissent échapper du sang lorsqu'on les comprime, deviennent douloureuses, et sont susceptibles, quand leur inflammation passe à l'état chronique, de présenter des excroissances assez ordinairement pourvues d'un pédicule rouge pâle, lequel recouvre quelquefois en totalité la dent voisine, acquiert une dureté qui se rapproche du tissu fibreux, et cesse alors

de provoquer de la douleur. Les gencives enflammées offrent assez souvent des ulcérations ou des abcès; dans quelques cas, elles restent fongueuses et saignantes.

586. *Caractères anatomiques.* Ceux qui viennent d'être décrits.

APHTES.

587. *Signes diagnostiques.* Eruption de boutons blanchâtres, ronds, superficiels, isolés ou confluens, remplis d'une humeur glutineuse ou puriforme, faisant ordinairement place à des croûtes, ou à des ulcérations dont la surface est grisâtre ou rouge; ayant leur siége sur la membrane muqueuse buccale, ils s'étendent fréquemment à l'arrière-bouche; déterminent une sensation de brûlure, et constamment une difficulté plus ou moins grande de la mastication et de la déglutition. Cette maladie est souvent endémique; dans quelques cas même elle est contagieuse. Elle affecte de préférence les enfans en bas âge, et alors elle prend le nom de *Muguet*. Elle ne devient réellement grave que lorsque l'éruption passe à la gan-

grène, ou qu'elle se propage au tube digestif, au larynx et à la trachée; mais alors elle constitue une œsophagite, une gastro-entérite, etc.

588. *Caractères anatomiques.* Ceux qui sont désignés ci-dessus.

GLOSSITE.

589. *Signes diagnostiques.* Douleur aiguë ou pulsative de la langue, qui devient rouge, dure et très-sensible, puis se tuméfie et se couvre d'un enduit muqueux, épais, ou d'une fausse membrane blanchâtre; son gonflement est quelquefois tel, qu'elle abaisse l'épiglotte, comprime le larynx, et tend même à déterminer la suffocation; pendante au dehors de la bouche, qu'elle remplit plus ou moins complètement, la langue devient immobile et incapable de servir à la prononciation; la bouche est béante; une salive visqueuse et souvent fétide s'en écoule continuellement. La déglutition est impossible, la respiration très-gênée, la face rouge, et, en général, tuméfiée. Il existe assez ordinairement une

toux concomitante et une fièvre plus ou moins forte.

590. *Caractères anatomiques.* Ceux qui viennent d'être décrits.

AMYGDALITE. (Angine tonsillaire.)

591. *Signes diagnostiques.* Douleur et chaleur dans l'arrière-bouche, avec tuméfaction de l'une ou des deux amygdales, qui deviennent rouges et parsemées de points blancs, augmentant lors de la déglutition, se propageant quelquefois à la trompe d'Eustache ; expuition également douloureuse du mucus guttural, qui d'abord est diminué, puis augmenté ; rougeur, gonflement et abaissement de la luette ; besoin fréquent d'avaler. La respiration peut devenir très-gênée lorsque l'inflammation est forte et qu'elle attaque en même temps les deux tonsilles ; elle s'accompagne quelquefois de menaces de suffocation. L'amygdalite coïncide souvent avec la phlegmasie du pharynx ; la langue est ordinairement d'un blanc jaunâtre et couverte d'un enduit épais ; très-rare-

ment elle est rouge, même sur ses bords.

592. *Maladies qu'on peut confondre.* L'angine laryngée, la pharyngite.

593. *Caractères anatomiques.* Tuméfaction et rougeur des tonsilles; suppuration ou induration de ces glandes.

PHARYNGITE.

594. *Signes diagnostiques.* Rougeur et gonflement de la région postérieure du pharynx, qui offre quelquefois des taches blanchâtres; déglutition difficile, souvent impossible; point de gêne de la respiration; chaleur et sécheresse du pharynx, suivies d'un produit muqueux assez abondant, qui n'est expulsé qu'avec douleur. En général, la langue est sale et épaisse, mais sans rougeur. La pharyngite existe assez ordinairement avec l'amygdalite.

595. *Caractères anatomiques.* Outre les altérations que nous avons indiquées en parlant des signes de la glossite et de l'amygdalite, nous ajouterons qu'assez souvent les divers tissus enflammés sont augmentés d'épaisseur, pénétrés de pus, ou couverts de fausses membranes grisâtres.

CANCER DU PHARYNX.

596. *Signes diagnostiques.* Ses premiers symptômes sont très-obscurs ; ils consistent dans une gêne ressentie au gosier, et dans un léger embarras de la déglutition, consécutifs, en général, à une pharyngite. Le malade éprouve souvent dans le fond de la gorge des fourmillemens répétés ; la déglutition devient douloureuse ; les boissons sont rejetées aussitôt qu'avalées. Si l'on examine le pharynx, on trouve qu'il est irrégulièrement tuméfié, dur et insensible à la pression : plus tard, il s'y développe un ulcère inégal et à bords renversés, dont s'écoule un fluide putrilagineux et fétide ; c'est alors que les douleurs lancinantes se font sentir.

597. *Caractères anatomiques.* Les parois du pharynx sont épaisses, dures et transformées en substance squirrheuse ; rarement on y trouve de la matière encéphaloïde. Les membranes muqueuse et musculaire sont presque toujours distinctes, quoique dégénérées, à moins que le squirrhe ne soit ramolli ; il existe un ou plusieurs ulcères à

bords durs, épais et renversés: leur surface est inégale, granuleuse ou fongueuse: elle est surmontée d'excroissances, dans lesquelles vient se perdre la membrane muqueuse. La dégénération s'étend plus ou moins aux parties environnantes.

OESOPHAGITE.

598. *Signes diagnostiques.* Douleur dans un point de l'œsophage, ordinairement entre les deux épaules, reconnaissant souvent pour cause la déglutition de corps étrangers aigus, ou de liquides trop chauds, irritans ou caustiques. Cette douleur augmente par la pression exercée de chaque côté du col, entre la trachée et la colonne vertébrale, lorsque la phlegmasie a son siége à la partie supérieure de l'œsophage; déglutition très-difficile ou impossible, boissons et alimens solides déterminant quelquefois un sentiment de brûlure le long de l'œsophage, ou dans une de ses régions seulement; augmentation presque constante de la douleur par le passage du bol alimentaire, qui est souvent rejeté par les narines; hoquet

continuel. Lorsque cette inflammation est chronique, elle s'accompagne de vomissemens, qui surviennent presque immédiatement après la déglutition des alimens.

599. *Maladies qu'on peut confondre.* Le cancer de l'œsophage.

600. *Caractères anatomiques.* Rougeur et épaississement plus ou moins considérables de la muqueuse, qui présente quelquefois des traces de fausses membranes intimement adhérentes et de peu d'épaisseur.

CANCER DE L'OESOPHAGE.

601. *Signes diagnostiques.* Hoquets, élancemens dans le fond du gosier, avec impossibilité du passage des alimens, immédiatement après la déglutition. Lorsque le cancer de l'œsophage affecte la partie supérieure, ses signes sont les mêmes que celui du pharynx. Si le squirrhe est situé plus bas, il existe une douleur derrière la trachée-artère, un sentiment d'érosion et de brûlure, surtout lorsque le malade fait usage de boissons alcoholiques, lesquelles s'aigrissent très-promptement. Si la maladie a son siége

à peu de distance du cardia, les alimens séjournent quelque temps dans un point de l'œsophage, puis sont rejetés sans effort, mêlés à des mucosités. Si le squirrhe communique avec les voies aériennes, la déglutition est suivie d'une violente quinte de toux ou d'une tendance à la suffocation.

602. *Caractères anatomiques.* Analogues à ceux du cancer du pharynx. La cavité de l'œsophage est rétrécie par l'épaississement de ses parois ; tantôt la portion dégénérée a conservé une forme cylindrique, peu différente de celle de l'œsophage ; tantôt elle est convertie en une masse irrégulière, adhérente à la trachée-artère, aux poumons, et même aux vertèbres dorsales.

ANGINE GANGRÉNEUSE.

603. *Signes diagnostiques.* Il est difficile de reconnaître qu'une angine devra se terminer par gangrène, parce qu'avant cette époque il n'est aucun signe qui puisse l'annoncer, et aucun caractère qui puisse la faire distinguer des autres angines ; mais, au reste, cette incertitude ne se prolonge

pas long-temps, car la gangrène paraît assez promptement, quelquefois même le jour de l'invasion. Cependant, vu la gravité de cette maladie, nous dirons que cette issue funeste est à redouter, 1°. chez les femmes et les enfans faibles; 2°. chez les sujets qui présentent déjà d'autres phlegmasies gangréneuses; 3°. lorsque l'angine acccompagne une scarlatine, ou toute autre éruption, dont la couleur est livide; 4°. lorsque l'angine gangréneuse règne épidémiquement; 5°. lorsque la personne affectée a assisté un individu ayant une angine gangréneuse, car il paraît constant que dans certaines circonstances elle est contagieuse; 6°. lorsque les parties enflammées sont d'un rouge foncé ou livide, ou lorsqu'après avoir été d'un rouge vif elles pâlissent tout-à-coup, et que cette circonstance s'accompagne de sécheresse à la gorge, de faiblesse générale considérable, ou lorsqu'on les voit se couvrir de ces fausses membranes qu'on observe dans la plupart des angines; 7°. enfin, lorsqu'une saignée, soit locale, soit générale, amène un état de débilité, qui n'est en rapport ni avec la quantité de sang perdu, ni avec la force du sujet.

604. L'angine gangréneuse se reconnaît à une tache blanche, semblable à une couenne, se formant sur un des points de la muqueuse affectée, ordinairement sur une des tonsilles; s'étendant avec rapidité, et se joignant à des taches semblables développées dans un autre point; la muqueuse qui les entoure est pâle ou livide. Ces couennes, de blanches qu'elles étaient, deviennent ordinairement grises, et souvent finissent par passer à une couleur noire: à mesure qu'elles se développent, la gorge cesse d'être douloureuse, la déglutition redevient facile, l'haleine perd de sa fétidité, et la prostration survient.

605. On reconnaît que la gangrène s'étend dans les fosses nasales, à ce que la respiration par le nez devient difficile et la voix nazillarde; des escarres et un liquide irritant ne tardent pas à sortir par les narines, dont le pourtour s'enflamme.

606. Si la gangrène se propage aux voies aériennes, une douleur la précède dans ces

parties; il s'y joint une gêne de la respiration, de l'enrouement, de l'aphonie et de la toux.

607. Si c'est l'œsophage qui s'affecte, la déglutition est impossible. Enfin, on juge que l'isthme du gosier est obstrué, à la suffocation, à l'impossibilité de la déglutition, et à l'aspect que présente ce détroit.

608. *Maladies qu'on peut confondre*. Les diverses espèces d'angines.

609. *Caractères anatomiques*. Les amygdales, le voile du palais, le pharynx, les muqueuses buccale et nasale, l'œsophage, le larynx et la trachée, sont simultanément ou séparément couverts d'escarres qui sont blancs, gris ou noirs, adhérens ou détachés, à peine putréfiés, ou dans un état de décomposition complète; il existe des ulcérations, des perforations et des pertes de substance plus ou moins étendues.

ANGINE COUENNEUSE.

610. *Signes diagnostiques*. Les mêmes que l'angine gangréneuse, mais à un moindre degré. Les plaques blanches et d'aspect lardacé, ne noircissent pas; ce ne sont que de

fausses membranes, dont la chute ne laisse aucune perte de substance, et qui sont exfoliées et rejetées par le vomissement, ou par des quintes de toux ; d'autres fois elles s'amincissent, s'usent, et sont en quelque sorte résorbées.

ANGINE PULTACÉE.

611. *Signes diagnostiques.* Angine très-légère, avec formation de plaques ou flocons, d'une matière pultacée, blanche, grise ou jaunâtre, semblable à du fromage, recouvrant çà et là la muqueuse enflammée, et pouvant être facilement enlevée avec le doigt, mais se renouvelant peu-à-peu, et finissant par être rejetée par l'expuition.

INDIGESTION.

612. *Signes diagnostiques.* Sentiment de plénitude et de pesanteur à l'estomac, survenant ordinairement quelques heures après le repas, surtout lorsque les alimens ont été trop abondans ou de mauvaise qualité, et s'accompagnant de distension et de sensibi-

lité de la région épigastrique, de malaise général, de lassitude des membres, de nausées, de gêne plus ou moins considérable de la respiration, de céphalalgie sus-orbitaire et gravative, de rapports aigres ou nidoreux, quelquefois de hoquets et de perte de connaissance, phénomènes qui se dissipent en partie lorsqu'il survient des vomissemens. Dans quelques cas, les matières vomies pénètrent dans le larynx et la trachée, et donnent lieu à une toux violente avec menaces de suffocation; elles se composent d'alimens aigres et à demi-digérés. Quelquefois il existe des borborygmes, des flatuosités, des coliques et de la diarrhée.

613. *Maladies qu'onpeut confondre.* Les congestions du cerveau, certaines affections du cœur.

614. *Caractères anatomiques* L'estomac est rempli d'alimens à demi-digérés, dont ont reconnaît encore la nature ; ce viscère est, ainsi que les intestins, distendu par des gaz d'une odeur aigre; le jéjunum est ordinairement rempli d'alimens; l'iléon contient une bouillie liquide qui a déjà l'apparence excrémentitielle. Quelquefois la mu-

queuse gastro-intestinale présente des traces d'une légère phlogose. Dans certains cas on trouve des alimens ou des liquides dans la trachée-artère, lesquels y ont pénétré lors des vomissemens.

GASTRITE AIGUE.

615. *Signes diagnostiques.* On peut prononcer qu'il existe une gastrite aiguë toutes les fois que l'on rencontre réunis les symptômes suivans : Douleur à l'épigastre, augmentant par la pression; rougeur de la pointe et des bords de la langue; céphalalgie frontale; vomissemens ou nausées; constipation; fièvre; lassitudes spontanées. Cependant la gastrite peut avoir lieu alors même que quelques-uns de ces symptômes manqueraient, ou qu'ils n'existeraient qu'à un très-faible degré.

616. La douleur épigastrique peut n'être que très-légère, ou même être nulle : en effet, souvent le malade n'éprouve qu'un sentiment de gêne ou de pesanteur à l'épigastre. Quelle que soit, au reste, cette sensation, elle augmente ordinairement par

l'ingestion des alimens, et surtout par celle des substances stimulantes.

617. La rougeur de la langue et des orifices extérieurs des membranes muqueuses est assez constante : tantôt les bords et la pointe de la langue sont seuls rouges ; tantôt, au contraire, mais c'est le moins ordinaire, elle présente cette teinte à toute sa surface ; souvent alors elle devient le siége d'une cuisson assez vive. Lorsque la langue est très-rouge, elle est généralement effilée et en pointe ; mais elle peut cependant être large et ne présenter aucune rougeur, quoiqu'il y ait gastrite. Son humidité est en rapport avec sa couleur ; elle est ordinairement humide lorsqu'elle est large et peu rouge : souvent aussi la langue ne présente qu'un enduit blanchâtre ou jaunâtre. Si alors elle vient à se dessécher, cet enduit prend une couleur plus foncée et peut devenir noir. Quoique la rougeur de la langue soit un signe de gastrite, elle n'est pas toujours un moyen sûr de juger de l'intensité de cette phlegmasie. En effet, dans les fièvres éruptives, telles que la rougeole, la scarlatine, la variole, dans les cas de complication

d'aphtes ou d'angines, souvent la langue est très-rouge, et la gastrite cependant n'est que très-légère.

618. La céphalalgie frontale est un des symptômes les plus constans de l'inflammation de la membrane interne de l'estomac : c'est un de ceux qui se développent les premiers. Chez quelques sujets, elle affecte, quoique rarement, d'autres régions que le front.

619. Les vomissemens ne sont presque jamais le seul phénomène de la gastrite aiguë ; mais ils manquent peu lorsque la maladie reconnaît pour cause l'ingestion de quelque substance irritante dans l'estomac ; souvent ils sont remplacés par des nausées. Comme le vomissement est fréquemment sympathique, et peut être l'effet de la lésion d'organes autres que l'estomac, il faut, pour prononcer qu'il y a gastrite, s'assurer préalablement que ces organes sont sains.

620. La constipation est presque constante dans la gastrite, à moins qu'il ne s'y joigne une phlegmasie du gros intestin.

621. Quant à la fièvre, elle peut ne pas

exister, ce qui est rare, ou varier depuis son moindre jusqu'à son plus haut degré. Elle précède souvent les autres symptômes, et s'annonce assez généralement par des frissons entrecoupés de chaleur. C'est dans la gastrite surtout qu'on observe la soif ardente, le désir des boissons froides et acides, et la chaleur âcre de la peau.

622. Les lassitudes spontanées se font ressentir dans les membres, et plus particulièrement dans les articulations; sympathiques, elles se développent souvent avec une rapidité étonnante, et se dissipent de même.

623. Dans la gastrite, les différens organes prennent plus ou moins de part à l'affection de l'estomac. C'est ainsi que cette phlegmasie s'accompagne souvent de délire, de stupeur, d'illusions des sens, de mouvemens convulsifs, de soubresauts des tendons, d'une prostration extrême et que dans beaucoup de cas il s'y joint de la toux, et de la difficulté à respirer.

624. Chez les enfans, la gastrite se complique, quelque légère qu'elle soit, de phénomènes cérébraux, vu l'extrême irritabilité de l'encéphale à cet âge. Chez les

femmes et chez les sujets nerveux, les phénomènes sympathiques se développent facilement ; chez le vieillard, au contraire, l'appareil cérébral reste sourd, ainsi que la plupart des autres organes, à la souffrance de l'estomac, d'où il résulte que des inflammations très-intenses de ce viscère ne déterminent que des troubles légers.

625. La gastrite existe rarement sans complication : le plus ordinairement, les intestins grêles prennent part à l'inflammation.

626. *Maladies qu'on peut confondre.* L'encéphalite, l'arachnitis, la fièvre nerveuse, la péritonite.

627. *Caractères anatomiques.* Voyez gastro-entérite aiguë.

GASTRO-ENTÉRITE AIGUE.

628. *Signes diagnostiques.* Invasion par une chaleur inaccoutumée, qui augmente surtout après les repas, et survient souvent à la suite d'un coryza, d'une angine ou d'un autre catarrhe ; épigastre devenant le siége d'un sentiment de compression et de pesanteur ; douleurs vagues, se développant dans

le ventre; lassitude générale, douleurs contusives dans les membres; malaise; gorge chaude et sèche; soif plus ou moins vive; désir des boissons froides; teint pâle ou jaunâtre; appétit diminué, quelquefois augmenté; digestion s'accompagnant fréquemment de coliques, de rapports, de nausées ou de hoquets; tantôt constipation, tantôt diarrhée. Souvent la gastro-entérite débute par de la répugnance pour les alimens, et un sentiment de plénitude à l'estomac; la bouche devient pâteuse, la langue épaisse, large et couverte d'un enduit blanc ou jaunâtre. D'autres fois enfin elle survient tout-à-coup et sans prodrômes, et commence par des vomissemens, des déjections alvines avec coliques et ténesme, existant séparément ou simultanément, selon que l'inflammation prédomine dans l'estomac, l'intestin grêle ou les gros intestins. L'épigastre devient sensible, surtout à la pression; quelquefois cependant cette douleur manque complètement. La céphalalgie est, en général, constante, et alors le cerveau et ses membranes peuvent s'affecter secondairement. A mesure que la gastro-entérite fait des progrès, la sensibilité générale, l'activité des sens et des facultés intellectuelles s'émoussent et diminuent, sans qu'il existe constamment pour cela de véritable altération de l'encéphale; l'appareil locomoteur offre alors un trouble moins évident que dans les affections essentielles du cerveau. On observe une chaleur sèche de la peau, une fréquence du pouls et une rougeur de la langue, qui ne dépendent que du degré de l'inflammation; dans la gastro-entérite, il existe plus fréquemment de la stupeur que du délire, et plutôt une prostration musculaire que de la paralysie et des spasmes; lorsque ces derniers phénomènes se développent, surtout d'un seul côté du corps, c'est un signe de complication encéphalique. La période comateuse manque. Le pouls, pendant le cours de la gastro-entérite, est assez constamment fréquent: dès le principe, il est développé; il ne tarde pas à devenir petit, concentré, irrégulier et intermittent, lorsque cette phlegmasie prend beaucoup d'intensité; dans quelques cas, cependant, cette fréquence est peu marquée, surtout lorsque les sujets sont lymp tiques. L'urine est ordinairement rare et rouge ; l'origine de toutes les muqueuses est également rouge ; la conjonctive est injectée, la pituitaire sèche. La bouche, pâteuse dans les premières nuances de la gastro-entérite, devient sèche lorsque cette inflammation acquiert de l'intensité. La langue, qui était blanche ou jaunâtre, etc., comme nous l'avons indiqué en parlant du début, devient rouge à sa circonférence et à sa pointe, et même sur toute sa surface, dès que la maladie fait des progrès; d'autres fois sa partie antérieure est le siége d'une multitude de petits points rouges, tandis que les intervalles qu'ils laissent entre eux sont d'une teinte pâle, ou recouverts d'un enduit muqueux : ce dernier état appartient davantage aux gastro-entérites légères. Le plus souvent la langue est recouverte d'un mucus épais et adhérent; sa sécheresse et son étroitesse augmentent avec l'intensité de la phlegmasie, et c'est alors qu'elle se couvre, ainsi que les gencives, les dents et les lèvres, d'un enduit brunâtre, noirâtre et fuligineux. La soif est plus ou moins vive, et le devient davantage à mesure que la phlegmasie se propage de l'estomac à l'intestin grêle ; la peau est presque toujours sèche et aride, avec chaleur plus ou moins vive, âcre ou mordicante, sur toutes les parties du corps, ou seulement sur la poitrine et le ventre. Enfin, dans le dernier degré de la gastro-entérite, la physionomie annonce la souffrance; les yeux sont rouges, ternes ou abattus, les ailes du nez dilatées, et les pommettes saillantes et souvent d'une couleur lie de vin.

629. *Maladies qu'on peut confondre.* La céphalite, l'arachnitis, les fièvres nerveuse et adynamique, l'hydropisie des ventricules du cerveau.

630. *Caractères anatomiques.* La membrane extérieure de l'estomac ne présente le plus ordinairement aucune altération. Souvent ce viscère est distendu par des gaz, d'autres fois il est contracté. La muqueuse gastrique est tantôt pointillée de rouge, ou couverte de taches formées par du sang épanché dans le tissu même de la membrane; tantôt la couleur rouge est uniforme et étendue sur toute la surface de l'estomac, et particulièrement vers le cardia et le pylore, qui sont entourés d'un

cercle rouge plus intense. Quelquefois la rougeur semble suivre la direction des vaisseaux sanguins, qui paraissent injectés et simulent des arborisations. Cette couleur est d'un rouge écarlate ou d'une teinte obscure et presque brune, mélangée de l'une ou de l'autre, ou insensiblement fondue. Dans quelques cas il existe un emphysème sous-muqueux. La gangrène y est très-rare. Il en est de même des ulcérations; ce ne sont guères que de légères érosions qui ne pénètrent pas jusqu'à la membrane musculaire. Lorsque les follicules muqueux sont enflammés, ils présentent l'aspect de petits boutons rougeâtres. Lorsque la contraction de l'estomac coïncide avec son inflammation, les rides de la muqueuse sont très-marquées, et la rougeur y est plus intense qu'ailleurs.

631. Les intestins grêles paraissent ordinairement sains à leur extérieur; mais souvent aussi, lorsque l'inflammation est intense, on aperçoit, à travers leurs tuniques, la rougeur de la muqueuse; à côté d'anses d'intestins dilatés, on en trouve d'autres qui sont contractés. La rougeur, sur la mu-

queuse intestinale, présente des interruptions nombreuses et subites ; son intensité est, en général, moindre sur le duodénum que sur l'extrémité opposée de l'intestin. Si l'inflammation est peu vive, les valvules conniventes sont phlogosées, et l'intervalle qui les sépare ne l'est pas. A un degré plus avancé, on trouve des plaques plus ou moins rouges, et une forte injection des vaisseaux. Des mucosités assez adhérentes recouvrent ordinairement la muqueuse. Les tuniques séreuse et musculeuse ne participent pas à la phlegmasie. La gangrène de l'intestin est très-rare ; alors il est noir, mat, très-friable et répand une odeur gangréneuse.

632. Les ulcères des intestins grêles sont, au contraire, très-communs ; leur siége le plus ordinaire est dans l'iléon, et surtout vers la valvule iléo-cœcale ; mais il faut avoir soin de ne pas prendre pour tels les intervalles qui séparent les plaques saillantes et gaufrées résultant de l'inflammation des glandes de Peyer, et dans lesquels la muqueuse est parfaitement conservée ; bornés ordinairement à la muqueuse, ils peuvent cependant pénétrer les trois membranes et perforer

l'intestin. Tantôt leurs bords sont coupés perpendiculairement; tantôt ils sont rugueux, épais et irréguliers; leur circonférence est rouge ou pâle; leur fond présente souvent, d'une manière évidente, les fibres de la membrane musculaire. Lorsque ces ulcères sont sur le point de se cicatriser, leurs bords s'affaissent, s'allongent, et finissent par se réunir, en laisssant une petite éminence qui disparaît plus tard et fait place à une dépression. Si l'ulcère est plus large, il se cicatrise au moyen d'une pellicule blanchâtre ou rosée; et s'il est très-grand, la muqueuse se fronce en rayonnant, de telle sorte que l'intestin peut être rétréci dans cet endroit.

633. La muqueuse de l'intestin grêle offre souvent un épaississement en forme de plaques ou d'excroissances gaufrées, irrégulières, dont l'intérieur est rougeâtre, grisâtre ou blanchâtre, d'une ténacité assez grande, et qui se remarque davantage vers la valvule iléo-cœcale, là où les glandes de Peyer sont les plus abondantes; les autres portions de l'intestin grêle sont alors rarement altérées. Les follicules muqueux en mmés présen-

tent souvent de nombreux boutons, déprimés à leur centre, durs, et qui, plus tard, se ramollissent et contiennent du pus, ou bien se montrent sous la forme de plaques brunes et circonscrites, et sans gonflement.

634. Les invaginations, que l'on trouve assez communément avec l'entérite, ont lieu par l'introduction du bout supérieur dans l'inférieur, ou, plus rarement, par celle de l'inférieur dans le supérieur.

635. Chez les jeunes enfans, les trois tuniques de l'estomac et des intestins se ramollissent, prennent l'aspect de tuyaux gélatineux et blanchâtres, qui se déchirent au moindre contact. Ce mode d'altération affecte particulièrement le grand cul-de-sac de l'estomac et quelques régions de l'intestin grêle.

GASTRO-ENTÉRITE CHRONIQUE.

636. *Signes diagnostiques.* Consécutive à une gastro-entérite aiguë, ou ne survenant que d'une manière lente et graduée, et se bornant, dans ce dernier cas, aux prodrômes de cette phlegmasie dans son état d'acuité. Malaise épigastrique; souvent barre

transversale et douloureuse, s'étendant de l'un à l'autre hypochondre, et surtout à droite, étant continue, irrégulière ou intermittente, augmentant après les repas, et d'autant plus qu'ils ont été plus abondans ou composés de substances plus irritantes; enfin s'exaspérant par la tristesse. Cette douleur est tantôt lancinante, pongitive, brûlante, déchirante; elle s'accompagne d'un sentiment de constriction à l'œsophage, ou de gêne de la déglutition et de la respiration, avec sentiment de compression à la base du thorax ou dans un de ses points seulement; tantôt elle coïncide avec une toux sèche; d'autres fois la douleur existe seulement à l'épigastre, qui ne peut supporter alors la moindre pression. L'anorexie est presque constante; quelquefois, au contraire, le malade a un appétit extraordinaire, qui est bientôt suivi de dégoût; les digestions sont difficiles; on observe à leur suite des rapports acides, nidoreux ou très-âcres; souvent il existe de la soif et un sentiment de plénitude à l'épigastre. Les idées sont embarrassées; la tête est pesante; il y a de l'accablement, de la somnolence, de la répugnance pour les mouvemens ; la peau est chaude, surtout à la paume des mains ; le pouls est tendu et généralement fréquent ; des vomissemens ont lieu lorsque l'estomac est surchargé ou davantage irrité ; il existe une constipation habituelle et opiniâtre, interrompue de temps à autre par une diarrhée de peu de durée. Le plus ordinairement la langue est rétrécie; elle est rouge à sa pointe et à sa circonférence, ou même sur toute sa surface ; dans d'autres cas, elle est seulement pointillée de rouge, ou recouverte d'un enduit muqueux plus ou moins sec ; l'haleine est fétide ; la soif et la chaleur de la peau augmentent après les repas ; le pouls prend de la fréquence, surtout le soir ; la bouche est généralement amère le matin ; la face est jaunâtre. Les malades sont tristes, inquiets, abattus, méfians, irascibles, et éprouvent, principalement lorsqu'ils sont nerveux, des hallucinations, des erreurs de jugement, ou autres troubles des fonctions mentales ; la face se ride, son expression s'altère, sa couleur devient blafarde, jaune-paille, tandis que les pommettes restent assez souvent rouges et livides ; le système musculaire est toujours plus ou moins affaibli ; la peau finit par adhérer aux os et aux muscles, s'affaisse dans leurs interstices, et devient d'un rouge obscur ou d'un jaune d'ocre. Tels sont les signes de la gastro-entérite chronique ; mais ils sont loin d'être toujours réunis chez le même sujet : souvent on n'en observe qu'un seul ou quelques-uns, et l'on peut dire à cet égard qu'il existe des différences et des variétés infinies.

637. *Carreau.* L'entérite chronique détermine souvent à sa suite, surtout chez les enfans lymphatiques et dans les contrées froides et humides, un engorgement des ganglions du mésentère, qui peut être tel, qu'ils deviennent appréciables au toucher, à travers les parois de l'abdomen ; c'est à sa partie moyenne qu'il est le plus facile de les reconnaître ; ils se présentent sous la forme de corps durs, inégaux, bosselés, arrondis, plus ou moins volumineux ; la pression y développe de la douleur ; assez souvent on constate en même temps de la fluctuation, signe d'un épanchement liquide dans la cavité du péritoine.

638. *Maladies qu'on peut confondre.* La

péritonite, l'hypochondrie, l'hépatite, les squirrhes de l'estomac et des intestins.

639. *Caractères anatomiques.* Souvent l'extrémité gauche de l'estomac est amincie et se rompt avec la plus grande facilité. La muqueuse ramollie varie de couleur depuis le blanc terne et le gris, jusqu'au rouge lie de vin; grattée avec le scalpel, elle s'enlève facilement sous forme de pulpe; d'autres fois elle présente de petites érosions; s'il existe une injection de ses vaisseaux, le sang y est bleuâtre, et la muqueuse présente alors des plaques violacées, ou seulement brunes; cette membrane est généralement amincie, surtout vers le bas-fond de l'estomac, où elle peut même offrir des perforations à bords irréguliers. A mesure que l'on s'éloigne de cette région, la muqueuse s'épaissit et rougit, ce qui tient, dans quelques cas, à un état variqueux de ses vaisseaux. Les ulcères y sont communs, et ont lieu, en général, vers le pylore et le cardia, où ils traversent toutes les tuniques de l'estomac. Quelquefois la muqueuse présente une couleur ardoisée plus ou moins étendue, ou même une teinte noire, qui ne

s'accompagne d'aucune altération de consistance de cette membrane.

640. Les intestins grêles sont, en général, pâles à l'extérieur ; quelquefois ils sont très-contractés, ou même rétrécis. Les altérations de la muqueuse intestinale occupent particulièrement la partie supérieure et moyenne. Les ulcères sont très-fréquens dans le duodénum et le jéjunum ; ils sont plus étendus et plus profonds que dans l'état aigu ; enfin la couleur de la muqueuse passe à la teinte bleue-ardoisée, et présente une grande analogie avec celle de l'estomac.

641. Les ganglions du mésentère sont souvent tuméfiés, durs et rougeâtres ; d'autres fois ils sont blanchâtres, ramollis et offrent des traces de suppuration plus ou moins avancée, ainsi qu'on l'observe dans le *carreau*, où leur nombre et leur volume devient considérable. En général ils correspondent aux régions des intestins qui sont le plus altérées. Souvent le péritoine présente des adhérences anciennes, ou est rempli de sérosité.

CANCER DE L'ESTOMAC.

642. *Signes diagnostiques.* Maladie le plus généralement consécutive à la gastrite chronique, ne survenant guère que chez des sujets qui ont passé trente ans, et qui ont fait abus de boissons alcoholiques ou de médicamens excitans; pouvant être reconnue à un sentiment de malaise et de chaleur, ou à une douleur sourde, ayant son siége à l'épigastre, et s'étendant quelquefois dans la direction de l'œsophage, dans les hypochondres, ou occupant la région lombaire; donnant lieu à des flatuosités habituelles, à des rapports acides ou nidoreux, à des nausées, à des vomissemens d'un liquide d'abord aqueux, puis mêlé d'alimens non altérés, et enfin combiné avec une matière brunâtre, devenant de plus en plus fréquens, et finissant par être habituels: tous les alimens ne sont pas également vomis, et les plus indigestes sont quelquefois ceux que l'estomac supporte le mieux. L'épigastre, à cette époque, est assez souvent le siége d'une tumeur irrégulière qui peut faire saillie à l'ex-

térieur ou n'être appréciable seulement qu'au toucher. Souvent le cancer de l'estomac détermine une toux accompagnée d'une expectoration aqueuse abondante. Bientôt la peau devient terne, d'un jaune-paille, l'appétit se dissipe complètement, le sujet maigrit ou s'œdématie; les matières vomies prennent une couleur de suie; la face se grippe; les douleurs acquièrent de plus en plus d'intensité; la diarrhée fait place à la constipation; la fièvre est continuelle, et le malade s'éteint en conservant la liberté de ses facultés intellectuelles. On peut soupçonner que telle ou telle région de l'estomac est altérée, lorsque les symptômes suivans existent.

643. Si le pylore est exclusivement ou particulièrement affecté, les vomissemens sont très-abondans, et n'ont lieu qu'au bout d'un certain temps après les repas; l'épigastre est beaucoup plus météorisé; la tumeur occupe davantage le côté droit, entre les fausses côtes et l'ombilic; la diarrhée ne survient qu'après son obstruction ou l'ulcération de son contour.

644. Si c'est le cardia qui est le siége du cancer, il n'existe point de tumeur à l'épi-

gastre, les douleurs se font sentir à la partie supérieure du creux de l'estomac et dans le dos : souvent les malades rendent des gorgées de mucosités et même des alimens non altérés, ou sont tourmentés par une salivation abondante.

645. Quand le squirrhe occupe le corps de l'estomac, et c'est ordinairement sa petite courbure, le malade ne prend que peu d'alimens et de boissons ; ceux-ci déterminent toujours une distension très-douloureuse de ce viscère, et sont vomis peu de temps après leur ingestion.

646. La dégénérescence de la totalité du corps de l'estomac paraît déterminer des douleurs presque continuelles et peu de vomissemens, ce qui se remarque aussi quand cet organe a contracté des adhérences avec les parties voisines.

647. Les nausées ne surviennent que lorsque le pylore est rétréci ; l'estomac partiellement ulcéré ou récemment perforé, ou lorsqu'il existe quelqu'inflammation abdominale concomitante.

648. *Maladies qu'on peut confondre*. Le cancer de l'estomac peut être confondu avec

certains vomissemens chroniques nerveux, avec la gastrite chronique, avec des tumeurs formées par l'accumulation de matières fécales dans le colon, et avec l'anévrisme de l'aorte abdominale.

649. *Caractères anatomiques.* Quand la dégénération existe au pylore, l'estomac est très-ample; dans les autres cas ce viscère est presque toujours moins volumineux que dans l'état sain. Il est rempli d'un liquide noirâtre, qui peut exister avec ou sans ulcères. L'épaisseur de la portion altérée est de deux lignes à un demi pouce et plus; sa surface interne est inégale, ulcérée et couverte de fongosités blanchâtres, grisâtres ou noirâtres, dans l'intervalle desquelles se trouvent de nombreuses dépressions; sa surface externe est libre ou adhérente au foie, au péritoine et aux autres parties voisine. Cette dégénérescence est formée par du tissu squirrheux, par de la matière cérébriforme, ou quelquefois par l'une et l'autre. Dans le principe on peut encore distinguer la muqueuse des autres membranes de l'estomac; elle est d'un blanc mat et d'un tissu homogène, tandis que la musculaire, plus

ferme, plus épaisse, est d'une couleur bleuâtre. Rarement le squirrhe du cardia s'étend à l'œsophage, et celui du pylore au duodénum.

HÉMATÉMÈSE.

650. *Signes diagnostiques.* Flatuosités, anxiétés, lassitudes générales, douleur à l'épigastre, froid des extrémités, suivi de vomissemens plus ou moins fréquens et rapprochés, d'un sang pur non écumeux, mais le plus généralement noir, grumelé ou combiné aux matières contenues dans l'estomac; ayant lieu sans toux et sans fièvre, et s'accompagnant d'une distension de l'hypochondre gauche lorsque le sang s'accumule en certaine quantité dans l'estomac; souvent les selles sont également sanguinolentes.

651. *Maladies qu'on peut confondre.* L'hémoptysie.

652. *Caractères anatomiques.* Tantôt la muqueuse gastrique est d'un brun noirâtre, et ses vaisseaux sont gorgés de sang; rarement ils sont déchirés; l'hémorrhagie a lieu par simple exhalation; tantôt cette membrane est rouge ou présente çà et là des

plaques semblables à des ecchymoses, recouvertes de sang adhérent, et conservant leur couleur malgré les lotions.

COLITE AIGUE. (Phlegmasie aiguë des gros intestins.)

653. *Signes diagnostiques.* Diarrhée passagère sans phénomènes généraux, si l'inflammation est peu intense, ou s'il n'existe qu'une irritation légère; douleurs vagues dans l'abdomen, autour de l'ombilic, et dans la région du colon et des lombes, augmentant par la pression, pouvant acquérir beaucoup d'intensité, mais par intervalles seulement, et donnant alors lieu à des tranchées; borborygmes, sentiment de pesanteur dans le petit bassin, précédant les évacuations et se faisant de nouveau ressentir quelques heures après; selles, en général, peu abondantes, formées de matières muqueuses, séreuses ou bilieuses, très-fréquentes, déterminant à la marge de l'anus un sentiment de chaleur, et quelquefois des épreintes, surtout si elles ont lieu à des époques très-rapprochées. Lorsque la

colite existe à ce degré, elle se complique alors de gastro-entérite, et conséquemment de fièvre et des autres symptômes généraux propres à cette phlegmasie.

654. *Signes diagnostiques de la dysenterie.* Souvent épidémique, pouvant devenir contagieuse si elle est liée à un typhus contagieux; débutant par des symptômes légers ou par une prostration générale, avec des coliques très-fortes, qui deviennent de plus en plus vives, et déterminent un sentiment de tortillement, lequel commence dans la région du colon transverse et va se terminer à l'anus; besoin fréquent d'aller à la selle, s'accompagnant d'efforts considérables et souvent impuissans, suivis de déjections de quelques mucosités filantes, mêlées de stries sanguinolentes ou de sang pur, qui ne soulagent que momentanément; épreintes douloureuses; dans l'intervalle des tranchées, chaleur vive et brûlante à l'anus; rougeur de la muqueuse et inflammation des tégumens voisins; la pression de l'abdomen ne détermine pas ordinairement de douleur bien vive; la faiblesse, quelquefois extrême, est généralement en rapport

avec la violence des coliques et la fréquence des évacuations.

655. *Maladies qu'on peut confondre.* La péritonite, le choléra-morbus, les coliques nerveuses.

656. *Caractères anatomiques.* Les gros intestins paraissent assez généralement sains à l'extérieur. Ils sont contractés lorsque la phlegmasie est récente, tandis que plus tard ils sont très-dilatés. La valvule iléo-cœcale et les gros intestins présentent des points rouges nombreux, quelquefois des taches plus ou moins noirâtres; on y trouve assez souvent des ulcères; le voisinage de cette valvule est fréquemment le siége de pustules gaufrées, rougeâtres ou brunâtres, dépendant du développement des follicules muqueux. Dans la dysenterie, c'est à la valvule iléo-cœcale et au commencement du colon que la rougeur est le plus marquée; on l'observe moins vers l'S iliaque et au rectum. Les ganglions mésentériques correspondant aux régions enflammées sont souvent tuméfiés et plus ou moins rouges.

COLITE CHRONIQUE.

657. *Signes diagnostiques*. Elle succède à la colite aiguë, ou existe primitivement sous cette forme; souvent dans ce dernier cas elle se développe sous l'influence de l'inflammation chronique d'un autre viscère. Les coliques et le ténesme sont peu intenses ou même n'existent pas; la diarrhée est abondante et moins fréquente que quand cette maladie est aiguë; les évacuations alvines offrent des variétés de couleur, de consistance et de quantité. Quelquefois les alimens traversent toute l'étendue du tube digestif sans avoir été altérés, ce qui constitue la *lienterie*. La face devient pâle, ridée et d'un jaune sale; la peau est sèche, rude au toucher, et prend un aspect terreux; des sueurs ont lieu le matin, les extrémités thoraciques s'infiltrent, et le malade succombe ordinairement alors à une gastro-entérite aiguë, qui vient compliquer la colite.

658. *Maladies qu'on peut confondre*. L'entérite des intestins grêles, l'hypochondrie, le cancer des intestins.

659. *Caractères anatomiques.* La valvule iléo-cœcale présente des altérations plus ou moins profondes, des ulcérations, des épaississemens, avec augmentation de densité de la muqueuse, qui prend une couleur d'un brun noirâtre; tantôt l'inflammation existe sous la forme pustuleuse, tantôt sous la forme diffuse; les follicules muqueux enflammés prennent l'aspect de boutons charnus, blanchâtres ou rougeâtres, déprimés à leur centre, et qui, à une époque plus avancée, se remplissent de pus et prennent une couleur blanche, tandis que leur base est environnée par un cercle rougeâtre. Le tissu cellulaire subjacent passe quelquefois à la suppuration, et alors la muqueuse se détache de la membrane musculaire par lambeaux plus ou moins étendus.

CHOLERA-MORBUS.

660. *Signes diagnostiques.* Vomissemens et déjections alvines de liquides verts, blanchâtres, brunâtres, muqueux ou bilieux, survenant d'une manière brusque, se répétant très-fréquemment, et menaçant tou-

jours directement et promptement la vie, s'accompagnant de douleurs très-vives à l'estomac, de coliques violentes que la pression n'augmente pas toujours ; d'une anxiété précordiale extrême, d'angoisses, de syncopes, et, dans un grand nombre de cas, de crampes dans les membres. Dans cette maladie, qui peut être endémique ou même épidémique, surtout dans les pays chauds, le pouls est petit et très-concentré, les extrémités sont froides, et la face éprouve, dès le principe, un amaigrissement et une altération tout-à-fait remarquables. Le choléra-morbus, est souvent le résultat de l'ingestion de certaines substances délétères.

661. *Maladies qu'on peut confondre.* La gastrite, l'entérite, l'iléus, la péritonite, l'étranglement interne.

662. *Caractères anatomiques.* Lorsque la mort a lieu très-promptement, quelques heures après l'invasion du choléra-morbus, on ne trouve pas ordinairement d'altération de la muqueuse gastro-intestinale ; dans quelques épidémies, cependant, l'estomac et les intestins étaient très-enflammés et rétrécis ; mais lorsque la mort survient après plusieurs

jours, cette membrane est alors le siége d'une rougeur plus ou moins intense.

ÉTRANGLEMENT INTERNE.

663. *Signes diagnostiques.* En général, difficiles, et souvent même impossibles. L'étranglement interne débute ordinairement par une constipation opiniâtre, qui ne cède à aucun purgatif; quelquefois il arrive seulement qu'un lavement fait rendre quelques matières accumulées dans le bout inférieur de l'intestin; mais ces évacuations ne persistent pas, les gaz cessent même de s'en échapper. Bientôt le ventre se météorise, quelquefois d'une manière inégale, de telle sorte que plusieurs circonvolutions intestinales deviennent saillantes à travers les parois de l'abdomen. A cet état succèdent des nausées, des hoquets, des coliques, et, dans quelques cas, une douleur fixe dans un point du ventre; puis surviennent des vomissemens muqueux, bilieux, et enfin de matières stercorales: ces derniers effets n'ont cependant pas toujours lieu (1); chez quel-

(1) Voyez les réflexions que nous avons présentées

ques individus même on n'observe qu'une inertie complète du canal intestinal, un affaiblissement général et un refroidissement des membres, qui bientôt est suivi de la mort.

664. *Maladies qu'on peut confondre.* L'iléus, la péritonite, le rétrécissement du colon.

665. *Caractères anatomiques.* Tantôt l'étranglement intestinal s'opère au moyen d'anciennes brides ou adhérences développées sur l'épiploon ou entre les circonvolutions intestinales à la suite d'une péritonite chronique ; l'intestin se glisse entre ces productions celluleuses, s'y entortille, et s'y trouve pincé et comprimé ; tantôt, sans qu'il existe d'adhérences ou de brides celluleuses, l'intestin éprouve une double torsion et se contourne sur lui-même ; le nœud qui en résulte se resserre de plus en plus, à mesure que le volume du tube digestif est augmenté par le météorisme qui survient alors, et par les lavemens et les boissons que l'on fait prendre au malade.

---

sur cette maladie, dans le tome LXX, pag. 347, de la *Bibliothèque Médicale*, année 1820.

COLIQUES NERVEUSES.

666. *Signes diagnostiques.* Invasion ordinairement subite par un sentiment de tortillement, ayant son siége de préférence autour de l'ombilic ou dans le trajet du colon, n'augmentant point par la pression, en étant, au contraire, assez fréquemment soulagée; s'accompagnant de borborygmes, de constipation, d'un pouls petit et serré, d'anxiété, et d'une altération profonde de la face.

667. *Maladies qu'on peut confondre.* La péritonite, la colite, le choléra-morbus, la colique métallique.

668. *Caractères anatomiques.* On ne trouve aucune altération des viscères de l'abdomen.

COLIQUE DE PLOMB.

669. *Signes diagnostiques.* Douleurs abdominales vives, survenant toujours chez des individus qui se servent de plomb ou de ses diverses préparations, augmentant peu par la pression, surtout lorsqu'elle est exercée

sur une large surface, et que la région sensible n'est pas immédiatement comprimée: Quelquefois soulagement par la pression du ventre; déjections alvines difficiles, douloureuses, puis constipation opiniâtre; tranchées ressenties vers l'ombilic; rétraction de l'abdomen, qui est en général dur; langue large, sans rougeur ni sécheresse, généralement blanchâtre ou sale; nausées, vomissemens; difficulté ou impossibilité d'uriner; douleurs vagues ou atroces dans les membres; paralysie ou faiblesse extrême des muscles extenseurs des doigts; quelquefois convulsions des extrémités thoraciques; lenteur et dureté du pouls; dans quelques cas, céphalalgie très-forte, dyspnée revenant par accès, sensation de serrement à la région précordiale coïncidant avec l'engourdissement des bras.

670. *Maladies qu'on peut confondre.* La péritonite, l'entérite.

671. *Caractères anatomiques.* Les intestins ont été trouvés blancs, nullement injectés et rétractés sur eux-mêmes; le péritoine contient souvent beaucoup de sérosité.

CANCER DES INTESTINS.

672. *Signes diagnostiques*. Constipation habituelle, consécutive à une entérite chronique; coliques passagères d'abord, puis, au bout d'un temps généralement long, devenant fréquentes: s'accompagnant de borborygmes, de gonflement douloureux du ventre, sans altération notable de l'appétit, ni trouble du pouls; amaigrissement progressif, distension de l'abdomen d'autant plus grande que le squirrhe est plus éloigné du pylore, et que le rétrécissement est plus considérable; quelquefois déjections alvines liquides, mêlées de sang ou de pus. Lorsque le cancer est volumineux, il fait saillie sous les tégumens de l'abdomen, et la pression permet d'en reconnaître le siége. Cette maladie, dont le diagnostic est très-difficile, peut être facilement confondue avec des tumeurs développées dans le ventre.

673. *Maladies qu'on peut confondre*. L'entérite chronique, des tumeurs du pancréas ou des parties voisines.

674. *Caractères anatomiques*. Les mêmes que ceux de l'estomac.

CANCER DU RECTUM.

675. *Signes diagnostiques.* Pesanteur ou gêne dans le fondement ; douleurs brûlantes, surtout lors de l'excrétion des matières fécales ; puis ténesme, accompagné ou non de petites coliques, de borborygmes et d'un léger écoulement muqueux ou sanguinolent. Le doigt, introduit dans le rectum, fait reconnaître que son orifice est dur et rétréci, qu'il existe dans son trajet des bosselures inégales, ou un endurcissement circulaire en forme de bourrelet, dont la pression ne détermine pas de douleur ; plus tard surviennent des élancemens, que la compression n'augmente ordinairement pas. L'anus se rétrécit de plus en plus, des coliques violentes ont lieu ; les matières, si elles sont molles, sont rendues sous forme de cordon, mais toujours avec des douleurs très-aiguës. Quand l'ulcération s'établit, elle s'accompagne d'un écoulement sanieux et purulent, de diarrhée ou d'une constipation opiniâtre.

676. *Maladies qu'on peut confondre.* Le cancer du rectum peut être confondu avec

l'engorgement lymphatique des environs de l'anus, avec des ulcères vénériens et certaines hémorrhoïdes.

677. *Caractères anatomiques.* La dégénérescence n'est pas toujours bornée à l'extrémité du rectum; elle se prolonge quelquefois à la hauteur de plusieurs pouces dans cet intestin. L'aspect de ce cancer et son mode d'altération sont entièrement conformes à celui de l'œsophage.

HÉMORRHOÏDES.

678. *Signes diagnostiques.* Fluxion sur l'extrémité inférieure du rectum, sujette à des retours périodiques ou irréguliers; s'accompagnant d'un sentiment de tension, de pesanteur et de démangeaison dans le voisinage de l'anus, de petits élancemens, de pesanteur dans les lombes et le périnée, de fréquentes envies d'aller à la garderobe et d'uriner; pouvant exister avec un écoulement sanguin, ou, plus rarement, muqueux; entraînant souvent à sa suite le développement de tumeurs qui peuvent être sèches ou saignantes, douloureuses ou indolentes,

qui tantôt dépendent d'un état variqueux des veines du rectum, et tantôt sont celluleuses et formées aux dépens de l'intestin.

679. *Maladies qu'on peut confondre.* Les hémorrhoïdes peuvent être confondues avec les excroissances vénériennes, avec un polype ou une tumeur fongueuse du rectum et avec la dysenterie.

680. *Caractères anatomiques.* Les tumeurs hémorrhoïdales se présentent sous la forme de tumeurs plus ou moins volumineuses, plus ou moins rapprochées, développées au milieu du tissu cellulaire dense qui unit la muqueuse à la membrane musculeuse, et renfermées dans une sorte de kyste, mince, lisse à son intérieur, ou quelquefois hérissé de villosités, et adhérant au tissu cellulaire sous-muqueux par sa surface externe. Dans d'autres cas, ces tumeurs sont formées par un tissu spongieux, rougeâtre, vasculaire, par une sorte de parenchyme ou tissu mollasse et fongueux, analogue au tissu érectile. Quelquefois elles dépendent uniquement d'une dilatation partielle des veines, ce dont il est très-facile de s'assurer en y introduisant un stylet.

VERS INTESTINAUX.

681. *Signes diagnostiques.* Variables selon l'espèce de vers : tantôt on observe des symptômes directs, tels que dégoûts instantanés, augmentation de l'appétit, nausées, vomissemens, coliques, hoquets, borborygmes, ténesme, flatuosités ; tantôt des phénomènes sympathiques, dont les principaux sont la dilatation des pupilles, le prurit des ailes du nez, l'agitation pendant le sommeil, des sueurs aigres, des irrégularités du pouls et une haleine acide.

682. *Maladies qu'on peut confondre.* Les phlegmasies de l'encéphale et du canal intestinal, l'hypochondrie.

683. *Ascarides lombricoïdes.* Sentiment de prurit avec douleur pongitive dans un ou plusieurs points du canal digestif, et particulièrement vers l'ombilic ; sortie d'un ou de plusieurs lombrics par la bouche ou l'anus.

684. *Ascarides vermiculaires.* Irritation sourde et prurit au pourtour de l'anus, se faisant sentir surtout aux approches de la

nuit ; sortie d'ascarides nombreux avec les matières fécales.

685. *Tœnia.* Sentiment de tournoiement et de pesanteur dans l'abdomen, de piqûre ou de morsure dans le voisinage de l'estomac ; douleur se calmant par l'ingestion des alimens ; coliques sans diarrhée ; vertiges, lipothymies sans céphalalgie ; gonflement, affaissement ondulatoire du bas-ventre, appétit très-grand, ptyalisme ; sortie de fragmens de tœnia par le vomissement ou avec les selles ; profession de charcutiers.

686. *Caractères anatomiques.* Différens selon l'espèce de vers.

687. *Ascarides lombricoïdes.* Corps blanchâtre d'un gris rosé, rond, de quatre à douze pouces de longueur, très-élastique ; queue terminée en pointe mousse ; tête munie de trois tubercules oblongs, entre lesquels elle se trouve.

688. *Ascarides vermiculaires.* Corps long de deux à neuf lignes, très-grêle ; queue terminée en pointe très-fine et transparente ; tête munie de deux vésicules latérales et transparentes, ou de trois tubercules.

689. *Tœnia.* Corps aplati, articulé, très-

long, portant à son extrémité la plus ténue une tête tuberculeuse et une bouche entourée de quatre suçoirs; il en existe plusieurs variétés.

HÉPATITE.

690. *Signes diagnostiques*. Douleur sourde, plus ou moins profonde, ayant son siége dans l'hypocondre droit, augmentant par la pression, par une grande inspiration et par la toux; diminuant souvent, au contraire, lorsque le malade se courbe en deux; dans quelques cas, une douleur aiguë se fait sentir dans l'épaule droite et le long de la colonne vertébrale; le volume et la densité du foie peuvent être augmentés: ce viscère dépasse alors les fausses côtes et se prolonge plus ou moins bas dans l'abdomen; le décubitus a lieu sur le côté droit; il est quelquefois impossible sur le dos, et surtout sur le côté gauche; la respiration et les digestions sont difficiles; dans quelques cas il existe une petite toux sèche; assez généralement on observe une teinte plus ou moins jaune de la peau et de la conjonctive, des urines safranées, de la constipation et des

matières fécales grisâtres et décolorées. Lorsque l'hépatite se termine par suppuration, une tumeur avec fluctuation se manifeste au-dessous des tégumens du côté droit. Cette maladie, qui est beaucoup plus commune dans les pays chauds que dans nos climats, est toujours d'un diagnostic difficile; jusqu'ici on lui a constamment assigné des symptômes qui appartiennent à la péritonite de sa surface concave ou convexe.

691. *Maladies qu'on peut confondre.* L'hépatite peut être très-facilement confondue avec la pleurésie et surtout avec la péritonite et la duodénite.

692. *Caractères anatomiques.* Le volume du foie n'augmente pas dans l'inflammation aiguë. La capsule qui lui sert d'enveloppe est moins adhérente que dans l'état naturel; la surface de ce viscère paraît plus brune, rougeâtre et comme marbrée. La friabilité de son parenchyme est très-augmentée, et d'autant plus que l'inflammation est portée à un plus haut degré; lorsqu'on incise le foie, du sang suinte de sa surface, mais ne sort pas de ses vaisseaux comme dans l'état sain; il est alors fourni

par les granulations dont est formé le parenchyme : ces granulations sont augmentées de volume ; les unes sont d'un rouge plus ou moins vif, d'autres jaunâtres, d'où résultent des stries sous forme de vermiceaux, qui donnent alors au foie l'apparence de certains porphyres rouges. Dans cet état, le foie, sauf qu'il est granulé, se rapproche beaucoup, pour l'aspect, de celui que présente le poumon enflammé au premier degré, lorsque celui-ci n'est encore que carnifié : mais si l'on le presse sous le doigt, on trouve qu'il est très-friable, et qu'il se réduit, comme la rate, en une pulpe rougeâtre; ce qui tient à la quantité de liquide sanguinolent dont il est pénétré ; sa pesanteur est évidemment augmentée ; la membrane interne des différens canaux biliaires est injectée et d'un rouge brunâtre; tels sont les caractères que présente le foie, lorsque l'inflammation existe sans suppuration. Dans ce dernier cas, tantôt le pus est infiltré dans la substance du foie ; tantôt il est réuni en une quantité considérable de petits abcès, et est mêlé à la bile, ce qui lui donne une couleur d'un jaune verdâtre; tantôt il est accumulé en un foyer plus ou moins considérable, qui peut s'ouvrir à travers les tégumens, dans la cavité de la poitrine, dans les ramifications des bronches, dans le péritoine, dans une partie du tube digestif, ou dans les canaux biliaires; tantôt, enfin, le pus est renfermé dans un kyste.

CANCER DU FOIE

693. *Signes diagnostiques* Très-incertains dans le principe, ne pouvant être reconnus que quand le foie a dépassé le rebord des fausses côtes, et qu'il permet de distinguer les bosselures plus ou moins nombreuses et volumineuses qui existent à sa surface. Les digestions sont habituellement difficiles et douloureuses, mais sans vomissement; le plus ordinairement elles sont accompagnées de constipation, de coliques, de borborygmes, de douleurs plus ou moins vives dans l'hypocondre droit ou à l'épaule du même côté, et de malaise épigastrique; l'amaigrissement fait des progrès; dans quelques cas épistaxis à droite. La

peau et la conjonctive deviennent souvent ictériques ; les jambes s'infiltrent, et il se développe une ascite qui ne tarde pas à être suivie de la mort.

694. *Maladies qu'on peut confondre.* Le cancer du foie peut être confondu avec toutes les espèces de dégénérescence dont ce viscère est susceptible.

695. *Caractères anatomiques.* Le foie remplit ordinairement la région épigastrique et se prolonge dans l'hypocondre gauche ; sa surface est couverte de bosselures de différentes grosseurs : lorsqu'on l'incise, on reconnaît çà et là des tumeurs de nature squirrheuse, combinées à de la matière tuberculeuse ou encéphaloïde, et à des degrés plus ou moins avancés. Le tissu du foie qui les entoure est ordinairement sain : tantôt il ne paraît tenir à ces tumeurs, dont le nombre est quelquefois considérable, que par quelques prolongemens vasculaires, et peut en être isolé avec facilité ; tantôt, au contraire, il existe une véritable continuité de substance entre le parenchyme du foie et ces dégénérescences. Lorsque les tissus accidentels qui forment le cancer sont ra-

mollis, la masse squirrheuse est convertie en foyer pultacé, qui s'agrandit peu à peu aux dépens de la substance même du foie. Le plus ordinairement ce ramollissement n'est que partiel, et ces tumeurs conservent encore de la fermeté.

HYDROPISIE ENKYSTÉE DU FOIE.

696. *Signes diagnostiques.* Tumeur rénittente, peu ou point douloureuse, sans changement de couleur à la peau, offrant une fluctuation obscure, ayant son siége dans l'hypocondre droit et la région épigastrique, ne se déplaçant pas dans les diverses positions que l'on fait prendre au malade; décubitus impossible sur le dos et le côté gauche.

697. *Maladies qu'on peut confondre.* L'hydropisie enkystée du foie peut être confondue avec un abcès formé dans cet organe.

698. *Caractères anatomiques.* Tantôt ces kystes sont formés de tissu fibreux, tantôt de tissu séreux; leur volume est très-variable. Ils sont développés dans l'intérieur

même du foie, et contiennent le plus généralement un liquide séreux, quelquefois semi-gélatineux, combiné, dans quelques cas, à un nombre plus ou moins considérable d'hydatides.

CONCRÉTIONS BILIAIRES.

699. *Signes diagnostiques.* Très-difficiles à déterminer, et le plus ordinairement même impossibles ; la présence des concrétions biliaires donne quelquefois lieu à un sentiment de pression dans la région épigastrique, à des coliques violentes, à des éructations, à des régurgitations de bile, à des vomissemens opiniâtres et à une douleur vive qui suit le trajet du canal cholédoque, et qui augmente après les repas. Les causes morales développent facilement l'ictère ; souvent cette maladie est héréditaire. Ces symptômes acquièrent plus de valeur, lorsque le malade a déjà rendu par le vomissement ou par les selles des calculs biliaires.

SPLÉNITE.

700. *Signes diagnostiques.* Cette phlegmasie que l'on observe rarement à l'état d'acuité, peut être reconnue à l'existence d'une douleur ayant son siége derrière les fausses côtes gauches, augmentant par la pression et par la marche. Le décubitus sur ce côté est difficile ; la peau présente une décoloration et une teinte légèrement jaunâtre, qui, sans constituer une véritable jaunisse, s'en rapproche cependant quoiqu'à un moindre degré. Dans quelques cas la splénite s'accompagne de vomissemens de sang. Cette inflammation règne endémiquement dans les lieux bas et marécageux, et sur les côtes maritimes. Lorsqu'elle est chronique, son diagnostic devient plus facile, car outre les symptômes énumérés ci-dessus, on sent encore une tumeur plus ou moins dure et volumineuse dans l'hypocondre gauche, laquelle est sensible à la pression ; la percussion (1) de l'hypocondre gauche

(1) Une petite plaque de bois placée sur la partie percutée, a le double avantage d'éviter au ma-

donne un son mat. La splénite est la suite ordinaire des fièvres intermittentes.

701. *Maladies qu'on peut confondre*. La gastrite, la péritonite, les tumeurs de l'hypocondre gauche.

702. *Caractères anatomiques*. Tantôt la rate est simplement ramollie, gorgée de sang, et dans un état de diffluence extrême; tantôt son volume est considérablement augmenté; quelquefois elle est remplie de pus accumulé dans un seul foyer, ou disséminé en une multitude de petits abcès. On a également trouvé la rate remplie de tubercules ramollis, réduite en putrilage, ou à l'état squirrheux. Dans quelques cas la membrane externe est rompue; d'autres fois elle est passée à l'état cartilagineux ou même osseux.

---

lade de la douleur et de rendre les phénomènes de la percussion plus sensibles; aussi ce procédé doit-il être employé de préférence à la percussion immédiate.

MALADIES

DES VOIES URINAIRES.

NÉPHRITE.

703. *Signes diagnostiques*. Pesanteur plus ou moins douloureuse et se faisant ordinairement sentir d'un seul côté de la région des lombes, qui devient bientôt le siége d'une douleur pongitive, gravative, tensive, profonde, d'autres fois lancinante ou pulsative, augmentant par la pression et par le décubitus sur le ventre ou sur le côté opposé; rareté ou suppression des urines, qui, en général, sont rouges, sanguinolentes et expulsées avec beaucoup de peine; souvent la douleur des lombes se propage jusqu'à la vessie, à la verge ou à l'aine, en s'accompagnant de tremblement ou d'engourdissement dans la cuisse, et de rétraction très-douloureuse du testicule; il existe

quelquefois des vomissemens, et le plus ordinairement une fièvre concomitante. Dans quelques cas, la douleur disparaît par intervalles, pour revenir tout-à-coup plus vive et plus aiguë ; alors on peut présumer qu'il existe des calculs dans les reins, surtout si les urines en contiennent quelques fragmens. Lorsque la néphrite est chronique, les douleurs diminuent, une pesanteur se fait sentir dans les lombes, et les urines deviennent assez souvent troubles ou se mêlent avec du pus.

704. *Maladies qu'on peut confondre.* La péritonite, la cystite, la névralgie lombaire.

705. *Caractères anatomiques.* Ordinairement il n'y a qu'un seul rein enflammé ; son tissu est rouge, dur, plus friable que dans l'état naturel : dans quelques cas il est infiltré de pus ; les uretères participent souvent à l'inflammation ; leur muqueuse est rouge, injectée ou pointillée et plus ou moins épaissie ; souvent elle est couverte de pus.

GRAVELLE.

706. *Signes diagnostiques.* Urines laissant déposer très-promptement un gravier plus ou moins fin, dur et résistant sous le doigt; ce gravier est composé d'acide urique, uni à une matière animale; rarement il contient de l'oxalate ou du phosphate de chaux; douleurs vives, ayant leur siége dans la région des lombes, et s'accompagnant ordinairement d'un sentiment de chaleur et de pesanteur dans cette partie; urines souvent rendues avec difficulté. La gravelle est très-commune chez les sujets goutteux; elle est assez généralement héréditaire.

707. *Maladies qu'on peut confondre.* La néphrite, l'hématurie.

708. *Caractères anatomiques.* Souvent on trouve dans les reins, dans les uretères ou dans la vessie, un gravier semblable à celui qui existe dans les urines : les reins n'offrent dans le plus grand nombre de cas, aucune altération appréciable.

DIABÉTÈS.

709. *Signes diagnostiques*. Augmentation considérable des urines, qui sont claires, blanches, jaunâtres, insipides ou sucrées, et précédées, dans quelques cas, de besoins fréquens d'uriner ou de douleur dans le trajet des uretères ; soif souvent insatiable ; faim canine ; maigreur et faiblesse consécutive extrêmes.

710. *Caractères anatomiques*. Tantôt les reins sont très-volumineux et rouges, tantôt ils sont d'une flaccidité remarquable ; leurs vaisseaux sont quelquefois extrêmement gonflés, dilatés et faciles à déchirer. D'autres fois leur parenchyme a subi une sorte de désorganisation ou de fonte plus ou moins complète. Dans d'autres cas les reins ont été trouvés moins volumineux que de coutume et sains.

CYSTITE.

711. *Signes diagnostiques*. Douleur et chaleur continues, vives, dans la région hypogastrique, qui devient quelquefois saillante ; pesanteur et tension au périnée ; ef-

forts réitérés, pénibles et souvent inutiles, pour uriner; érections fréquentes et douloureuses; urines claires d'abord, puis devenant troubles, rougeâtres, et s'accompagnant d'une chaleur brûlante; fièvre concomitante dans le plus grand nombre de cas. Lorsque la cystite chronique succède à la cystite aiguë, la fièvre disparaît, la chaleur et la tension de l'hypogastre et du périnée diminuent considérablement, le besoin d'uriner devient moins pressant et moins fréquent, la douleur qui suit l'excrétion des urines est beaucoup moins vive; le malade rend souvent avec effort un liquide visqueux assez analogue au sperme, mais en différant par l'odeur. D'autres fois la cystite chronique se développe lentement; une pesanteur, une gêne graduée, se fait sentir au périnée; dès-lors on éprouve un besoin d'uriner, que souvent on ne satisfait qu'avec peine; les urines sont jaunes et déposent un mucus plus ou moins abondant, et semblable au blanc d'œuf; la douleur est faible et continue, ou bien revient par accès; enfin, l'introduction de la sonde dans la vessie est très-difficile et très-douloureuse.

712. *Maladies qu'on peut confondre*. La péritonite, la néphrite, la métrite.

713. *Caractères anatomiques*. Rougeur plus ou moins vive de la muqueuse qui tapisse la vessie, bornée à quelques-unes de ses régions, ou existant sur toute sa surface. Lorsque la cystite est chronique, la vessie est tapissée et contractée sur elle-même, ou bien distendue par une urine fétide et mêlée à du sang ou à du pus; ses parois sont d'autant plus épaissies, que la maladie a eu une marche plus lente; sa surface est d'un rouge brunâtre: souvent on y trouve un réseau vasculaire très-développé et comme variqueux, surtout vers l'espèce de plexus veineux qui entoure son col; en général, elle présente des rides d'autant plus saillantes qu'elle est plus contractée. Les follicules muqueux sont très-développés, et laissent suinter, lorsqu'on les presse entre les doigts, une matière glaireuse semblable à celle déposée par les urines. Souvent il existe des ulcères sur la membrane muqueuse, qui alors contient beaucoup plus de pus que de matière glaireuse. Dans quelques cas, la vessie est gan-

grénée ou même perforée. Enfin, elle est quelquefois dégénérée en véritable tissu squirrheux. La prostate participe souvent à l'inflammation ; elle est dans un état d'induration, de suppuration ou de dégénérescence squirrheuse.

HÉMATURIE.

714. *Signes diagnostiques.* Écoulement de sang par le canal de l'urètre, pouvant provenir des reins, des uretères, de la vessie, ou du canal de l'urètre. Lorsque l'hémorrhagie a son siége dans les reins, elle s'accompagne d'un sentiment de douleur et de chaleur aux lombes, et assez souvent d'un refroidissement des extrémités ; ce n'est que quand le sang est accumulé dans la vessie, que l'hypogastre augmente de volume, devient très-douloureux, et que le malade éprouve de fréquentes envies d'uriner. Lorsque l'hémorrhagie provient des uretères, elle donne lieu à un sentiment de douleur et de tension le long de ces conduits. L'hématurie de la vessie est précédée ordinairement de besoins fréquens

d'uriner, de pesanteur et de douleurs au-dessus du pubis, se propageant au périnée, aux aines et aux lombes. Quelquefois les malades se plaignent d'ardeur dans la région de l'anus, de ténesme et de constipation; l'excrétion de l'urine est douloureuse et difficile; le sang n'est point mêlé avec l'urine, ou ne l'est que faiblement. Dans l'hématurie de l'urètre, il existe une douleur dans un point de ce canal; le sang est rouge, liquide et pur; il sort ordinairement sans efforts.

715. *Maladies qu'on peut confondre* La néphrite, la cystite, la ménorrhagie.

716. *Caractères anatomiques.* Tantôt la muqueuse qui a fourni le sang est rouge et tuméfiée; ce liquide peut encore en être exprimé par la pression, tantôt, au contraire, elle est pâle et ne présente plus aucune trace de congestion. Dans d'autres cas, on trouve des déchirures ou des altérations diverses des reins, des uretères et de la vessie, lésions qui ont été la cause de l'hémorrhagie.

MALADIES

DES ORGANES DE LA GÉNÉRATION.

MÉTRITE.

717. *Signes diagnostiques.* Douleur obtuse et gravative de l'hypogastre, coïncidant quelquefois, lorsque c'est le corps de cet organe qui est enflammé, avec un gonflement obscur, ou même une tumeur circonscrite dans cette région. Cette douleur, qui augmente par la pression, se propage bientôt aux aines, aux lombes, à la vulve, au périnée et à la partie supérieure des cuisses ; il s'y joint une pesanteur du rectum, des besoins fréquens d'aller à la garde robe et d'uriner, et souvent aussi de la constipation et de la dysurie. Lorsque le col de l'utérus est le siége de l'inflammation, ce dernier devient dur, tuméfié et très-douloureux au moindre contact ; il est retiré sur lui-même, et présente une cha-

leur plus vive que dans l'état naturel ; souvent un liquide roussâtre s'écoule du vagin, après avoir été précédé de coliques et de douleurs dans les lombes ; les seins sont, en général, affaissés et douloureux. Lorsque la métrite est chronique, ces différens symptômes sont moins intenses, et dans le plus grand nombre de cas il s'établit un écoulement vaginal habituel, qui quelquefois est très-fétide.

718. *Maladies qu'on peut confondre.* La métrite peut être confondue avec le catarrhe utérin, avec le squirrhe de cet organe et avec certaines tumeurs du rectum.

719. *Caractères anatomiques.* Augmentation de volume de l'utérus, à moins que la mort ait lieu peu de jours après l'accouchement; rougeur et tuméfaction de sa membrane interne. Les parois de ce viscère sont gonflées, ramollies, gorgées de sang ; dans quelques cas son tissu est infiltré de pus.

CANCER DE L'UTÉRUS.

720. *Signes diagnostiques.* Irrégularités de la menstruation ; quelquefois pertes effrayantes ; sentiment de gêne et de pesan-

teur dans l'hypogastre; ténesme, dysurie, douleurs erratiques dans les seins; à ces symptômes se joignent bientôt des douleurs pongitives ou lancinantes dans le col de l'utérus, un certain malaise dans les lombes, dans les hanches et à l'hypogastre, un écoulement sanieux par le vagin, ou des flueurs blanches très-abondantes et fétides. Si l'on porte alors le doigt dans le vagin, on trouve le col de l'utérus mollasse dans toute son étendue, ou seulement dans quelques-unes de ses parties, tandis qu'il est dur dans les autres; son orifice paraît plus ouvert qu'à l'ordinaire; il est de forme irrégulière; la compression du museau de tanche, qui est naturellement peu sensible, en fait sortir un liquide sanieux ou sanguinolent; un écoulement de cette nature ne tarde pas à s'établir. A mesure que la maladie fait des progrès, les douleurs lancinantes augmentent de fréquence et d'intensité; l'extrémité du col de l'utérus devient irrégulière, frangée, douloureuse et saignante; ou bien, si le cancer occupe le corps de la matrice, ce viscère acquiert une augmentation de volume marquée, qui peut être reconnue à travers les parois de l'abdomen ; la compression de l'hypogastre augmente les douleurs, qui se propagent alors dans les aines, les cuisses, les lombes et la région du sacrum. L'examen du col de l'utérus au moyen du *speculum* de M. le professeur Récamier, peut faire reconnaître cette maladie dès son début ; aussi ne doit-on jamais se priver d'en faire usage.

721. *Maladies que l'on peut confondre.* Les maladies que l'on peut confondre avec le cancer de l'utérus sont la métrite chronique, les corps fibreux de cet organe, des polypes, certains écoulemens leucorrhoïques.

722. *Caractères anatomiques.* Dans le plus grand nombre des cas, c'est par le col de l'utérus que le cancer commence ; très-rarement, au contraire, il débute par sa surface interne. Tantôt la matière squirrheuse ou cérébriforme qui le compose, ou les deux réunies, sont entremêlées dans le tissu de la matrice ; tantôt, au contraire, il n'existe qu'un ulcère du tissu même de cet organe, qui est parsemé de bourgeons charnus, inégaux, rougeâtres, blanchâtres, ou recouvert de fongosités ou d'une sorte de

putrilage de couleur variable et d'une odeur très-fétide. Lorsque le corps de l'utérus n'a pas été détruit, on trouve son tissu parfaitement sain, à quelques lignes de la surface de l'ulcère, et son volume n'est pas augmenté; sa surface interne est alors livide, tuméfiée et ardoisée. Si, au contraire, l'ulcère a commencé par l'intérieur de la matrice, son volume est considérable; la couche fongueuse qui le recouvre est excessivement épaisse; le museau de tanche est noirâtre, tuméfié, et changé en tissu lardacé. Souvent la partie supérieure du vagin et les annexes de l'utérus participent à cette désorganisation.

CORPS FIBREUX DE L'UTÉRUS.

723. *Signes diagnostiques*. Tumeur plus ou moins volumineuse, arrondie, légèrement bosselée, pouvant être reconnue par le toucher; pesanteur et douleur sourde dans l'hypogastre, dans les lombes, et dans les aines; hémorrhagies fréquentes; troubles plus ou moins variés, ou suspension de la menstruation.

724. *Maladies qu'on peut confondre* : les polypes, le cancer du col de l'utérus.

725. *Caractères anatomiques.* Ces tumeurs sont implantées dans la cavité de l'utérus ou existent à son col; elles sont formées par l'agglomération de fibres blanches juxtaposées, d'où résulte un tissu très-ferme, difficile à rompre, beaucoup plus flexible que les cartilages, mais moins souple que le tissu cellulaire.

MÉNORRHAGIE.

726. *Signes diagnostiques.* Ecoulement abondant par le vagin, de sang liquide ou coagulé, ayant lieu d'une manière continue ou avec des intervalles; survenant lors de la menstruation ou à d'autres époques, s'accompagnant de pesanteur à l'hypogastre, dans les lombes et aux cuisses, et de contractions très-douloureuses lors de l'expulsion du sang.

727. *Maladies qu'on peut confondre* : le cancer utérin, les polypes, les corps fibreux.

728. *Caractères anatomiques.* Rougeur et tuméfaction de la membrane interne de l'utérus; dans d'autres cas, existence de polypes, de tumeurs fibreuses, ou d'autres affections organiques de ce viscère.

CATARRHE UTÉRIN.

729. *Signes diagnostiques.* Prurit léger à la vulve et au vagin, se propageant quelquefois jusqu'à l'utérus, s'accompagnant d'un écoulement liquide, séreux et limpide, qui devient de plus en plus épais et prend une couleur jaune verdâtre et enfin blanchâtre; à cette époque il diminue, et l'émission des urines cesse d'être douloureuse. La muqueuse des grandes lèvres et du vagin est rouge; la malade éprouve des douleurs dans les aines, au périnée et à l'hypogastre; les urines, par leur passage sur l'urètre ou les petites lèvres, y déterminent de la cuisson. Lorsque le catarrhe est chronique, il existe en général peu de douleur dans les parties génitales; l'écoulement est abondant et continuel, ou seulement a lieu quelques jours après les règles; il s'accompagne gé-

néralement alors de douleurs dans les lombes et dans les cuisses, de langueur, de dérangement des digestions et de tiraillemens d'estomac.

730. *Maladies qu'on peut confondre* : la métrite chronique, le cancer utérin.

731. *Caractères anatomiques.* Rougeur plus ou moins marquée de la muqueuse vaginale, qui devient plus épaisse que dans l'état naturel. Lorsque le catarrhe est chronique, souvent la muqueuse n'est nullement rouge ; dans ce cas elle présente quelquefois des fongosités.

HYDROPISIE ENKYSTÉE DES OVAIRES.

732. *Signes diagnostiques.* Tuméfaction partielle de l'abdomen, occupant un des côtés de l'hypogastre, ou tous les deux si l'hydropisie est double, s'établissant assez lentement, et se liant, en général, à quelque trouble de la menstruation. Sentiment de fluctuation dans la tumeur ; le liquide contenu dans le kyste n'est pas susceptible de se déplacer, lorsque l'on fait prendre au malade des positions variées.

733. *Maladies qu'on peut confondre* : diverses tumeurs développées dans le petit bassin.

734. *Caractères anatomiques.* Sérosité limpide et citrine, renfermée dans un kyste ordinairement celluleux ou fibro-celluleux : dans quelques cas le kyste contient un nombre plus ou moins grand d'hydatides.

INFLAMMATION DU TESTICULE.

735. *Signes diagnostiques.* Souvent consécutif à la suppression ou à la diminution d'une blennorrhagie aiguë, et surtout chronique; reconnaissable à une sensibilité d'abord obscure de l'épididyme, laquelle augmente bientôt, s'étend au testicule, et s'accompagne d'un gonflement qui lui-même fait des progrès rapides; la douleur devient très-vive, se fait sentir en même temps dans la région lombaire du même côté, et dans le trajet du cordon spermatique, qui souvent est sensible au toucher et engorgé; le scrotum participe fréquemment à l'inflammation, et contribue pour beaucoup au volume que présente la tumeur.

736. *Maladies qu'on peut confondre :* l'hydrocèle, le sarcocèle.

737. *Caractères anatomiques.* Tuméfaction, rougeur, augmentation de densité du testicule, et surtout de l'épididyme ; dans quelques cas suppuration de ces parties.

PÉRITONITE.

738. *Signes diagnostiques*. Douleur très-vive, déterminant une faiblesse extrême, ayant lieu dans un point de l'abdomen ou dans toute son étendue ; s'exaspérant par le plus léger contact ; météorisme, constipation opiniâtre, chaleur brûlante des tégumens abdominaux ; pouls petit, serré, concentré et fréquent ; altération particulière de la face, dont les traits sont tirés vers la racine du nez ; décubitus sur le dos, les cuisses étant demi-fléchies ; urines rares ; dans beaucoup de cas, vomissemens et hoquets. La langue est blanchâtre, couverte d'un enduit muqueux variable, et plus ou moins sèche ; la respiration difficile, surtout pendant l'inspiration, est fréquente et costale. Si la péritonite existe chez de nouvelles accouchées, les seins sont ordinairement affaissés et les lochies supprimées. Dans ce dernier cas, les douleurs débutent souvent par l'hypogastre.

739. Lorsque la péritonite est le résultat

d'une perforation spontanée du canal alimentaire, les accidens se développent avec une rapidité extraordinaire ; ils parviennent en très-peu de temps au plus haut degré, et la mort en est la suite nécessaire.

740. La péritonite n'existe pas toujours avec des symptômes aussi distinctifs, surtout lorsque sa marche est lente ou qu'une péritonite chronique a succédé à une péritonite aiguë ; il devient alors très-difficile de la reconnaître, car la douleur est souvent obscure, le ventre peu météorisé, le pouls sans fréquence, et la constipation moins opiniâtre. Le volume qu'acquiert le ventre, et la fluctuation, qui ne tarde pas à devenir manifeste, sont les signes qui prennent alors une grande valeur.

741. *Maladies qu'on peut confondre.* La péritonite peut être confondue avec certaines coliques nerveuses, avec la colite, avec l'inflammation des viscères contenus dans l'abdomen, et surtout avec l'hépatite, la splénite, l'entérite et la psoïte.

742. *Caractères anatomiques.* Points rouges très-nombreux existant sur le péritoine, pénétrant toute l'épaisseur de cette mem-

brane, et séparés les uns des autres par des intervalles incolores; jamais, lorsque la rougeur se présente sous la forme d'injection, elle n'appartient au péritoine proprement dit; c'est le tissu cellulaire sous-péritonéal qui en est le siége; rarement la séreuse augmente d'épaisseur; son épaississement apparent appartient presque toujours à des fausses membranes, très-minces, qui induisent alors en erreur. L'inflammation est généralement plus commune sur les intestins que sur le feuillet du péritoine qui tapisse les parois abdominales. Des fausses membranes, plus ou moins épaisses, plus ou moins molles, selon l'époque du développement de la péritonite, recouvrent la séreuse abdominale; ces concrétions albumineuses pénètrent les intervalles des intestins et les réunissent entre eux. L'abdomen est rempli d'un liquide d'une odeur très-fétide, ordinairement lactescent, blanchâtre, contenant une très-grande quantité de petits flocons albumineux, blancs, grisâtres ou même rougeâtres; quelquefois ce liquide est séroso-sanguinolent, et plus ou moins limpide, particulièrement lorsque la péritonite n'a duré que très-peu de temps, et que la mort est survenue promptement. Le péritoine présente aussi quelquefois des taches livides et de véritables points gangrénés.

743. Dans la péritonite chronique, les concrétions albumineuses offrent plus de densité; celles qui réunissent les intestins deviennent celluleuses; enfin le péritoine est assez souvent le siége de granulations demi transparentes et dures; la sérosité qui est contenue dans sa cavité est limpide et très-peu floconneuse; elle ressemble à du petit-lait légèrement trouble.

744. Dans quelques cas on trouve dans la cavité du péritoine des matières fécales ou des restes d'alimens, dont la présence a été la cause de la péritonite; alors il existe une perforation des intestins ou de l'estomac.

HYDROPISIE ASCITE.

745. *Signes diagnostiques.* Augmentation du volume de l'abdomen, survenant sans signes de péritonite, et se formant de bas en haut; sentiment de fluctuation, lorsqu'on percute les parois abdominales, qui sont

lisses, tendues, amincies et recouvertes de veines saillantes; facilité de déplacer le liquide contenu dans le ventre, lorsqu'on fait prendre au malade des positions variées; diminution notable de la quantité des urines; gêne plus ou moins grande dans la respiration, selon le degré du volume de l'abdomen.

746. *Maladies qu'on peut confondre* : la péritonite.

747. *Caractères anatomiques*. Abdomen rempli de sérosité plus ou moins abondante, citrine, transparente, sans la moindre trace de flocons albumineux; péritoine sain. Ordinairement il existe des altérations organiques des viscères abdominaux.

MALADIES

DES TISSUS.

MALADIES

DES TISSUS CUTANÉS, CELLULAIRE ET MUQUEUX.

ÉRYSIPÈLE.

748. *Signes diagnostiques*. Tuméfaction de la peau, légère, irrégulièrement circonscrite, avec rougeur plus ou moins intense, disparaissant par la moindre pression (1), mais revenant subitement aussitôt qu'on cesse de la comprimer; douleur vive accompagnée d'un sentiment de chaleur âcre

(1) Voyez l'excellent Mémoire de M. Deslandes, sur les inflammations de la peau, inséré dans la *Revue Médicale et Journal de Clinique*, page 49, Juillet 1824.

et brûlante ; desquamation consécutive ; dans quelques cas, apparition de petites vésicules miliaires, remplacées bientôt par des croûtes jaunâtres. L'érysipèle se développe le plus ordinairement au visage et aux mamelles. Il est très-susceptible d'occuper successivement plusieurs parties de la surface cutanée, et même de revenir d'une manière périodique ; le plus ordinairement il est lié à un état de phlegmasie des voies digestives. On en reconnaît plusieurs variétés, qui sont :

749. *Érysipèle phlegmoneux.* Teinte rouge et vive de la peau, diminuant par degrés du centre à la circonférence ; retour moins prompt de la rougeur après la pression du doigt ; tumeur plus prononcée, plus dure ; douleur pongitive, brûlante ; terminaison la plus ordinaire par abcès. Il affecte de préférence les membres et le cuir chevelu.

750. *Érysipèle œdémateux.* Lenteur dans le développement de la tumeur, qui est moins dure, peu élastique ; peau unie, brillante, conservant assez long-temps l'impression du doigt ; vésicules peu saillantes, remplacées ensuite par des croûtes minces

et d'un jaune foncé. Cet érysipèle se termine très-souvent par gangrène; il occupe, en général, les parties génitales et les extrémités inférieures des hydropiques.

751. *Caractères anatomiques*. Ordinairement la rougeur se dissipe après la mort; la peau reste cependant dans un état d'infiltration, et est pénétrée de sérosité sanguinolente, qui s'en écoule lorsqu'on l'incise; son tissu est plus facile à déchirer que dans l'état naturel. Dans l'érysipèle simple, la peau n'est altérée que dans sa couche vasculaire superficielle. Dans l'érysipèle phlegmoneux, l'affection s'étend à toute son épaisseur; les veines sont notablement malades; leur tunique interne est rouge, et leur cavité est souvent remplie de pus, phénomène qu'on ne trouve point dans les artérioles de ces mêmes parties; outre ces lésions, dans l'érysipèle phlegmoneux, on rencontre du pus dans le tissu cellulaire sous-cutané, soit infiltré dans ses cellules, soit accumulé dans un foyer unique ou dans des loges distinctes. Dans l'érysipèle terminé par gangrène, les vésicules sont noires et friables.

ZONA OU ZOSTER.

752. *Signes diagnostiques.* Éruption successive de pustules plus ou moins nombreuses occupant la moitié du tronc, et simulant alors une demi-ceinture, ou bien quelquefois l'entourant en totalité. Ces pustules, de couleur variable, blanches, rouges ou brunes, sont allongées à leur sommet et entourées d'une aréole rouge; elles contiennent un liquide toujours limpide, qui irrite les parties sur lesquelles il s'écoule; à mesure qu'elles se dissipent d'autres reparaissent. La durée du zona est plus longue que celle de l'érysipèle: elle est de vingt-cinq à trente et quarante jours. Le zona est le siége d'une sensation de brûlure très-vive; il laisse souvent à sa suite des douleurs opiniâtres. Il n'est presque jamais accompagné de gonflement du tissu cellulaire.

753. *Maladies qu'on peut confondre* : le pemphigus, l'érysipèle, la dartre.

754. *Caractères anatomiques.* Ceux de l'érysipèle simple.

URTICAIRE.

755. *Signes diagnostiques.* Rougeur générale de la peau, suivie bientôt d'une éruption partielle ou générale, sans ordre de développement, consistant en tubercules irréguliers, aplatis, durs, plus ou moins larges, à bords inégaux, dont la base est colorée, d'un rouge vif, et dont le centre est aplati et très-pâle ; ces petits boutons sont accompagnés d'un sentiment de chaleur vive et d'un prurit violent et continuel ; ils se terminent constamment par résolution ou par desquamation.

756. *Caractères anatomiques.* Ceux de l'érysipèle simple.

MILIAIRE.

757. *Signes diagnostiques.* Éruption simultanée ou successive, ayant lieu sur toute la surface cutanée, qui prend l'aspect de la chair de poule, consistant en vésicules miliaires et diaphanes, placées quelquefois au centre d'une petite tache purpurine, ou en granulations rouges, coniques, souvent plus sensibles au toucher qu'à la vue, dis-

crètes ou confluentes, se transformant en vésicules remplies d'un liquide séreux limpide, s'étendant quelquefois aux muqueuses buccale, gutturale, trachéenne, et se terminant le plus ordinairement par desquamation farineuse, ou quelquefois par résolution.

PEMPHIGUS.

758. *Signes diagnostiques.* Plaques rouges, comme érysipélateuses, mais dont la couleur ne disparaît pas sous le doigt; gonflement de la peau et formation de vésicules phlycténoïdes, dont le volume varie depuis celui d'une lentille jusqu'à celui d'un œuf de poule, et peut même être plus considérable. Au bout de six à sept jours ces vésicules s'affaissent, se rompent, et il s'en écoule une sérosité limpide, jaunâtre, non irritante. D'autres fois elles se dessèchent, s'écaillent et laissent sur la peau des taches violettes assez persistantes, ou même des ulcérations auxquelles succèdent des traces de cicatrisation. Sa marche aiguë le distingue de la dartre phlycténoïde, avec laquelle il a les plus grands rapports.

759. *Maladies qu'on peut confondre :* la dartre phlycténoïde, le zona, l'érysipèle.

HYDROA. (Echauboulure, ébullition.)

760. *Signes diagnostiques.* Petits boutons ou taches confluentes, rondes, rouges, sensibles au toucher, accompagnées de picotement et d'une douleur prurigineuse qui augmente pendant la nuit, ainsi que par l'action de la chaleur et par l'usage des alimens excitans; cette éruption occupe quelquefois toutes les parties de la peau, mais le plus ordinairement le bas du visage, le cou, les épaules, le dos, les bras et les mains. Elle revient plusieurs fois, et surtout à certaines époques de l'année.

TEIGNE.

761. *Signes diagnostiques.* Prurit plus ou moins intense au cuir chevelu ou au front; apparition de pustules, de vésicules entourées d'un cercle rouge, ou d'éminences circonscrites, pisiformes, coniques, dures et blanchâtres, contenant un liquide flaves-

cent d'une odeur désagréable, qui en se desséchant prend différens aspects, sur lesquels sont basées en partie les variétés suivantes de cette maladie.

762. *Teigne faveuse.* Croûtes épaisses, d'un jaune fauve, ayant la forme de tubercules plus ou moins larges, et offrant à leur centre une dépression en godet, ce qui leur donne l'aspect des alvéoles des ruches. Ces croûtes sont enchâssées dans le derme; souvent elles sont entourées de gerçures du cuir chevelu, d'où suinte une humeur épaisse, purulente, ichoreuse, qui répand une odeur comparée à celle de l'urine de chat : cette teigne occupe le front, les tempes, le cou et les coudes. Elle attaque particulièrement les enfans de deux à quinze ans.

763. *Teigne granulée ou rugueuse.* Croûtes formant des tubercules ou des grains, tantôt gris, tantôt brunâtres, d'une forme irrégulière, qu'on a comparés à des fragmens de mortier séché tombé des murailles. Ces croûtes n'offrent point d'excavation à leur sommet, répandent une odeur aigre, de beurre rance, attaquent très-rarement les adultes, et sont bornées au cuir chevelu.

764. *Teigne furfuracée.* Point de croûtes, mais écailles furfuracées, blanchâtres, plus ou moins épaisses, avec suintement d'un liquide visqueux et fétide, qui se dessèche et donne naissance à de nouvelles écailles. Cette teigne ne se développe pas chez l'adulte, ni même chez les enfans qui ont passé sept ans.

765. *Teigne amiantacée.* Petites écailles de couleur argentine, nacrée, entourant les cheveux dans toute leur longueur, et formant ainsi des filamens, des mèches, qui ressemblent à l'amiante. Elle ne répand point d'odeur, et se remarque uniquement chez les adultes, surtout chez les individus mélancoliques.

766. *Teigne muqueuse.* Ulcérations superficielles fournissant une humeur muqueuse semblable à du miel corrompu, et qui en se desséchant forme des croûtes d'une couleur cendrée, verdâtre, ou jaune comme de la cire. Cette teigne s'étend du cuir chevelu aux tempes, et quelquefois aux membres, ainsi que la teigne faveuse. Elle attaque les enfans depuis l'époque de la lactation jusqu'à l'âge de quatre ans; elle paraît nécessaire à

leur santé, car lorsque l'écoulement qu'elle détermine tarit entièrement et trop promptement, l'enfant devient morose et languissant.

767. *Caractères anatomiques.* Tant que la teigne n'est pas portée à un degré très-avancé, le chorion reste intact; mais à mesure qu'elle fait des progrès, on voit la peau altérée dans toute son épaisseur; son tissu est rougeâtre et gorgé d'un fluide sanguinolent; souvent même le tissu cellulaire sous-cutané, les muscles, le périoste et les os se trouvent détruits.

DARTRES.

768. *Signes diagnostiques.* Plaques plus ou moins rouges et étendues à la surface de la peau, avec ou sans ulcération, parsemées d'abord de petites pustules de forme et de grosseur variables, d'où s'échappe un liquide plus ou moins abondant, transparent ou opaque, consistant ou séreux, qui se dessèche et tombe sous forme d'écailles ou de croûtes; leur marche est essentiellement chronique; elles ont une tendance

marquée à s'étendre ou à reparaître, soit dans le même lieu, soit dans un lieu différent : elles présentent les variétés suivantes :

769. *Dartre furfuracée.* Légère exfoliation de l'épiderme, ressemblant aux molécules de la farine ou du son, très-adhérente à la peau, ou tombant facilement.

770. *Dartre squammeuse.* Écailles larges, humides et transparentes, ou épaisses, résistantes, coriaces, adhérent au derme par leur centre ou par un point de leur circonférence, à la manière des écailles des poissons, ayant leurs bords relevés et irrégulièrement découpés à la manière des lichens. Ces écailles tombent et sont bientôt remplacées par de nouvelles. Cette dartre siége particulièrement là où la peau s'amincit et semble se rapprocher de l'état des membranes muqueuses, comme à l'anus, au mamelon, etc.

771. *Dartre crustacée.* Pustules renfermant un liquide qui a la consistance du miel, et qui forme, en s'écoulant, des croûtes, tantôt rugueuses, sillonnées, tantôt lisses, comme cristallisées, blanchâtres, jaunâtres ou verdâtres, se développant

de préférence aux joues, au nez et sur le front.

772. *Dartre pustuleuse*. Pustules plus ou moins volumineuses et rapprochées, suivies de croûtes par la dessication du liquide qu'elles contiennent ; chute des croûtes ; et enfin maculatures rougeâtres. Ces pustules sont isolées, quelquefois entourées d'une aréole rosée, et répandues sur le nez, le front, les joues (*couperose*). Tantôt ce sont des boutons disséminés sur diverses régions du corps, dont le sommet est saillant, s'enflamme, suppure et se couvre d'une pellicule mince. Cette dartre apparaît souvent au menton sous l'aspect de furoncle (*mentagre*), ou bien au front, aux tempes, sous l'apparence de granulations miliaires blanchâtres et luisantes.

773. *Dartre rongeante*. Rougeur érysipélateuse, sur laquelle se forme un bouton pustuleux fournissant un pus ichoreux et fétide. A ce bouton succède un ulcère dont les bords irrités se boursoufflent et durcissent, tandis que le fond se couvre d'une croûte formée par du pus concret ; l'ulcération gagne en profondeur et détruit suc-

cessivement le tissu cellulaire, les muscles, et même les os. On l'observe habituellement au visage ou derrière les oreilles, mais très-rarement ailleurs.

774. *Caractères anatomiques.* Dans la dartre squammeuse, la peau malade est peu rouge, très-épaisse, moins extensible, plus dense et plus facile à déchirer que dans l'état sain. Quand le tissu cellulaire subjacent a participé à l'affection, on le trouve dur, peu élastique et infiltré d'une sérosité jaunâtre. Dans la dartre crustacée les croûtes paraissent quelquefois comme enchâssées dans le derme. Tantôt la peau enflammée n'offre qu'un peu de rougeur, ou de légères cicatrices à sa surface; tantôt le derme est ulcéré; ses ulcérations sont profondes et à bords relevés. Souvent le tissu cellulaire subjacent est durci. La peau environnante est saine et ne paraît enflammée que quand l'éruption a été très-considérable; sa surface est alors rude, rabotteuse et écaillée.

GALE.

775. *Signes diagnostiques.* Éruption cutanée éminemment contagieuse par contact médiat ou immédiat, consistant en petits boutons durs à leur base, arrondis, peu saillans, sans rougeur de la peau environnante, répandus sur presque toute la surface du corps, excepté au visage, mais se remarquant constamment dans les intervalles des doigts, aux poignets, aux aines, aux jarrets, et occasionant un prurit quelquelquefois insupportable et qui augmente pendant la nuit. Ces boutons sont incolores tant qu'on ne les gratte point; leur sommet est cristallin, se rompt et répand une sérosité limpide très-peu abondante, qui se dessèche en formant de petites croûtes sèches, lesquelles donnent à la peau une rudesse remarquable. Souvent à ces pustules cristallines succèdent de gros boutons purulens, quand l'affection est ancienne. Lorsque les boutons n'ont pas suppuré et offrent encore un sommet cristallin, assez souvent on en retire, à l'aide d'une épingle, un insecte

d'une ténuité extrême, à peine visible à l'œil nu, appelé *sarcopte ;* dans les croûtes détachées, on découvre, au moyen de la loupe et du microscope, des débris de sarcoptes morts.

PSYDRACIA. (Prurigo.)

776. *Signes diagnostiques.* Boutons non contagieux, incolores, coniques, siége d'une démangeaison vive et continuelle, ressemblant à ceux de la gale, mais ne se développant jamais dans les intervalles des doigts ni dans les plis des articulations, et rarement aux mains et aux pieds. Ils occupent presque toujours la face, l'abdomen, le dos, la poitrine, les bras et les jambes. Ces boutons ne contiennent point l'insecte trouvé dans les pustules psoriques ; lorsque quelques-uns sont écorchés, il en résulte un suintement d'où naissent de larges plaques croûteuses qui masquent les boutons environnans.

777. *Maladies qu'on peut confondre :* la gale.

ÉPHÉLIDES.

778. *Signes diagnostiques*. Taches solitaires, disséminées ou en groupe à la surface de la peau, variant pour la forme et pour la couleur. Les unes sont arrondies, petites (*éphélides lenticulaires*); les autres irrégulières, plus ou moins étendues, tantôt d'un jaune safrané (*éphélides hépatiques*), tantôt d'une couleur jaune sale, ou bien d'un brun noirâtre (*éphélides scorbutiques*); quelques-unes sont d'un violet foncé; on en remarque sur toutes les parties de la peau; l'hépatique a son siége ordinaire à l'abdomen, dans les régions du foie, des reins et aux aines.

PLIQUE.

779. *Signes diagnostiques*. Agglutination, entrelacement inextricable des cheveux ou des poils avec suintement visqueux à la surface de la peau. La plique est presque toujours précédée ou accompagnée de symptômes généraux très-variés; elle paraît

contagieuse. D'après l'arrangement des cheveux on en a formé trois variétés : la plique multiforme, quand les cheveux s'agglutinent par mèches ; la plique solitaire, quand les cheveux se réunissent de manière à simuler une queue de cheval ; enfin la plique en masse, quand elle offre une masse informe plus ou moins volumineuse.

ICHTYOSE.

780. *Signes diagnostiques*. Augmentation de l'épaisseur et de la consistance de la peau, qui présente l'aspect de l'enveloppe tégumentaire de certains animaux, tels que les poissons et les serpens ; écailles de forme, de couleur et de consistance variables ; excroissances cornées, jamais précédées ni accompagnées d'aucune douleur ni de démangeaison.

MALADIES

DU

TISSU CELLULAIRE.

PHLEGMON.

781. *Signes diagnostiques.* Tumeur arrondie, plus ou moins saillante et étendue, accompagnée de tension, de douleur pulsative et brûlante, de chaleur halitueuse de la peau, avec une rougeur assez vive au centre de la tumeur, qui diminue par degré à sa circonférence. La tension, la douleur et la tuméfaction précèdent la rougeur des tégumens; le phlegmon apparaît ordinairement dans les parties qui contiennent beaucoup de tissu cellulaire. Il se termine le plus souvent par abcès. On le nomme *bubon* quand il se développe dans les aînes; *parotide* ou *oreillon*, quand il occupe la région parotidienne; et *panaris*, lorsqu'il a son siége dans le tissu cellulaire sous-cutané

des doigts ou dans les gaînes tendineuses de ces parties.

782. *Maladies qu'on peut confondre :* l'anthrax bénin, le furoncle, le charbon, l'érysipèle.

783. *Caractères anatomiques.* Dans la première période du phlegmon, le tissu cellulaire est rouge, infiltré de sang, et facile à déchirer ; plus tard, lorsque le pus se forme, ce tissu est pénétré d'un fluide comme gélatineux ; il est gris jaunâtre, encore injecté de sang, mais commence à laisser suinter du pus ; lorsqu'on le presse entre les doigts, à un degré plus avancé, le pus prend la place du sang ; il se réunit en petits foyers, et enfin en un foyer unique autour duquel seulement l'injection sanguine se conserve ; la face interne de l'abcès présente l'aspect d'une membrane muqueuse et est rosée ; mais lorsque la phlegmasie est chronique, elle se décolore et devient grisâtre.

FURONCLE.

784. *Signes diagnostiques.* Le furoncle consiste dans l'inflammation des prolongemens celluleux qui remplissent les aréoles coniques du derme; il se présente sous la forme d'une tumeur d'un rouge foncé, chaude, circonscrite, dure, conique et très-douloureuse, se terminant par suppuration, laquelle entraîne une petite masse grisâtre de tissu cellulaire mortifié, appelé bourbillon. Son siége le plus ordinaire est à la marge de l'anus, aux fesses, au scrotum, à la partie interne des cuisses; il apparaît rarement isolé; le plus souvent il s'en développe successivement un grand nombre; son volume varie depuis la grosseur d'une tête d'épingle jusqu'à celle d'une cerise.

785. *Maladies qu'on peut confondre* : l'anthrax, le charbon, l'érysipèle, le phlegmon.

ANTHRAX BÉNIN.

786. *Signes diagnostiques.* Tumeur inflammatoire, circonscrite, très-dure et très-douloureuse, d'un rouge violacé, accom-

pagnée de chaleur brûlante, surtout au sommet de la tumeur; fournissant un pus d'abord sanguinolent, épais, floconneux et abondant, qui répand une odeur fétide, continuant à s'étendre malgré cet état de suppuration, et présentant successivement un assez grand nombre d'ouvertures irrégulières, au fond desquelles on voit le tissu cellulaire, blanc ou grisâtre, qui s'en détache par lambeaux. Il a son siége ordinaire à la nuque, au dos, sur les parois de la poitrine ou de l'abdomen, sur les épaules, et peut offrir plusieurs pouces d'étendue.

787. *Maladies qu'on peut confondre :* le furoncle, le charbon.

788. *Caractères anatomiques.* Dans son premier degré, l'anthrax présente les mêmes caractères que le phlegmon; plus tard le derme est gangréné et se présente sous l'aspect d'une croûte noirâtre; il est en outre gonflé, infiltré de sang et de sérosité. Si l'inflammation est plus avancée, il existe du pus dans les mailles du tissu cellulaire, ou bien le liquide est réuni au foyer.

PUSTULE MALIGNE.

789. *Signes diagnostiques*. Petite tache sur la peau, apparaissant sans avoir été précédée et sans être accompagnée de symptômes généraux; remplacée bientôt par une petite vésicule, qui devient le siége d'un prurit insupportable. Cette vésicule se rompt, laisse couler une sérosité limpide, jaunâtre, très-corrosive, et présente à son centre un point livide et sec. Bientôt, sentiment de chaleur brûlante; apparition de vésicules nouvelles autour du point gangréné; gonflement comme œdémateux et tympanique de la peau voisine, qui, d'abord pâle, luisante, devient érysipélateuse et se tuméfie; enfin augmentation d'étendue de cette tumeur et de tous les phénomènes énoncés ci-dessus; c'est alors seulement que commence le développement de symptômes généraux, nerveux et adynamiques, très-graves. Cette maladie est, dans le principe, et même jusqu'à l'apparition des symptômes généraux, tout-à-fait locale et guérissable par les moyens chirurgicaux; elle se con-

tracte par le contact des humeurs ou de débris d'animaux morts à la suite du charbon. Elle est toujours sporadique.

789. *Maladies qu'on peut confondre* : l'anthrax, le charbon, l'érysipéle.

790. *Caractères anatomiques*. Les mêmes que l'érysipèle et la gangrène de la peau et du tissu cellulaire.

CHARBON. (Anthrax malin.)

791. *Signes diagnostiques*. Tumeur peu saillante, très-dure et fort douloureuse, d'un rouge vif à sa circonférence, toujours livide, noire et comme charbonnée à son centre, entourée ou non de petites tumeurs qui noircissent promptement, ou de vésicules qui répandent en se déchirant une sérosité jaunâtre corrosive. Le charbon est ordinairement précédé et toujours accompagné de symptômes généraux dès son début. Il s'observe fréquemment dans les maladies pestilentielles, dont il est un des symptômes les plus graves. Il est souvent épidémique, surtout chez les animaux ; il se communique à l'homme par le contact

des humeurs ou des débris des individus qui en sont atteints, ou par l'usage de leur chair. Il peut aussi se développer spontanément : s'il est abandonné à lui-même, il se termine promptement et toujours par la mort.

792. *Maladies qu'on peut confondre* : la pustule maligne, l'anthrax.

793. *Caractères anatomiques*. Ceux de l'inflammation et de la gangrène de la peau et du tissu cellulaire.

OEDÈME.

794. *Signes diagnostiques*. Tuméfaction uniforme, indolente, sans chaleur de la peau; qui est pâle et d'un blanc plus ou moins laiteux, comme transparente, peu ou point élastique, et conserve plus ou moins long-temps l'empreinte du doigt. Tantôt l'œdème est borné aux membres inférieurs, tantôt il occupe toute la surface du corps. Dans ces derniers cas il est appelé leucophlegmatie ou anasarque.

795. *Maladies qu'on peut confondre*. L'emphysème, le phlegmon, l'érysipèle.

796. *Caractères anatomiques.* Les aréoles du tissu cellulaire sous-cutané et inter-musculaire sont distendues et remplies de sérosité.

EMPHYSÈME SOUS-CUTANÉ.

797. *Signes diagnostiques.* Gonflement indolent, incolore, luisant, élastique, ne conservant point l'impression du doigt et s'accompagnant d'un bruissement particulier, appelé crépitation.

798. *Maladies qu'on peut confondre :* l'œdème.

799. *Caractères anatomiques.* La tuméfaction est produite par un gaz infiltré dans les mailles du tissu cellulaire.

ENDURCISSEMENT DU TISSU CELLULAIRE.

800. *Signes diagnostiques.* Dureté très-grande d'une portion ou de la totalité du tissu cellulaire, qui est rénitent et ne cède point à la pression, ayant particulièrement son siége d'abord aux pieds et aux mains, puis aux membres, au ventre et à la face, et s'accompagnant d'un refroidissement des

tégumens ; cette maladie affecte les enfans nouveau-nés.

801. *Caractères anatomiques.* Le tissu cellulaire est grenu ; il contient un liquide albumineux, jaunâtre, quelquefois épais ou puriforme.

PHLEGMASIES

DES MEMBRANES MUQUEUSES.

OPHTHALMIE.

802. *Signes diagnostiques*. Sentiment de pesanteur et de tension dans le globe de l'œil, dont les mouvemens deviennent difficiles et douloureux ; prurit avec chaleur brûlante ou lancinante, augmentant par l'action de la lumière ; rougeur de la conjonctive, plus ou moins intense, partielle ou générale, avec gonflement autour de la cornée ; larmoiement continuel ; altération de la sécrétion des larmes et de celle des glandes de Meïbomius, qui deviennent âcres et excorient les joues ; écoulement d'un liquide d'abord limpide, puis épais et blanchâtre ; trouble de la vision, qui est plus ou moins confuse ; souvent céphalalgie concomitante. Lorsque l'ophthalmie passe à l'état chronique, les douleurs cessent or-

40*

dinairement alors d'être continues ; le bord libre des paupières est gonflé, rouge et sensible ; il existe un larmoiement habituel et une faiblesse de la vue, qui ne permet pas de continuer long-temps le travail.

803. *Caractères anatomiques.* Rougeur, gonflement, rugosité de la conjonctive.

OTITE.

804. *Signes diagnostiques.* Douleur pongitive et lancinante avec tension dans le conduit auditif, se répandant quelquefois jusqu'à la gorge, gênant la déglutition, augmentant par les mouvemens de la tête, par la toux, par la mastication et par l'action de se moucher ; bourdonnemens, sifflemens, confusion, puis dureté de l'ouïe ; écoulement d'un liquide d'abord ténu, puis épais, jaunâtre, verdâtre, très-fétide, dans quelques cas purulent, contenant quelquefois de petits osselets ; céphalalgie forte, surtout lorsque l'otite affecte les cavités de l'oreille interne, où elle détermine souvent la carie de l'apophyse mastoïde ; dans ce cas le pus peut s'écouler par la trompe, en pe-

tite quantité, mêlée aux crachats, ou en abondance et tout-à-coup.

805. On distingue l'otite externe de l'interne, à ce que dans la première, la douleur est située moins profondément dans le conduit auditif. L'écoulement qui succède à cette douleur, se forme beaucoup plus rapidement; quelques heures, deux ou trois jours au plus suffisent pour le produire. Dans l'otite interne, au contraire, l'écoulement ne s'observe guère avant le huitième jour; il se fait tout-à-coup et par la rupture de la membrane du tympan; au lieu d'être d'abord séreux comme dans l'otite externe, il est formé de matière purulente, unie à du sang.

806. *Maladies qu'on peut confondre.* Lorsque l'otite est aiguë, elle peut être confondue avec des névralgies, et lorsqu'elle est chronique, avec des maladies du cervelet.

CORYZA.

807. *Signes diagnostiques.* Gêne, sécheresse, prurit dans les fosses nasales, avec sentiment de pesanteur dans les sinus fron-

taux, enchifrenement, céphalalgie gravative, éternumens fréquens, perte de l'odorat, larmoiement, altération de la voix, suppression du mucus nasal, qui bientôt devient très-abondant, liquide, séreux, âcre, excoriant le pourtour des narines, puis s'épaissit, est jaunâtre ou verdâtre, et finit par diminuer graduellement de quantité. Lorsque l'inflammation de la muqueuse nasale est à l'état chronique, elle s'accompagne souvent d'un écoulement purulent très-fétide, qui annonce qu'elle est le siége d'ulcérations.

808. Chez les enfans à la mamelle, le coryza, en rendant impossible la respiration par les narines, les met dans l'impossibilité de téter; car après deux ou trois succions, ils sont pris de toux, deviennent violets et abandonnent tout-à-coup le sein. L'examen des parties fait reconnaître facilement la maladie.

809. *Caractères anatomiques.* Rougeur avec injection sanguine de la membrane pituitaire; épaississement, perte de cohésion, ulcérations, dégénérescences variées.

BLENNORRHAGIE.

810. *Signes diagnostiques*. Titillation ou prurit ayant ordinairement son siége vers la fosse naviculaire, augmentant après les derniers jets d'urine, et s'accompagnant bientôt de l'écoulement d'un liquide âcre, limpide dès le principe, puis s'épaississant et prenant une couleur verdâtre, jaunâtre, blanchâtre; l'orifice de l'urètre est rouge et tuméfié. Le passage des urines détermine une douleur aiguë; le besoin d'uriner se fait vivement sentir et devient de plus en plus fréquent. Lorsque l'inflammation se propage à toute la longueur de l'urètre, ce canal est dur, tendu et douloureux : l'excrétion des urines est alors très-difficile, quelquefois même impossible; le malade est tourmenté par des érections fréquentes et très-douloureuses, surtout pendant la nuit. Il n'est pas de signe certain pour distinguer la blennorrhagie syphilitique de celle qui reconnaît toute autre cause.

811. *Caractères anatomiques*. La muqueuse urétrale, principalement vers la

fosse naviculaire, est rouge, épaissie et couverte d'un liquide blanchâtre ou verdâtre, plus ou moins épais; rarement elle présente des ulcérations : lorsque la blennorrhagie a duré long-temps, on trouve souvent des rides et des cicatrices irrégulières sur la membrane muqueuse, ainsi que des épaississemens qui déterminent le rétrécissement du canal.

MALADIES

DES

TISSUS MUSCULAIRES, FIBREUX ET SYNOVIAL.

TÉTANOS.

812. *Signes diagnostiques.* Contractions violentes, involontaires et permanentes, des muscles de tout le corps ou d'une seule de ses régions seulement, existant sans lésion des facultés intellectuelles, résultant le plus ordinairement de plaies avec déchirement, et s'accompagnant souvent de secousses convulsives, de soubresauts des tendons, de douleurs vives, de lenteur du pouls, et d'une gêne plus ou moins considérable de la respiration. Tantôt le tétanos porte sur les muscles élévateurs de la mâchoire inférieure, et détermine le serrement des dents; tantôt il existe sur les extenseurs, ou beaucoup plus rarement sur les fléchisseurs du tronc, et courbe le corps en ar-

rière ou en avant; tantôt enfin il n'a lieu que d'un seul côté.

813. *Maladies qu'on peut confondre*. Le tétanos peut être confondu avec certaines altérations de l'encéphale et de ses enveloppes, et notamment avec celles de la moelle épinière.

814. *Caractères anatomiques*. Inconnus.

RHUMATISME.

815. *Signes diagnostiques*. Douleur continue plus ou moins vive, déterminant une sensation d'arrachement, augmentant constamment par les mouvememens et par la pression des muscles affectés; s'accompagnant quelquefois, lorsque la maladie est aiguë, de gonflement et d'une légère rougeur des tégumens; survenant le plus généralement par l'action du froid et de l'humidité; susceptible de se déplacer et de se transporter brusquement sur une autre région du système musculaire ou sur les articulations; pouvant déterminer de la fièvre et divers symptômes généraux, lorsqu'il est intense et très-douloureux. Les muscles qui

sont le plus ordinairement atteints de rhumatisme sont ceux de la région postérieure du cou (*torticoli*), des parois thoraciques (*pleurodynie*) et des lombes (*lumbago*). Lorsque le rhumatisme s'établit d'une manière lente, ou quand il devient chronique, on n'observe point de gonflement; les douleurs ne se font sentir qu'à des époques irrégulières; assez rarement elles sont continues; elles augmentent presque toujours par les vicissitudes atmosphériques et par l'impression du froid. La durée du rhumatisme est généralement longue, plusieurs septénaires, des années; il a une tendance particulière à se renouveler.

816. *Maladies qu'on peut confondre* : les névralgies.

817. *Caractères anatomiques.* Dans le rhumatisme aigu des muscles, lorsque l'inflammation a été très-intense, on trouve quelquefois du pus infiltré entre leurs fibres, ou même réuni en foyer. Ce tissu est ramolli, rougeâtre, brunâtre, très-facile à déchirer, et contient une sérosité sanguinolente. Lorsqu'il est chronique, les muscles ne présentent point alors d'altération bien

évidente ; souvent aussi on ne distingue aucun changement appréciable dans l'état de ces parties.

RHUMATISME ARTICULAIRE.

818. *Signes diagnostiques.* Douleur vive, déchirante, ayant son siége dans une seule ou dans plusieurs articulations, augmentant par le moindre mouvement et par la pression la plus légère, s'accompagnant d'un gonflement plus ou moins considérable de l'articulation, et quelquefois d'une inflammation des tégumens qui la recouvrent, permettant dans quelques cas d'y reconnaître de la fluctuation. Le rhumatisme articulaire existe de préférence dans les grandes articulations, aux genoux, aux poignets, aux coudes, etc. Cette inflammation se déplace très-facilement, et détermine presque toujours de la fièvre ; sa durée est constamment longue.

819. *Caractères anatomiques.* Les articulations affectées sont remplies de pus plus ou moins épais, ou de sérosité sanguinolente ; souvent la synoviale est injectée, tu-

méfiée ou détruite; les cartilages articulaires sont augmentés de volume, épaissis, amincis, ou manquent en partie; quelquefois du pus est répandu autour de l'articulation ou dans les coulisses des tendons.

GOUTTE.

820. *Signes diagnostiques.* Inflammation des petites articulations, et particulièrement du gros orteil et des phalanges; étant ordinairement héréditaire; durant une grande partie de la vie du malade, et n'étant pas accidentelle, comme le rhumatisme aigu articulaire; ne survenant guères avant l'âge de trente ans, et que chez des sujets habitués à vivre d'une manière succulente; se liant assez souvent à des irritations du tube digestif, revenant par accès réguliers ou irréguliers, dans lesquels une douleur plus ou moins considérable s'empare du gros orteil, de la cheville ou du talon, et, après une durée plus ou moins longue, se dissipe et laisse une rougeur avec gonflement de la partie affectée; dans le plus grand nombre des cas, il survient, à la suite des accès de

goutte, des concrétions d'urate de soude et de chaux dans les articulations. Lorsque cette maladie est ancienne ou vague, son diagnostic devient très-difficile.

821. *Caractères anatomiques.* Existence de concrétions tophacées dans les articulations; fréquemment on y trouve des altérations consécutives à quelque inflammation.

MALADIES

DES

TISSUS VASCULAIRES ET NERVEUX.

ÉLÉPHANTIASIS DES ARABES.

822. *Signes diagnostiques.* Gonflement dur et permanent, borné dans le principe aux vaisseaux lymphatiques de la partie affectée ; débutant par une douleur fixée dans un paquet de glandes ou dans le trajet des vaisseaux lymphatiques ; il s'y joint bientôt de la douleur, qui augmente par la pression ; de la rougeur, une tuméfaction inégale et de la gêne dans les mouvemens. Après quelques jours de durée, le gonflement disparaît, pour se reproduire ensuite à des intervalles plus ou moins éloignés : les parties affectées prennent de plus en plus de dureté ; il se forme alors des tubercules durs et inégaux ; les pieds, les jambes, les

mains et la face, qui sont les régions du corps les plus exposées à ce mode d'altération, se déforment et quelquefois deviennent le siége de croûtes épaisses et blanchâtres, ou d'ulcérations qui fournissent un liquide sanieux.

823. *Caractères anatomiques.* Les glandes lymphatiques sont tuméfiées, décolorées et ramollies; les vaisseaux lymphatiques sont également augmentés de volume; leurs parois sont très-faciles à rompre lorsqu'on les injecte; le tissu cellulaire qui les réunit participe à ce mode d'altération et présente une apparence squirrheuse.

PHLÉBITE.

824. *Signes diagnostiques.* Douleur et gonflement dans le trajet de la veine affectée, se propageant du point enflammé vers le cœur; tuméfaction du tissu cellulaire voisin, et quelquefois de tout le membre; sensation d'une espèce de cordon roulant sous le doigt, et tendu dans la direction du vaisseau. Cette maladie est ordinairement la suite de la saignée; dans ce cas, un pico-

tement douloureux se fait sentir quelques heures après la piqûre; la petite plaie devient béante, ses bords se durcissent; il s'en échappe du sang altéré, de la sanie, et enfin du pus.

825. *Caractères anatomiques.* A l'ouverture du cadavre on trouve souvent une quantité plus ou moins considérable de pus dans les veines enflammées; leurs membranes sont ordinairement épaissies, rouges et plus faciles à déchirer que dans l'état naturel : l'inflammation s'étend en général davantage du côté du cœur que dans la direction opposée.

NÉVRALGIES.

826. *Signes diagnostiques.* Douleur fixée sur un tronc ou une branche de nerf, se propageant dans leurs diverses ramifications, les parcourant avec rapidité et se faisant sentir successivement dans les unes et les autres, dans toutes ensemble, ou dans un ou deux filamens seulement. La douleur névralgique offre des variétés nombreuses; tantôt elle consiste en un froid

glacial, une chaleur brûlante, un engourdissement pénible, des erreurs de tact ou une espèce de commotion électrique; tantôt elle fait éprouver une sensation de déchirement, des fourmillemens passagers, des élancemens rapides et instantanés, des pulsations permanentes. Cette douleur a pour caractère constant d'offrir des rémissions et des paroxysmes irréguliers; souvent elle cesse, et reparaît subitement sans motif appréciable. La pression des troncs ou des filets nerveux affectés, même dans la plus grande intensité des paroxysmes, calme plutôt la douleur qu'elle ne la développe; ou s'il arrive qu'elle la détermine, jamais alors elle ne donne lieu à cette variété de sensations propres à la névralgie; c'est un léger engourdissement des parties comprimées, mais non une douleur lancinante dans le trajet du nerf. Les tégumens qui recouvrent la partie affectée n'offrent, en général, aucune rougeur, aucun gonflement, aucun changement appréciable; souvent la chaleur diminue la douleur; d'autres fois elle l'exaspère, et alors le froid la soulage. La névralgie est susceptible de passer d'un nerf à un autre avec une rapidité extrême. Cette maladie et susceptible d'attaquer la plupart des nerfs du corps; comme ses symptômes sont toujours les mêmes, nous n'indiquerons que ses principales variétés.

827. *Maladies qu'on peut confondre* : la névrite, certains rhumatismes.

828. *Névralgie faciale*. Douleur fixée sur les branches faciales de la portion dure de la septième paire, le nerf frontal, le sous-orbitaire, le mentonnier, les nerfs dentaires supérieurs et inférieurs, et le nazo-palatin. C'est dans cette névralgie, qui souvent est intermittente, que les douleurs sont les plus atroces et les plus variables; c'est à cette espèce que les caractères que nous venons d'indiquer se rapportent particulièrement. Les paroxysmes n'ont ordinairement que peu de durée, mais se répètent très-fréquemment.

829. *Névralgie iléo-scrotale*. Rare, ayant son siége dans la seconde branche de la première paire de nerfs lombaires. La douleur prend naissance vers la crête de l'os des îles, se propage aux cordons spermatiques, au scrotum, s'accompagne de resserrement

de cette enveloppe cutanée et de rétraction des testicules.

830. *Névralgie sciatique.* La douleur s'étend de l'échancrure ischiatique au jarret, en suivant la face postérieure de la cuisse, puis se répand autour du genou, et de là se propage à la jambe, le long de son bord péronier, ou se perd dans le mollet.

831. *Névralgie crurale.* La douleur suit le trajet du nerf crural, depuis l'arcade du même nom jusqu'au dos du pied, en côtoyant la face interne de la jambe.

832. *Névralgie cubito-digitale.* La douleur s'étend ordinairement du condyle interne de l'humérus aux faces dorsale et palmaire de l'avant-bras.

833. *Caractères anatomiques.* Les nerfs n'offrent, en général, aucune altération appréciable.

NÉVRITE (1).

834. *Signes diagnostiques.* Douleur fixée sur un tronc ou un rameau nerveux, se

---

(1) Mémoire sur l'inflammation des nerfs; par

bornant à la sensation de déchirement, d'engourdissement ou d'élancement, n'offrant point cette variété de sensations qui appartiennent aux névralgies, s'exaspérant toujours et à un haut degré par la pression exercée sur le trajet du nerf enflammé; étant le plus ordinairement continue, ou n'ayant que des rémissions peu marquées; s'accompagnant dans quelques cas d'une augmentation appréciable du volume du nerf.

835. *Maladies qu'on peut confondre* : les névralgies, certains rhumatismes.

836. *Caractères anatomiques*. Rougeur plus ou moins considérable du tissu nerveux, avec injection des vaisseaux du névrilème ou du tissu cellulaire qui l'entoure; ecchymoses partielles; infiltrations séroso-sanguinolentes ou séroso-purulentes entre les fibres qui composent le nerf; pus concret disséminé entre ses filets. Dans quelques cas

---

L. Martinet. *Revue médicale et Journal de Clinique*, juin, 1824.

Mémoire sur la Névrite puerpérale; par Ant. Dugès. *Même journal*, août, 1824.

rares, les nerfs ont été trouvés gangrénés dans plusieurs points de leur étendue; quelquefois même il existe dans leur tissu de petites tumeurs dures, semblables à des tubercules développés dans le névrilème, ou seulement dans l'interstice des fibres nerveuses.

MALADIES GÉNÉRALES.

SCORBUT.

837. *Signes diagnostiques.* Tendance à la paresse dès le début; pesanteur dans les muscles, particulièrement aux lombes et aux membres inférieurs; bientôt après, gonflement indolent et pâteux des jambes, qui se crouvrent de taches plus ou moins étendues, non saillantes, rouges, bleuâtres, violettes, ou jaunâtres, tout-à-fait analogues aux ecchymoses produites par des contusions, changeant de couleur comme ces dernières, devenant jaunâtres et s'éteignant enfin peu-à-peu; gonflement, douleur, saignement des gencives; odeur fétide de la bouche; vacillement et chute des dents; hémorrhagie des membranes muqueuses.

838. *Caractères anatomiques.* Dans cette maladie le sang est souvent diffluent; les chairs sont molles; les os ramollis, jaunes et rugueux. Les organes des cavités splan-

42

chniques offrent des altérations très-variées ; en général, ils sont ramollis, blafards et gorgés d'un sang presque aqueux. Le cerveau est ordinairement sain, mais très-mou.

SYPHILIS.

839. *Signes diagnostiques.* Phénomènes variables selon la nature du tissu affecté, mais étant toujours la suite d'une infection syphilitique ; possibilité de reproduire la même maladie par l'inoculation ou par le contact, si le tissu qui est le siége de la syphilis présente des ulcérations ou un écoulement. Lorsque le tissu muqueux est affecté, ses lésions consistent le plus ordinairement en blennorrhagie, en ophthalmie, en ulcères qui surviennent à la suite d'une pustule, d'une vésicule, d'une écorchure, et dont le fond est grisâtre, les bords durs, épais, rouges et taillés à pic : on les observe particulièrement au gland, à la surface interne du prépuce, à la vulve, à la bouche, à la gorge et au pourtour de l'anus. Lorsque la syphilis affecte la peau, elle y détermine des taches cuivrées ou d'un

rouge brun, des croûtes sèches et furfuracées, qui occupent souvent la racine des cheveux ; des ulcères grisâtres, à bords calleux et rouges, consécutifs à des boutons pointus, saillans, qui se rapprochent beaucoup du furoncle pour la forme ; des pustules arrondies et transparentes, couvertes de croûtes ; des fissures sèches ou suppurantes ; enfin un état rugueux de l'épiderme et de la superficie de la peau. Si les glandes sont malades, elles présentent des inflammations qui tendent à se terminer par la suppuration ou l'induration : les glandes inguinales sont celles qui y sont plus exposées (*bubons*). Le périoste et les os, surtout ceux du crâne et de la face, le sternum et le tibia, se tuméfient (*périostose, exostose*), et donnent lieu à des tumeurs dures, plus ou moins saillantes, ainsi qu'à des douleurs qui se font davantage sentir pendant la nuit ; souvent même ils s'altèrent plus profondément et se carient.

840. *Caractères anatomiques.* Ceux qui viennent d'être décrits.

SCROPHULES.

841. *Signes diagnostiques.* Engorgement des glandes des diverses parties du corps, mais particulièrement de celles du cou et du ventre, survenant sans douleur, affectant de préférence les enfans, ne faisant que des progrès très-lents, ne s'accompagnant dans le principe d'aucun changement de couleur à la peau, qui plus tard prend une couleur rouge, s'amincit et finit par s'ulcérer. Les scrophules déterminent souvent la tuméfaction de l'extrémité des os longs, et surtout des os courts et spongieux, tels que le tarse, le sternum; la carie en est le résultat ordinaire; elles entraînent également à leur suite l'engorgement lymphatique des surfaces articulaires, et particulièrement de celles du genou, de la hanche, du pied, du coude et des côtes. Les glandes, après avoir resté plus ou moins de temps tuméfiées, se ramollissent et donnent lieu à des ulcères blafards de la peau, d'où s'écoule un liquide séreux, mêlé quelquefois à des flocons albumineux. Les cicatrices

qui résultent de ces ulcères sont irrégulières, pâles et ridées. Lorsque les scrophules sont fixées sur les poumons, elles donnent lieu à la phthisie. L'affection scrophuleuse est une maladie propre aux personnes qui ont un système lymphatique très-développé; elle est endémique dans certaines vallées humides et froides où les rayons du soleil pénètrent difficilement.

842. *Caractères anatomiques*. L'examen des cadavres fait reconnaître des dégénérescences variées des glandes cervicales, maxillaires ou mésentériques; celles des aisselles et des aines sont, au contraire, moins ordinairement affectées. Les poumons sont très-souvent remplis de tubercules. Chez quelques sujets il existe un gonflement, avec ramollissement ou destruction des surfaces articulaires, et des extrémités des os qui se carient.

FIÈVRES.

FIÈVRES ÉRUPTIVES.

SCARLATINE.

843. *Signes diagnostiques.* Maladie contagieuse, débutant par des phénomènes de phlogose des diverses membranes muqueuses, et particulièrement de celle de la gorge, auxquels succède, du deuxième au quatrième jour, une éruption sur la peau de petites taches isolées, peu saillantes, d'abord d'un rouge pâle, puis d'un rouge écarlate, s'étendant successivement en largeur, se rapprochant les unes des autres, devenant ainsi confluentes et formant de grandes plaques, qui font paraître la peau comme enduite de suc de framboise ou de lie de vin. Ces plaques, dont la durée est de sept ou neuf jours, se montrent au visage et au col, ensuite à la poitrine, au

ventre et aux membres ; elles disparaissent en suivant le même ordre, et sont remplacées par une desquamation furfuracée de l'épiderme.

844. *Caractères anatomiques.* Les taches rouges de la scarlatine se dissipent après la mort ; mais on trouve des traces de phlegmasie dans le canal digestif, et particulièrement dans les poumons et la trachée.

845. *Maladies qu'on peut confondre.* L'arachnitis, les phlegmasies des voies digestives et aériennes avant l'éruption ; la rougeole après.

ROUGEOLE.

846. *Signes diagnostiques.* Maladie contagieuse, ne se montrant ordinairement qu'une fois dans la vie, consistant en taches lenticulaires d'un rouge vermeil, séparées par des intervalles anguleux non colorés, ne dépassant pas ordinairement le niveau de la peau, quelquefois cependant gonflées à leur partie moyenne, et sous forme de petits boutons qui sont plus sensibles au toucher qu'à la vue; ne contenant aucun liquide; disparaissant en laissant de très-lé-

gères aspérités, et ne suppurant jamais : ces taches, dont la durée est de sept à neuf jours, et qui se montrent d'abord au visage et au cou, puis à la poitrine, au ventre et aux membres, forment, en se rapprochant, des plaques vermeilles, irrégulières, saillantes ou aplaties, plus larges et plus rouges sur les membres qu'ailleurs; leur apparition est constamment précédée et accompagnée de phlogose plus ou moins intense des muqueuses nasale, oculaire, gastro-intestinale et pulmonaire particulièrement, avec fièvre concomitante. La rougeole se termine par une desquamation de l'épiderme.

847. *Maladies qu'on peut confondre* : l'arachnitis, les phlegmasies de la muqueuse des voies aériennes et digestives avant l'éruption, la scarlatine après.

848. *Caractères anatomiques*. Les traces de cette éruption disparaissent après la mort : les muqueuses des voies aériennes et digestives présentent souvent des plaques rouges plus ou moins étendues.

VARICELLE.

849. *Signes diagnostiques.* Eruption commencant indifféremment sur toutes les parties du corps, dès le premier ou le deuxième jour, consistant en petits boutons d'abord peu saillans, un peu rouges, qui s'étendent, deviennent blanchâtres et présentent un sommet conique ou globulaire, sans dépression centrale, rempli d'un liquide blanc, diaphane, sans odeur, lequel n'a pas la faculté de produire la même maladie par l'inoculation. Les trois périodes d'éruption, de suppuration et de dessication, se confondent; la terminaison, constamment heureuse, a lieu vers le sixième ou le dixième jour; la peau n'offre aucune cicatrice consécutive, il n'existe presque jamais de fièvre de résorption.

850. *Maladies qu'on peut confondre* : la variole.

851. *Caractères anatomiques.* Ceux qui viennent d'être décrits.

VARIOLE.

852. *Signes diagnostiques.* Après deux ou trois jours de fièvre ou de symptômes gastriques, apparaissent successivement à la face, au cou, à la poitrine et sur le reste du corps, pendant quatre ou cinq jours, des boutons qui offrent les caractères suivans : ils sont lenticulaires et présentent une dépression à leur centre ; d'abord très-petits et rouges, ils s'étendent, deviennent blancs et sont entourés d'une aréole rosée ; à cette époque ils sont remplis par un liquide séreux, puis séro-purulent, qui a une odeur nauséabonde et jouit de la propriété de communiquer la maladie par l'inoculation. La peau qui les avoisine se tuméfie et devient douloureuse ; c'est principalement au visage et aux mains que cet état s'observe, surtout dans la variole confluente, où les boutons sont souvent affaissés ; dépourvus alors d'aréole rouge, ils se confondent en formant de larges plaques couvertes de phlyctènes ou d'une pellicule blanchâtre. Du neuvième au onzième jour, les boutons

se déssèchent dans l'ordre de leur développement, et sont remplacés par des croûtes qui se détachent du quinzième au vingtième jour, et qui laissent après leur chute des cicatrices d'abord roses, puis incolores, plus ou moins profondes, étendues et inégales, et surtout indélébiles. Cette maladie, éminemment contagieuse, attaque principalement l'enfance, est très-souvent épidémique, et ne s'observe ordinairement qu'une seule fois dans la vie.

853. *Maladies qu'on peut confondre* : les phlegmasies céphaliques, pulmonaires et intestinales ; les diverses fièvres exanthématiques avant l'éruption, la varicelle après.

854. *Caractères anatomiques*. Si l'on dissèque un bouton de variole, dès le second ou le troisième jour de son apparition, on voit qu'il n'est encore formé que de sérosité transparente, renfermée sous l'épiderme ; mais lorsque la pustule est parvenue à sa parfaite suppuration, on peut observer qu'il existe à son centre une bride celluleuse, d'où résulte la dépression qui caractérise le bouton de variole. Le corps réticulaire est plus ou moins rouge. La face interne de

l'épiderme présente autant de loges arrondies et lenticulaires qu'il y a de pustules. Lors de la dessication, une pellicule noirâtre, qui paraît consister dans la mortification des filamens celluleux qui unissent l'épiderme au derme (et qui sont rendus si évidens par l'application du vésicatoire) forme une couche adhérente à la face interne de l'épiderme. Souvent la muqueuse des voies aériennes présente des boutons semblables à ceux qui existent sur la peau. Le larynx, la trachée-artère, les bronches, les poumons et les intestins sont ordinairement enflamées.

VACCINE.

855. *Signes diagnostiques.* La vaccine ne peut être que le résultat de l'inoculation du virus provenant du cowpox ou des boutons de vaccine. Du troisième au quatrième jour, il paraît une petite éminence, dure et incolore, à l'endroit de la piqûre, puis un bouton à dépression centrale, qui augmente peu-à-peu d'étendue et de grosseur; du sixième au septième jour, le bouton offre

un bourrelet saillant, tendu, comme argenté, et entouré d'un cercle rouge plus ou moins vif; si on pique alors ce bouton, il en sort par goutte un liquide limpide, diaphane et visqueux, possédant la propriété de faire naître des boutons de même nature; du huitième au onzième jour, le gonflement et la rougeur de la peau augmentent; le bouton est large, moins saillant et blanchâtre; vers le douzième jour, la dessiccation commence et s'étend du centre à la circonférence; il se forme une croûte sèche, cornée, jaunâtre ou rougeâtre, qui tombe au vingt-cinquième jour, et laisse apercevoir une cicatrice assez profonde et ineffaçable. Toute éruption résultant de la vaccination, qui ne présente pas ces caractères, doit être réputée *fausse vaccine.*

FIÈVRES.

FIÈVRE INFLAMMATOIRE.

856. *Signes diagnostiques*. Frisson subit au début; face rouge, vultueuse; yeux brillans, injectés; battemens des artères temporales et des carotides; éblouissemens, difficulté de supporter la lumière ou le bruit; pesanteur de tête; abattement; pouls grand, plein, fort et fréquent; battemens du cœur développés; respiration accélérée et profonde; langue un peu blanchâtre; constipation; couleur rosée de la peau, qui est chaude et halitueuse; disposition aux hémorrhagies, lesquelles s'accompagnent de soulagement; rougeur et rareté des urines qui, plus tard, déposent un sédiment briqueté; douleurs contusives des membres; exacerbation le soir et la nuit. Lorsque cette maladie acquiert plus d'intensité, la peau devient sèche, le pouls se concentre et prend de la fréquence, la langue est de

moins en moins humide, et finit par être sèche et brunâtre; les facultés intellectuelles s'oblitèrent ; la prostration est extrême, et le sujet succombe.

857. *Caractères anatomiques.* À l'ouverture des cadavres on trouve ordinairement des inflammations des principaux organes.

FIÈVRE BILIEUSE.

858. *Signes diagnostiques.* Amertume de la bouche, langue couverte d'un enduit jaunâtre ou blanchâtre, dégoût pour les substances animales, désir des boissons acides, envies de vomir, nausées; vomissemens bilieux, constipation ou diarrhée: céphalalgie sus-orbitaire, teinte jaune du contour des lèvres et des ailes du nez; peau chaude, sèche, brûlante et âcre au toucher; épigastre sensible à la pression; douleurs contusives dans les membres; pouls fort, fréquent, plein et dur; dans quelques cas, ictère général; exacerbations le soir ou le matin.

859. Ces différens symptômes doivent plutôt être considérés comme une forme

particulière de la phlegmasie des voies digestives que comme une maladie essentielle.

860. *Caractères anatomiques.* Voyez ceux qui ont été décrits en parlant des maladies du tube digestif.

FIÈVRE MUQUEUSE.

861. *Signes diagnostiques.* Frissons irréguliers au début; langue humide et blanchâtre, ou couverte d'un enduit muqueux épais; bouche fade et pâteuse; salivation, haleine fétide, aphtes sur la bouche; rapports acides ou nidoreux; vomissemens de mucosités acides et blanchâtres; diarrhée muqueuse, expulsion de vers; pouls peu fréquent, ou même lent, petit et faible; chaleur modérée de la peau; quelquefois sueurs ayant une odeur aigre; urines rares, souvent très-abondantes, limpides, blanchâtres, avec sédiment grisâtre; céphalalgie obtuse, lassitude générale, douleurs dans les articulations; lenteur physique et morale; exacerbations irrégulières.

862. *Caractères anatomiques.* Inflamma-

tion de la muqueuse des voies digestives et aériennes, et souvent de toutes les autres.

FIÈVRE ADYNAMIQUE.

863. *Signes diagnostiques*. Affaissement général, prostration extrême, impossibilité ou lenteur des mouvemens; flaccidité des muscles; membres retombant comme des masses, lorsqu'on les soulève; décubitus en supination; disposition à la gangrène des plaies ou des parties sur lesquelles porte le poids du corps; difficulté de rubéfier la peau; pétéchies, ecchymoses; sécheresse de la peau, qui est peu chaude; sueurs partielles, froides et visqueuses; affaissement des traits de la face, affaiblissement des facultés intellectuelles, stupeur, rêvasseries, réponses lentes, diminution de l'action des sens; yeux chassieux; langue pâle d'abord, puis se desséchant et se recouvrant, ainsi que les lèvres et les dents, d'un enduit noirâtre et fuligineux; haleine fétide: déglutition souvent impossible; déjections noirâtres, très-fétides, involontaires; météorisme du ventre; urines ressortant par regorgement, ou

séjournant dans la vessie et développant une odeur de souris; tendance aux hémorrhagies, qui augmentent constamment la prostration; pouls plutôt lent que fréquent, mou et facile à déprimer; battemens du cœur faibles; sang diffluent et quelquefois verdâtre.

864. *Caractères anatomiques*. Impossibles à déterminer rigoureusement dans l'état actuel de la science; les cadavres se putréfient avec une facilité extraordinaire; la plupart des organes parenchymateux sont ramollis; le poumon et la muqueuse qui tapisse ses nombreux canaux sont gorgés d'un sang noir et diffluent.

FIÈVRE NERVEUSE.

865. *Signes diagnostiques*. Irrégularité, désordre, incohérence des diverses fonctions et des phénomènes qui s'y rapportent, avec trouble varié du système nerveux; défaut d'harmonie entre les symptômes, et propension extrême à une terminaison funeste; augmentation ou perversion de la sensibilité et de l'action des sens; altération

de la voix et de la parole ; délire, rêvasseries, stupeur ; agitation, convulsions générales ou partielles ; tremblement, carphologie, soubresauts des tendons, rigidité musculaire, paralysies momentanées, lipothymies, syncopes, coma ; pouls irrégulier, fréquent, lent, intermittent, variant souvent d'un moment à l'autre et au même bras ; rougeur et pâleur alternatives de la face ; transpiration cutanée tantôt supprimée, tantôt augmentée ; changemens prompts dans la répartition de la chaleur du corps, qui souvent est inégale et irrégulière : le diagnostic de cette maladie est souvent très-difficile.

866. *Maladies qu'on peut confondre :* la fièvre nerveuse peut être confondue avec les diverses affections du cerveau et avec la gastro-entérite.

867. *Caractères anatomiques.* Lorsque la fièvre nerveuse est simple, l'ouverture des cadavres ne présente aucune altération.

TYPHUS.

868. *Signes diagnostiques.* Affection dépendant toujours d'un foyer d'infection, étant le plus généralement contagieuse et propre à l'Europe; se composant des symptômes appartenant aux phlegmasies des organes des trois cavités splanchniques, ou aux cinq ordres de fièvres précédemment décrites. Le typhus, dans sa première période, revêt les formes des fièvres inflammatoire, bilieuse et muqueuse, et celles des fièvres adynamiques et ataxiques dans sa dernière; il règne souvent épidémiquement, et offre, pour principaux symptômes, de la stupeur, des vertiges, des pétéchies, un trouble constant du système nerveux, et une tendance plus ou moins imminente à une issue funeste.

869. *Caractères anatomiques.* Très-variables; tantôt les organes de la tête, de la poitrine ou de l'abdomen, présentent des traces de phlegmasies intenses; tantôt ils ne sont que légèrement affectés, ou même ils ne le sont pas du tout, surtout si la mort

est survenue avec une grande promptitude. En général, les cadavres se putréfient avec une facilité étonnante.

FIÈVRE JAUNE.

870. *Signes diagnostiques*. Affection tendant imminemment à une terminaison funeste, propre aux pays chauds et notamment aux Antilles, et ayant une marche excessivement rapide ; ses principaux signes sont une céphalalgie violente, souvent orbitaire, avec rougeur ou pâleur de la face, paraissant dès le début, et étant bientôt suivie d'éructations, de nausées, d'une soif inextinguible, d'une teinte jaune-brun de la peau, laquelle commence en général par les tempes, les conjonctives, les côtés du cou, et se répand ensuite à tout le corps; bientôt viennent se joindre des douleurs violentes à l'épigastre, dans le ventre et surtout dans la région des lombes; une chaleur intérieure excessive, avec refroidissement des extrémités; des vomissemens d'un liquide jaune, puis de matières noires; des urines rares, qui finissent par se sup-

primer ; des hémorrhagies passives, des gangrènes locales, des syncopes, des hoquets, des soubresauts des tendons et une diminution progressive du pouls.

871. *Caractères anatomiques*. Teinte ictérique de la peau, qui est couverte çà et là de taches livides et bleuâtres ; muscles mous ou contractés ; congestion des méninges ; quelquefois sérosité sanguinolente à la base du crâne et dans le rachis ; taches rouges, livides ou noirâtres, sur la muqueuse de l'estomac, qui est remplie par une matière noire semblable à celle qui a été rendue par les vomissemens. La membrane interne des intestins est souvent brune, le foie ramolli, les reins rouges ou couverts de taches gangréneuses, la vessie contractée et même enflammée.

PESTE.

872. *Signes diagnostiques*. Maladie essentiellement contagieuse, propre à l'Orient, tendant à déterminer une mort très-prompte; existant toujours avec des charbons et des bubons qui passent ordinairement à la gan-

grène; pétéchies sur les différentes parties du corps, lesquelles s'accompagnent des symptômes décrits en parlant des fièvres adynamique et ataxique.

873. *Caractères anatomiques*. On a trouvé des gangrènes de diverses portions du tube digestif, des congestions sanguines des organes de la tête et de la poitrine, des suppurations plus ou moins étendues des principaux viscères, et constamment des gangrènes de la peau et des glandes inguinales ou axillaires.

FIÈVRES INTERMITTENTES ET RÉMITTENTES.

874. *Signes diagnostiques*. Fièvre avec retour plus ou moins régulier d'accès composés des trois stades de froid, de chaleur et de sueur : si ces accès sont séparés par des intervalles apyrétiques complets, la fièvre est intermittente; si, au contraire, les accès se développent pendant le temps de la fièvre, elle est alors rémittente. Ces fièvres présentent en général les symptômes propres à l'un des cinq ordres décrits précédemment.

875. *Caractères anatomiques.* Les ouvertures cadavériques n'offrent rien de constant ; souvent la rate est augmentée de volume et de consistance, principalement lorsque les accès ont été très-répétés.

FIÈVRES INTERMITTENTES ET RÉMITTENTES PERNICIEUSES.

876. *Signes diagnostiques.* Accès de fièvre, ou simples paroxysmes, survenant avec des types variés, et ayant pour caractère spécial un phénomène plus ou moins grave, quelquefois même léger en apparence, mais menaçant toujours directement la vie, et allant croissant à chaque accès. Ces fièvres, qui sont endémiques dans certains pays, reconnaissent le plus ordinairement pour cause l'absorption de miasmes marécageux.

877. *Caractères anatomiques.* Altérations variées des organes auxquels se sont rapportés les symptômes qui ont caractérisé la fièvre : dans d'autres cas, on ne trouve aucune lésion appréciable, surtout lorsque la mort a été très-prompte.

EMPOISONNEMENS.

EMPOISONNEMENS

PAR LES SELS MÉTALLIQUES CORROSIFS.

EMPOISONNEMENT PAR LES PRÉPARATIONS D'ARSENIC (1).

878. *Signes diagnostiques.* Saveur âcre et métallique ; constriction au pharynx ; nausées, vomissemens brunâtres, quelquefois sanguinolens ; salivation abondante ; anxiété précordiale ; chaleur et douleur à l'estomac ; selles noires, quelquefois verdâtres, d'une odeur fétide ; coliques

(1) Les principales préparations d'arsenic sont : l'acide arsénieux (arsenic blanc), l'acide arsenique, le sulfure d'arsenic (orpiment natif), l'oxide noir d'arsenic (poudre aux mouches), la pâte arsénicale (pâte du frère Côme).

vives, ténesme; pouls petit, fréquent et irrégulier; chaleur brûlante de la peau, soif ardente, sueurs froides, respiration difficile; urines rares, rouges ou sanguinolentes; perte de connaissance ou délire; convulsions, décomposition des traits de la face. Lorsque le poison a été pris en grande quantité, les malades meurent promptement, sans présenter les symptômes caractéristiques de ce mode d'empoisonnement.

879. *Caractères anatomiques.* Traces d'inflammation plus ou moins intense de la muqueuse des voies digestives, depuis la rougeur légère jusqu'à l'ulcération et même la gangrène.

EMPOISONNEMENT PAR LES PRÉPARATIONS D'ANTIMOINE (1).

880. *Signes diagnostiques.* Les mêmes

(1) Les principales sont : Le tartrate d'antimoine et de potasse (tartre émétique), le chlorure d'antimoine (beurre d'antimoine), le sous-hydro-sulfate d'antimoine (kermès minéral), l'oxide d'antimoine vitrifié (verre d'antimoine).

que ceux de l'empoisonnement par les acides ; ils débutent, en général, par des vomissemens très-abondans et opiniâtres, avec douleur vive à l'estomac ; on observe une prostration extrême des forces, des selles copieuses, des coliques violentes, des crampes, des sueurs froides et une sorte d'ivresse.

EMPOISONNEMENT PAR LES PRÉPARATIONS DE CUIVRE (1).

881. *Signes diagnostiques.* Goût de cuivre à la bouche ; éructations d'odeur cuivreuse, nausées ; vomissemens verdâtres, difficiles et douloureux ; tiraillemens d'estomac, coliques vives ; évacuations alvines fréquentes, noires et sanguinolentes, accompagnées de ténesme ; ventre tendu ; pouls petit, dur et fréquent ; anxiétés, sueur froide, céphalalgie, vertige, convulsions.

---

(1) Sulfate de cuivre (couperose blanche), suracétate de cuivre (vert-de-gris), carbonate de cuivre (vert-de-gris naturel).

EMPOISONNEMENT PAR LES PRÉPARATIONS D'ARGENT (1).

882. *Signes diagnostiques*. Mêmes symptômes que ceux que déterminent les autres substances corrosives.

EMPOISONNEMENT PAR LES PRÉPARATIONS D'OR (2).

883. *Signes diagnostiques*. Les mêmes que ceux qui résultent de l'action de la plupart des autres sels métalliques.

EMPOISONNEMENT PAR LES PRÉPARATIONS DE MERCURE (3).

884. *Signes diagnostiques*. Mêmes symptômes que ceux des autres corrosifs ; goût

---

(1) Nitrate d'argent (pierre infernale).

(2) Hydro-chlorate d'or (or fulminant).

(3) Deuto-chlorure de mercure (sublimé corrosif), sulfure rouge de mercure (cinnabre, vermillon), oxide rouge de mercure (précipité rouge).

âcre et métallique; tuméfaction et chaleur brûlante de la gorge; douleur d'estomac et de l'abdomen, portée en peu de temps au plus haut degré; salivation très-prompte, avec les caractères particuliers au mercure, lorsque c'est le sublimé qui a déterminé l'empoisonnement.

EMPOISONNEMENT PAR LES PRÉPARATIONS DE BISMUTH (1).

885. *Signes diagnostiques*. Mêmes symptômes que ceux que déterminent les autres poisons corrosifs très-actifs.

EMPOISONNEMENT PAR LES PRÉPARATIONS DE PLOMB (2).

886. *Signes diagnostiques*. Goût sucré, métallique et astringent; douleur d'estomac, resserrement à la gorge, vomissemens

(1) Nitrate de bismuth, oxide de bismuth (blanc de fard).

(2) Sur-acétate (sucre de plomb), carbonate de plomb, vins frelatés avec les préparations de plomb.

opiniâtres très-douloureux, quelquefois sanguinolens; hoquet, convulsions. Si le malade survit, on observe très-souvent des paralysies ou des douleurs variées consécutives. Voyez l'article *coliques*.

EMPOISONNEMENT PAR LES PRÉPARATIONS D'ÉTAIN (1).

887. *Signes diagnostiques.* Symptômes communs à tous les empoisonnemens par les corrosifs; quelquefois la paralysie lui succède, mais le plus souvent la mort en est le résultat.

EMPOISONNEMENT PAR LES PRÉPARATIONS DE ZINC (2).

888. *Signes diagnostiques.* Goût acerbe à la bouche, avec sentiment de strangulation; nausées, vomissemens. Souvent les accidens cessent promptement, parce que le poison

---

(1) Hydro-chlorate d'étain, oxide d'étain (potée).
(2) Sulfate de zinc (vitriol blanc), oxide de zinc.

est expulsé en raison de sa propriété émétique ; si, au contraire, il reste dans l'estomac, on observe les symptômes propres à l'empoisonnement par les autres poisons corrosifs.

EMPOISONNEMENT PAR LES ACIDES (1).

889. *Signes diagnostiques.* Tous les acides agissent de même, à très-peu de différence près ; les symptômes qu'ils déterminent consistent en goût aigre, brûlant et désagréable ; chaleur et douleur vive à la gorge, puis à l'œsophage, à l'estomac et aux intestins ; fétidité de l'haleine, éructations, nausées ; vomissemens répétés d'un liquide sanguinolent, jaunâtre ou brun, faisant effervescence sur le carreau et rougissant fortement la teinture de tournesol ; selles copieuses, plus ou moins teintes de sang ; sensibilité extrême de l'abdomen ; soif ar-

(1) Les principaux sont : Les acides sulfurique (huile de vitriol), nitrique (eau-forte), hydrochlorique (esprit de sel), phosphorique, phosphatique, oxalique, tartarique, critique et prussique.

dente, inextinguible; augmentation de la douleur par l'ingestion des boissons, pouls petit et irrégulier, urines rares et difficiles à évacuer, respiration gênée; pâleur extrême avec décomposition de la face, sueurs froides, et dans quelques cas convulsions; les facultés intellectuelles se conservent ordinairement libres. Assez souvent le poison produit, par son contact sur les lèvres, la langue et le pharynx, des escarres jaunes, blanches ou brunes, qui s'exfolient et laissent voir une perte de substance.

890. L'acide prussique, lorsqu'il est inoculé à la surface du corps, même en très-petite quantité, détermine une mort presque instantanée.

EMPOISONNEMENT PAR LES ALCALIS ET LEURS COMPOSÉS (1).

891. *Signes diagnostiques.* Goût âcre, urineux et caustique, joint à la plupart des

(1) Potasse, soude caustique, chaux, ammoniaque, carbonate de chaux, baryte pure, carbonate et hydro-chlorate de baryte, nitrate de potasse

symptômes de l'empoisonnement par les acides concentrés ; liquide des vomissemens et des selles verdissant le sirop de violettes.

892. L'ammoniaque détermine promptement la mort, et donne lieu à un dérangement dans les facutés intellectuelles.

EMPOISONNEMENT PAR LE PHOSPHORE.

893. *Signes diagnostiques*. Goût d'ail à la bouche, très-brûlant et très-prononcé, joint à tous les symptômes qui résultent de l'empoisonnement par les acides.

EMPOISONNEMENT PAR L'IODE ET SES PRÉPARATIONS (1).

894. *Signes diagnostiques*. Mêmes symptômes que dans l'empoisonnement par les acides, et, de plus, couleur jaune très-prononcée de la langue et du gosier.

(salpêtre, nitre, sel de nitre), hydro-chlorate d'ammoniaque (sel ammoniac), sulfures de potasse et de soude.

(1) Teinture d'iode, hydriodates de potasse et de soude.

EMPOISONNEMENT PAR L'ALCOHOL ET SES COMPOSÉS (1).

895. *Signes diagnostiques.* Ivresse, puis insensibilité complète ; phénomènes paralytiques ; carus ; face gonflée et d'un rouge foncé ; respiration stertoreuse ; l'haleine sent fortement le vin ou les liqueurs qui ont produit l'ivresse.

EMPOISONNEMENS

PAR LES SUBSTANCES VÉGÉTALES.

POISONS ACRES (2).

896. *Signes diagnostiques.* Tous les poisons de cette classe déterminent à-peu-près

---

(1) Vins, eaux-de-vie, liqueurs spiritueuses.

(2) Les principaux sont : l'aconit, la grande chélidoine, la scammonée, le calicocca ipécacuanha, la coloquinte, le staphysaigre, la gratiole, l'ellébore noir, le sumac vénéneux, le croton tiglium, la joubarbe, la scille, l'ellébore blanc, l'émétine, la delphine, la vératrine, les champignons vénéneux.

les mêmes effets, lesquels consistent, en général, dans les suivans : saveur âcre et piquante à la bouche, ou bien amertume très-forte ; ardeur à la gorge ; sécheresse de la bouche et du pharynx, avec constriction, vomissemens persistant même après l'expulsion du poison ; douleurs vives dans l'estomac et les intestins ; évacuations alvines abondantes ; pouls fort, fréquent, développé ; quelquefois dilatation de la pupille ; insensibilité générale ; petitesse et irrégularité du pouls ; mort.

POISONS NARCOTIQUES (1).

897. *Signes diagnostiques*. Pesanteur de tête, stupeur, engourdissement ; envies de

(1) Les principaux sont : l'aristoloche clématite, a belladone, la ciguë, la pomme épineuse, la digitale pourprée, la jusquiame noire, la laitue vireuse, le laurier-cerise, la coque du levant, le tabac, le pavot, la douce-amère, la noix vomique, l'atrapine, la daturine, le camphre, l'acide prussique, la morphine, la narcotine, la solamine, la strychnine, la brucine.

vomir peu prononcées d'abord, mais devenant bientôt insupportables; tendance insurmontable au sommeil, état d'ivresse, aspect hébêté, visage gonflé, paupières tuméfiées, yeux languissans; pupilles toujours largement dilatées, très-peu ou nullement contractiles; affaissement des muscles des membres, et particulièrement des inférieurs; quelquefois mouvemens convulsifs de différentes parties du corps; ordinairement le pouls est d'abord fort et plein, puis devient faible, lent, très-rare et irrégulier; enfin surviennent des anxiétés précordiales, des déjections alvines, des convulsions et la mort.

898. *Caractères anatomiques.* Après la mort on ne trouve point de traces d'inflammation dans les parties avec lesquelles le poison s'est trouvé en contact, mais un engorgement des vaisseaux des méninges et des poumons; ces derniers sont peu crépitans et d'une couleur rouge foncée : le sang qui y est contenu, ainsi que dans le cœur, est tantôt liquide, tantôt coagulé.

EMPOISONNEMENS

PAR LES PRODUITS ANIMAUX.

EMPOISONNEMENT PAR LA CHAIR DES POISSONS (1).

899. *Signes diagnostiques.* Plus ou moins long-temps après que la chair de ces poissons a été avalée, on éprouve une pesanteur à l'estomac, des vomissemens, des tranchées, de la céphalalgie, des vertiges; la tête et le tour des yeux sont brûlans; la face est rouge et gonflée; les malades éprouvent une soif ardente; très-souvent il paraît sur tout le corps une éruption ortiée; le pouls est accéléré, petit, serré; il survient quelquefois des convulsions; rarement les extrémités sont froides.

(1) Tels sont, entre autres : le homard, le crabe de terre, les moules, la lamproie, les perches, les scombres, etc.

EMPOISONNEMENT PAR LA PIQÛRE DES INSECTES VENIMEUX (1).

900. *Signes diagnostiques*. Ordinairement douleur, gonflement et quelquefois inflammation grave de la partie piquée, se terminant dans quelques cas par la gangrène, et s'accompagnant de nausées, de vomissemens, de fièvre, d'engourdissement, de tremblement général, et dans quelques cas même de mort.

EMPOISONNEMENT PAR LES CANTHARIDES PRISES A L'INTÉRIEUR.

901. *Signes diagnostiques*. Odeur nauséabonde de l'haleine, saveur âcre, chaleur brûlante, douleur à la gorge, à l'estomac et au ventre; vomissemens fréquens et sanguinolens; évacuations alvines abondantes; ardeur dans la région lombaire et dans la vessie; envies fréquentes d'uriner; strangurie ou rétention complète des urines;

(1) Le scorpion, la tarentule, l'araignée des caves, l'abeille, la guêpe, le frelon, le cousin.

priapisme opiniâtre et très-douloureux; fièvre, convulsions, délire, mort.

EMPOISONNEMENT PAR LA MORSURE DES SERPENS VENIMEUX (1).

902. *Signes diagnostiques.* Douleur vive et cuisante dans la partie qui a été mordue, et se propageant dans tout le corps comme un trait de feu; bientôt se développe du gonflement, avec dureté et pâleur d'abord, puis avec rougeur livide et aspect gangréneux; le pouls se concentre, devient petit, fréquent et irrégulier; il survient des syncopes, des vomissemens, de l'anxiété, de la difficulté à respirer et des sueurs froides et abondantes; la vue s'affaiblit, le délire se manifeste; une teinte jaune se répand sur tout le corps; après un certain temps la partie mordue devient insensible, laisse échapper un fluide séreux, se couvre de taches gangréneuses, et le malade succombe.

---

(1) La vipère commune, la vipère noire, les serpens à sonnettes, et plusieurs autres espèces inconnues dans nos climats.

EMPOISONNEMENT PAR LA MORSURE DES ANIMAUX ENRAGÉS.

903. *Signes diagnostiques.* A une époque plus ou moins éloignée du moment de la morsure (généralement entre le vingtième jour et trois ou quatre mois), la partie mordue devient douloureuse, se rouvre, laisse suinter une sérosité roussâtre; si elle n'a pas été encore cicatrisée, elle rougit et fournit un pus séreux et roussâtre; il survient de l'inquiétude, de l'anxiété, des spasmes, de la gêne dans la respiration; le malade éprouve un frémissement, qui de la plaie s'etend à tout le corps, et semble se terminer à la gorge; il est dévoré par une chaleur interne et quelquefois par une soif extrême, mais il n'ose point boire; l'aspect de l'eau et des corps polis ou brillans l'irrite et augmente les accidens; la déglutition est impossible. Au bout de quatre ou cinq jours ces symptômes augmentent; de violentes convulsions se déclarent dans toutes les parties du corps et donnent un aspect hideux à la face; les yeux sont rouges et saillans; la langue pend hors de la

bouche, une salive visqueuse s'écoule audehors; dans quelques cas rares, il se développe des envies de mordre; le pouls devient inégal et intermittent; une sueur froide se répand sur le corps, et la mort arrive au milieu des angoisses.

EMPOISONNEMENS

PAR LES GAZ.

EMPOISONNEMENT PAR L'ACIDE CARBONIQUE (1).

904. *Signes diagnostiques.* D'abord pesanteur et douleur de tête; sentiment de compression aux tempes; vertiges, palpitations, bourdonnemens d'oreilles; quelque-

---

(1) Il a lieu dans les appartemens fermés et échauffés par le charbon, dans le voisinage des fours à chaux, dans les caves de vendanges, ou tout autre endroit où il s'opère une fermentation alcoholique; dans les marais où il y a décomposition active de matières végétales, dans les mines de charbon de terre, et dans les lieux où l'atmosphère n'est pas assez souvent renouvelée.

fois nausées ; la respiration est difficile, stertoreuse, puis elle cesse entièrement, ainsi que la circulation ; le malade est dans un état de mort apparente.

905. Quand l'asphyxie est survenue dans un lieu où l'air, n'étant point renouvelé, a perdu par conséquent presque tout son oxygène et contient une grande quantité d'acide carbonique, ces symptômes sont précédés de soif vive, de sueurs abondantes et de douleurs de poitrine, puis de syncope, d'insensibilité et d'immobilité ; dans quelques cas les membres sont flasques, d'autres fois ils sont roides ; la chaleur se conserve en général pendant long-temps ; la face est tantôt rouge ou violette, tantôt pâle et plombée ; quelquefois il existe des évacuations alvines et urinaires involontaires.

906. *Caractères anatomiques*. Corps un peu tuméfié ; membres flexibles ; vaisseaux veineux des poumons et du cerveau gorgés de sang noir et fluide ; artères presque vides ; muscles ramollis ; muqueuse de l'estomac et des intestins rougeâtre ; langue tuméfiée ; épiglotte toujours relevée.

EMPOISONNEMENS PAR L'ACIDE HYDRO-SULFURIQUE ET PAR L'HYDRO-SULFURE D'AMMONIAQUE (1).

907. *Signes diagnostiques.* Quand le malade n'a respiré qu'une petite quantité du gaz délétère, il éprouve du malaise, des nausées, des convulsions générales; la peau est froide; la respiration est libre, mais se fait par secousses; le pouls est irrégulier.

908. Quand le gaz a été respiré en grande quantité, on observe les symptômes de l'asphyxie par l'acide carbonique; en outre, la pupille est dilatée et immobile, la bouche est remplie d'écume sanguinolente; la respiration est courte et difficile; de temps en temps il se développe des secousses générales et une agitation convulsive: il y a roideur tétanique des muscles par intervalles; le tronc se courbe en arrière; le malade pousse des cris sourds semblables aux mugissemens du taureau; si la syncope se déclare, elle est rarement de longue durée.

909. *Caractères anatomiques.* Les bronches et les fosses nasales sont enduites d'une

---

(1) Il a lieu dans les égouts, les puisards, les fosses d'aisances et certaines mines où il y a eu décomposition d'hydro-sulfure.

mucosité visqueuse et brunâtre ; les poumons sont gonflés ; le cœur et les vaisseaux contiennent un sang noir, épais et abondant ; les muscles sont noirâtres ; toutes les parties molles, privées de leur consistance naturelle, se déchirent très-facilement et se putréfient en peu de temps.

ASPHYXIES.

ASPHYXIE PAR DÉFAUT D'AIR RESPIRABLE (1).

910. *Signes diagnostiques*. La respiration est d'abord précipitée et haute ; il survient une gêne extrême dans la poitrine, puis un crachement de sang, des étourdissemens et des syncopes.

911. Quand l'asphyxie est occasionée par le froid, le malade n'éprouve aucune douleur, mais de l'engourdissement, de la somnolence et de l'assoupissement, auxquels succède une suspension de la respiration et de la circulation.

---

(1) Comme sur les montagnes très-élevées, ou dans les aérostats ; par le séjour dans des lieux trop froids ou trop échauffés.

FIN.

TABLE DES MATIÈRES.

DIAGNOSTIC.

DEUXIÈME PARTIE.

SIGNES DIAGNOSTIQUES ET ANATOMIE PATHOLOGIQUE.

Maladie de l'encéphale et de ses dépendances.

ARACHNITIS SPINALE.

MALADIES DE LA POITRINE.

Maladies des voies aériennes.

Maladies du cœur et de ses dépendances.

MALADIES DE L'ABDOMEN.

Maladies de l'appareil digestif et de ses dépendances.

Maladies des voies urinaires.

Maladies des organes de la génération.

MALADIES DES TISSUS.

Maladies des tissus cutané, cellulaire et muqueux.

Maladies du tissu cellulaire.

FIN DE LA TABLE.

Imprimerie de Gueffier, rue Guénégaud, n° 31.

www.ingramcontent.com/pod-product-compliance
Lightning Source LLC
LaVergne TN
LVHW012111170826
845678LV00001BA/2

* 9 7 8 2 0 1 3 4 6 2 0 2 0 *